国家科学技术学术著作出版基金资助出版

论民族医药

——医学类型和表达范式的比较研究

梁 峻 著

中医古籍出版社

图书在版编目（CIP）数据

论民族医药：医学类型和表达范式的比较研究/梁峻著.
-北京：中医古籍出版社，2011.12
ISBN 978-7-80174-951-2

Ⅰ.①论… Ⅱ.①梁… Ⅲ.①民族医学-研究-中国 Ⅳ.R29

中国版本图书馆CIP数据核字（2011）第009930号

论民族医药
——医学类型和表达范式的比较研究

梁 峻 著

责任编辑 刘从明
封面设计 映象视觉
出版发行 中医古籍出版社
社　　址 北京东直门内南小街16号（100700）
印　　刷 三河市华东印刷有限公司
开　　本 850mm×1168mm 1/32
印　　张 14.25
字　　数 358千字
版　　次 2011年12月第1版 2011年12月第1次印刷
印　　数 0001~2000册
ISBN 978-7-80174-951-2
定　　价 42.00元

序

中国是一个多民族国家。中华民族是由56个民族组成的多元一体大家庭。在人类五千年文明进步历程中，各民族建树异彩纷呈。就医药卫生而言，既有共同的认识基础，又有各自的特征，因而构建起中华民族医药博大精深的知识体系。梁峻同志自2010年以来协助我在中国民族医药学会工作，在原有学术积淀基础上，广泛收集民族医药资料，深入调研，以《论民族医药》为题，运用史学、人类学、社会学等方法，以藏蒙傣佛教医药文化圈、维回哈伊斯兰教医药文化圈等七个文化圈的研究为切入点，宏观纲领性地思辨出民族医药的大致类型，同时对各个类型的表达方式进行比较，区别同异，深入浅出地梳理中国境内各民族医药发展脉络，从而对其精髓提要钩玄，在思想认识层面别开生面，多所启迪，相信对从事中医药、民族医药工作的学者一定有所裨益。值该书出版之际，草写数语，是为序！

马建中

2011年12月

前　言

由于19世纪的西学东渐，导致20世纪东西方医药文化交流激荡。由于19、20世纪代表西方思维模式的实体本体论与代表东方思维模式的关系本体论互相资鉴、互动提升，导致21世纪疾病医学向健康医学模式迅速变迁。健康医学不仅包括人类躯体健康，而且还包括心态健康和环境适应能力增强这两个方面。中医药学、民族医药学、宗教医学等在解读躯体健康、心态健康、环境适应能力增强诸方面蕴藏有丰富的科学内涵，有待深入发掘，成为全人类共享财富。然而，由于人类生命是多维复杂的科学，其奥秘至今远远没有揭开。就人类最基本的起源问题亦大有争议。目前，西方人类学界流行的观点是：远古人类因不适应气候变化大多灭绝。“约13万年前，一支居住在东非的人类始祖智人迁徙至全球各地以来，不断适应环境、改造自然，亦同时进化了自身”（据现代观点摘要概述）。但亦有学者不同意上述观点，认为人类起源应是多元的。本书之宗旨还不是说项依刘，目前还没有这个能力。而真正意图是探索近5000年来，中国境内各民族（包括部分跨境民族）随着语言文字的发展，逐步创造积累并构建起的防病治病知识体系及其比较。具体说是在中国古代哲理指导下，以中医学的某些理论问题为切入点，从而引出对其他兄弟民族医药问题的探索。为什么把中医学亦包纳在其中加以讨论呢？这是因为中医学本身亦是一种民族医学，是以汉民族为主体构建起来的知识体系。尽管如此，由于既往对中医学的学术讨论较多，专著亦多，故这里不作普遍展开，而重点讨论其他民族的医学及其与中医学部分学术问题的比较。

笔者既往主要从事医史学研究，对民族医药方面的研究不够深入。2005 年开始，笔者承担新修《清史·医药卫生志》医事制度篇、卫生防疫篇的纂修任务，其中自然牵涉到有清一代民族医药的有关问题，以此为契机，发掘出藏、蒙、维、满、回等大量有关民族医药的汉文史料。2009 年经笔者申请，国家科学技术学术著作出版基金批准资助出版该书。2010 年，笔者承担了国家中医药管理局批准的“制定民族医纳入国家医师资格考试开考标准”的课题，制定开考标准，当然要梳理民族医药发展源流和关键知识点，只有这样，才能制定出比较普适的开考标准来，于是又收集到不少新的资料，对本书原稿进行了较大幅度修改。本书从汉文史籍、地方志、民族医药相关论著中收集筛选资料，利用出差机会和专门调研亦开展过多次民族医药学术访问，对于个别学术、技术问题的把握或许不够准确或有牵强处，但因目的是抛砖引玉，故对民族医药学术发展亦应是有益的探索。

本书根据初步梳理出的民族谱系以及各民族宗教信仰、地域文化、医药知识传统等的相关和相似性，将民族医药初步分成藏蒙傣佛教医药文化圈、维回哈伊斯兰教医药文化圈、百越医药文化圈、朝鲜医药文化圈、苗族医药文化圈、羌彝土家医药文化圈、通古斯医药文化圈等七个文化圈加以讨论，其目的是便于从宏观上、从多个新的视角审视和把握各民族医药的同异及其联系，从而对各民族医药卫生知识类型、体系及表达范式进行比较研究，论其大概，探索与开考标准相关的要素。这里并没有肯定每个文化圈中的民族就是同一族源，因为族源问题是最复杂的问题之一，对这个问题的回答，今后还需要立项作专门研究，限于篇幅，对族源考订未作展开。

科学知识是无国界的，各民族医药知识的探讨中自然要牵涉到其它国度相同民族的历史和宗教文化，如蒙医学自然包括蒙古共和国的传统医学，从广义上讲，本书包含跨境民族的部分内容，亦具有国际性。另外，诠释学也是多角度、多范式的。就大生命科学而言，各民族医药表达范式就呈现着与现代医学不尽相同的多元类型。心理活动和生态医学有许多难题，用现代手段尚不能得到满意答复。为彰显各民族在生命科学领域的贡献，今以“论民族医药”为题，撰著一本书不仅可以求教于民族医药大家，而且也可以引来政府和社会上更多关心民族医药事业发展与文化繁荣学者的有益点评，从而共同推动地球家园内人类健康事业的发展。

值本书出版之际，对帮助查阅资料或提供部分初稿的郑怀林、李良松、包哈申、黄建文等学者们在此亦表示由衷的谢忱!

梁　峻

2010 年 11 月于北京

目　录

导　论

第一节　若干问题

一、指导思想

或许有人会问，著书还要有什么指导思想吗？这不是官话套话吗！其实不然，著民族医药之书，恰恰需要有指导思想；因牵涉到民族政策问题，所以必须有一个指导思想。本书的编撰，则力求以马克思主义的民族观作为指导思想。这并不是喊政治口号，因为马克思本人是继泰勒、摩尔根之后西方著名的人类学家和社会学家。据考，马克思当年还收集有350颗人类的头颅骨在作研究。以马克思的民族观为指导开展研究，这也是力求践行科学发展观的一种努力。

今天，我们论述民族医药，首先必须从根本上把握“民族”这个概念。把握“民族”概念必须以马克思主义为指导，否则便容易出现偏差。因为民族是由部落发展而来的，是一个历史范畴，所以，论述民族问题必然牵涉到部落概念。因为本质上说人类一般“从部落发展成为民族和国家”①，所以，围绕“民族问题”、“国家问题”，历史上见仁见智的学术观点很多。有些观点甚至是绝对对立的，如希特勒实行“种族歧视”政策，认为除

① 恩格斯：《自然辩证法》（1873年～1883年），见《马克思恩格斯选集》，第3卷第515页。

“雅利安人”外，其他部落或民族都是不优秀的，不应建立国家或成为国家主人，因而要“纳粹”，其结果是“搬起石头砸自己的脚”。与之相反，“马克思是犹太人”①，主张民族平等和团结。他认为：“‘部落’和‘民族’严格说来并不是等同的东西；在氏族制度下，只有当结合在一个政府之下的诸部落融合为统一的整体时，……这时民族方始产生。……部落联盟是与民族最近似的东西。”②

今天，我们讨论民族问题时可能引用许多历史材料，但甄别取舍这些材料和理解这些材料的学术内涵时总有一种思想支配着，换句话说是由一种历史观指导着，这是不以自己的意志为转移的倾向。本书讨论民族问题，力求以马克思主义为指导思想，力求通过学习马克思创立的唯物史观以及李大钊先生在北大开设唯物史观课程中的有关诠释，来理解民族问题并分析解决其中的学术问题。这个境界笔者虽然肯定达不到，但在创作中尽量努力，至少不能出现较大偏差。

二、族群

以马克思主义关于“部落”、“民族”的认识为指导，我们从学术角度再深入研究一下族群的概念。族群（ethnic groups），是人类学中的重要概念，是人类发展历程中以客观存在的某些纽带联结起来并自我认同的人群。只有辨析理解了这一概念，才能更好地理解部落和民族的概念。那么，具体来说，怎么理解族群呢？“族”字在中国古代典籍《周易》中便有使用，如“君子以

---

① 毛泽东：“在成都会议上的插话”，1958 年 3 月。

② 马克思：《摩尔根“古代社会“一书摘要》（1881 年 5 月～1882 年 2 月），第 96 页，北京：人民出版社，1965 年版。

类族辨物”①。虽然没有“民族”二字连用，但已蕴含着这个抽象意义。《史记》中有关“类族”的意义亦有所应用，如“高辛于颛顼为族子”②，“帝尧者，放勳。其仁如天……以亲九族”③。近年来，人类学家多以族群本质为题开展研究，而社会学家则多从族群或种族关系开展研究。对于民族史研究来说，族群研究是无论如何也回避不了的问题，因而有必要参考人类学的某些观点对族群概念加以诠释。在人类社会的组织结构中，母系民族社会，以母亲和她所生子女组成的家庭为最基本的单位；而到父系社会，则以父母和他们所生的子女构成的家庭为最基本的单位。以家庭为核心，父母子女及承传这个家庭称号的子孙们构成了家族，与这个家族有血缘联结的人构成了这个家族的亲属。家族和亲属共同构成的群体称族属，很多错综复杂的族属群体构成族群，很多族群构成部落，更多的部落联合构成民族。事实上，家庭、家族、族群、部落、民族的形成并不如此简单清晰，但这种原始基本的情形是客观事实，是我们理解族群、部落、民族、国家含义的基本切入点。

三、民族

民族（ethnos），也是人类学中的重要概念。“若你不曾问起民族的意义为何，我们会以为我们早已知道答案，但是，实际上我们很难解释清楚到底民族是什么，也很难给它一个简单定

---

① 《周易·上经》，见吴哲楣：《十三经》，第 1 页，北京：国际文化出版公司，1993 年版。

② 《史记·五帝本纪第一》卷一，第 13 页，北京：中华书局，1959 年校点本。

③ 《史记·五帝本纪第一》卷一，第 15 页，北京：中华书局，1959 年校点本。

义"①。不过，我们既然要研究民族，就总要给出一个定义，那怕是一个不严密或尚有争议的定义。在众多解释中，斯大林的解释似乎简洁些。他说："民族是人们在历史上形成的一个有共同语言、共同地域、共同经济生活以及表现于共同文化上的共同心理素质的稳定的共同体。"② 当然，斯大林提出的标准并非唯一标准，现在学术界亦有争议，但毕竟给出了一个标准。事实上，民族根本不可能具有放之四海而皆准的客观定义。这是因为，民族这一概念是晚近出现的极具争议的人类发明。因此，笔者也无须用一句话来定义之，其目的也是为百家争鸣以推动该领域的学术发展。笔者以下所论，基本参照斯大林给出的标准，在罗列材料和论证问题时或有弹性出现。就我初步理解，民族不是一成不变的社会实体，是特定时空的产物，是语言、血缘体质、生产生活方式、文化习俗传统相似及自我认同传承的族群联合。"民族，并不光只是领土国家或民族情操的产物，同时也深受科技与经济发展的影响。"③ 因为民族的形成是人类发展过程中一个最基本的事实，所以，这个事实将会长期存在。毛泽东主席曾经对民族存在的长期性作过推断，他指出："首先是阶级消亡，而后是国家消亡，而后是民族消亡，全世界都是如此。"④

四、民族主义

民族不是天生的，也不是上帝对子民的分类，更没有贵贱之分。民族的形成和确立，自古以来与生存领土主权有关。利用图

---

① Walter Bagehot, Physics and Politics (London 1887), pp. 20 ~ 21.

② Joseph Stalin, Marxism and the National Question, P, 第 8 页，原文写于 1913 年。

③ 英 · 埃里克 · 霍布斯鲍姆著、李金梅译：《民族与民族主义》，第 9 页，上海：上海世纪出版集团，2006 年 4 月版。

④ 毛泽东："在成都会议上的插话"，1958 年 3 月。

腾、祖先崇拜等文化传统凝聚族群成员以实现共同目标，这是不可否认的历史事实。这种行为是人类最早出现的民众观点，亦即民众主义。对一个族群来说，可称为族群主义；对族群联合来说可称为“民族主义”。从理论上来说，民族的形成、发展、确立，必然经历一个漫长过程，而民族主义则应早于民族确立之前就客观存在，只不过当时不如是称谓罢了。由族群主义演化而成的民族主义，从实现共同目标到地域权力掌握，甚至政权建设、国家成立，都起着不可忽略的作用。客观来说，“并不是民族创造了国家和民族主义，而是国家和民族主义创造了民族”①。

有主义，必有运动产生。罗奇对民族运动发展史作过三阶段分析。概而言之，“第一阶段是文化习俗交融期，具有一定的政治和民族暗示。所举之例是‘吉卜赛知识学会’。第二阶段是推动民族概念期，即民族主义先驱宣传民族概念，时或借政治手段确立民族。第三阶段是民族主义纲领借助人民支持期。人民支持的结果多是建立民族自治政权或国家”。西方的民族大多如此，而在中华大地上繁衍生息的民族，其融合或分化变迁脉络相对要清楚些。这不仅因为笔者是中国人，对祖国的民族史材料接触多一些，而且亦因为中华民族祖先创造的各种文字给我们这些后人提供了诸多方便。

五、民族学

20 世纪初，中国留学欧美的学者从美英德法诸国带回不同的文化传统。其中“人类学”和“民族学”术语并存使用。20 世纪 50 年代，前苏联专家来华者众。他们传来的具有欧陆传统的民族学称谓在中国被广泛使用。“文化大革命”后，因落实民

---

① 英·埃里克·霍布斯鲍姆著、李金梅译：《民族与民族主义》，第 9 页，上海：上海世纪出版集团，2006 年 4 月版。

族政策、发展民族事业，“民族学”仍然是主要术语。80 年代以来，“人类学”使用频率逐渐增高，但“民族学”一词仍然在使用。中国的近邻日本，主要仿照德国传统，将人类学分为自然人类学和文化人类学。文化人类学亦称民族学，故该国专门成立有日本民族学会，近年有改称文化人类学的倡议。

人类学在世界范围内经过漫长时间的探索后，近百年迅速发展。较流行的学术是北美人类学。北美人类学分为四个二级学科，即生物或体质人类学、语言人类学、考古人类学、文化人类学或称民族学。也有学者将后三个学科概括为广义的文化人类学科，而把四科之一的文化人类学或称民族学看成是狭义的文化人类学。欧洲的一些大学研究人类学则侧重体质与人性，而民族学则逐渐形成一门独立的学问。由此看来，民族学和狭义文化人类学有着多层面重合或交叉的不解之缘，甚至可以说二者是同一事物不同角度的表述。因其研究内容和方法基本上是重合的，故有的国家学者常将此二者对等互换。笔者认为：一、从学科内涵上说，文化人类学具有广义和狭义概念之别，而民族学则只和狭义文化人类学重合交叉。二、从学科本质上说，狭义文化人类学和民族学二者是相关互通、互为依存的，发展方向稍有不同。称谓文化人类学之主旨，侧重人类源流变迁等文化层面的推动；称谓民族学之主旨，则侧重民族形成发展、领土界标和民族自治等政治经济层面之建设。

20 世纪下半叶，因在中国的主流意识形态用毛泽东主席的话说是“指导我们思想的理论基础是马克思列宁主义”，所以，有关马克思主义的研究包括其方法论研究具有纵深发展。笔者曾在中央党校国家机关分校脱产学习过一段时间，认识较肤浅，但该方面研究进展略知一二。马克思于 1883 年逝世，人们对马克思理论的研究，一般多截止到《资本论》写作时期即 1867 年 7 月第一卷问世。马克思的贡献，恩格斯归结为两个，即唯物史观和剩余价值理论。马克思晚年的研究成果，长期未被人们发现。因为马克思晚年的研究笔记在二战后被保存在“荷兰的阿姆斯特丹国际社会史研究所”。20 世纪 60 年代末 70 年代初，美国人类学家劳伦斯·克拉德在此研究汇编，于 1972 年由荷兰出版公司出版了《卡尔·马克思的社会文化人类学笔记》。发表这些笔记的同时，他还发表了《卡尔·马克思的民族学笔记》等书的序言，提出“必须把包含在马克思民族学笔记中的晚期著作同他在四十年代的早期著作联系起来考察”[①] 的观点。这里需要指出的是：马克思民族学笔记中运用的方法和人类学家有别。“人类学是用实证方法研究历史；马克思的唯物史观是逻辑和实证比较方法并重来研究人类历史。”[②] 笔者认为：学习马克思主义，首先要学习其方法论。那么，研究民族医药，我们也要运用马克思创立的逻辑和实证比较并重的方法。具体来说，即以马克思主义方法论为指导，开展民族医药研究的切入点就是开展田野调查并编纂民族志。由此看来，民族志编纂是民族医药研究的基础性工作。

六、民族医药

既然民族是特定时空的产物，那么，在这一特定时空中的人类出于生物本能和健康生存需要所创造的医药谓之该民族医药，如藏医药、蒙医药等。众多民族创造的医药合称为民族医药。中医药是以汉民族为主创立的医药，故日本多称其为汉方医药或汉方医学。从语言和概念逻辑上严格鉴定，汉民族医药也属于民族

---

① ［美］劳伦斯·克拉德：《卡尔·马克思的民族学笔记评介》，载《马列主义研究资料》，1987 年 2 月。

② 冯景源：《人类境遇与历史时空》，第 14 页，北京：中国人民大学出版社，2004 年 3 月。

医药。由于汉族医药是很大时空、很大人群实践认识创造的，独立成学久长，使用人口多，清代以前官方称谓或文献记载都没有称汉医药，而是直呼为医药。即便是今人所称之“中医药”，也主要指汉医药。那何时由汉医药改称为中医药呢？笔者初考，明末清初方以智笔记中已出现该词，至晚在清乾隆三十六年（1771年），官方已用“中医”一词。如乾隆帝“知大学士尹继善病体未痊……派御医罗衡诊视……尹继善宜遵旨服药，不可执中医之说”①。那为什么改称呢？是时因西方医学通过传教士已陆续传入中国，为有别于传入的西医，人们约定俗成将中国固有的医学（汉医学）称为中医，这应是符合情理的事实。

中医药、藏医药、蒙医药、维医药、壮医药、傣医药、苗医药、彝医药、朝医药等都应是并立的概念，它们之间存在着广泛联系，也有共同属性，但各自又有不同特点和优势。现在所称民族医药时多不包括中医药，严格说这是不全面的。但出于管理上的需要，将发展较快、从业人员众多的中医药突显其优势，“中医药”一词在政府机构名称、事业单位设置、报刊杂志书籍编撰中大量出现，这是事业发展客观形成的事实，是无可厚非的。笔者认为用“中国医药”一词或“中国传统医药”一词涵盖中医药、藏医药、蒙医药、维医药等，概念是清楚的，更符合实际。若用“中国医药”和“中医药”两词等同互换，又用“中医药”包括其他民族医药，这在层位概念上是混淆的，也是不符合事实的。当然，使用“中国医药”一词时，“中国”一词虽然体现出多元一体的内涵，但医药又面对包不包括中国的现代医药问题。笔者认为，现代医药是由西方医药传入后逐步演化成的称谓，应是不解自明的概念，宪法也如是称谓，故“中国医药”

---

① 《清高宗实录》卷881，第794页，北京：中华书局，1985年影印本。

一词应是“中国传统医药”的简称或特指。机构名称在一定历史时期有一固定称谓，在实施管理中，其内涵有所扩展，功能有所增加，这也是符合历史主义原则的。名与实的相符也是相对概念，不断完善需要一个过程，防止因字眼上或概念上深入辨析造成不必要的混乱。至于在医药之后加不加“学”字的问题，这要以本身是否已构成学科体系来决定，构成者称学，尚未构成者便直呼医药。另外，医药同源，医学中自然包括药学的内容。近代以来，随着学科发展分化的加速，药学发展迅速，故有药学院、药物所、药学会等的产生和发展。新分化学科和新名词出现虽势所必然，但医药同源的精神是永恒的。

七、民族医药学

如上所述，既然人类在漫长的历史时空中，因不同体质、地域和环境习俗获得不完全相同的医药认识，从而构建起符合本民族思维习惯的医药知识体系。所以，各民族医药学是不完全相同的，各自独成体系且各有特色和优势。各个民族的医药学并合在一起，统称为民族医药学。在中国境内生存的各个民族的医药学合称为中国民族医药学，世界范围的民族医药学合称为世界民族医药学。这里需要指出的是，有些民族既分布于此国，又分布于彼国，或由此国迁徙于彼国，但在该民族医药学体系上并无差别。同一民族只有一种医药学体系或曰传统，从这个意义上说，民族的也是世界的。世界本来就是一个整体，由国界划分为若干国家。科学本来也是一个整体，无非从某种角度划分为若干学科，学科中又以学术观点不同划分为若干学派而已。相邻学科间交叉搭界、无法割裂之处往往多产生亮点。各学科靠自己的边缘与相邻学科互相搭界，因此，边缘学术不能轻视，给以促酶，多产生思想火花，这个促酶就是方法。中医学与各民族医学有搭界处，如中蒙医正骨技术。各民族医药之间也有搭界之处，如藏医和蒙医，维医和回医等。各民族医又与邻国或毗邻地区固有的传统医药搭界，如藏医和印度医，维医和哈萨克医等。由此推断，世界传统医药或曰民族医药间通过学术交叉渗透链条也可形成为一个整体。既然各种医学都有共同目的，相互间在边缘处又都交叉搭界，那么，深入考察边缘处的学术细节，往往能发现潜藏着的规律，更能丰富和繁荣民族医药学的内涵。

八、民族地域

一般来说，一个民族相对固定在一个地区生息。中华民族是由 56 个民族组成的大家庭。这个大家庭的成员分布在祖国各地。历史上，中国的版图不是恒定的，而是代有损益的。按现今版图衡量考订历史上各民族的生存地域是不确实的。已故著名考古学大师李济先生曾指出："治中国古代史的学者，同研究中国现代政治的学者一样，大概都已感觉到，中国人应该多多注意北方：忽略了历史的北方，我们的民族及文化的原始，仍沉没在'漆黑一团'的混沌境界。两千年来中国的史学家，上了秦始皇的一个大当，以为中国的文化及民族都是长城以南的事情。这是一件大大的错误，我们应该觉悟了！我们更老的老家……民族的兼文化的……除了中国本土以外，并在满州、内蒙古、外蒙古以及西伯利亚一带：这些都是中华民族的列祖列宗栖息坐卧过的地方。"① 在亚洲这片土地上生存的多数民族在不同的历史时期都先后汇聚融合到中华民族这个大家庭中，逐步构成了多元一体的强大民族和国家。近现代长城外考古如环岱海考古等发现均证明李先生的看法是值得重视的。

---

① 李济：《中国民族的形成》，第 1 页，南京：江苏教育出版社，2005 年版。又见《李济考古学论文选集》，第 962～963 页，北京：文物出版社，1990 年版。

近年，一条神奇的天路入藏，因而，我们亦把视野聚焦在这块神奇的土地上。公元7世纪中叶，在青藏高原上崛起一个民族政权称吐蕃王国。吐蕃王国自称为“蕃”。汉文献《通典》、《旧唐书》、《新唐书》等称其“吐蕃”，说其族源是“西羌属”。据藏文文书和传说推算，公元前350年左右，青藏高原有17个土著部落，第一个赞普是聂墀赞普。公元600年左右，六牦牛部落的酋长囊日松赞和其子松赞干布通过征服和团结，统一了西藏地区，建立吐蕃王朝。松赞干布发展与唐朝的关系，文成公主入藏和亲。到赤松德赞赞普时（755～797），疆域已包括青藏高原、甘肃新疆大部、四川云南部分、尼泊尔印度缅甸部分，成为当时中亚的大国，藏医药学也得到空前发展。1247年归附蒙古汗国后，其医药学术在蒙古地区以及蒙元军队所到之处广泛传播。藏医在与中医、印度医、阿拉伯医、蒙医等学术交流中发挥了重要作用。

九、民族迁徙

由于自然和社会环境等各种历史原因，部分民族离开其祖先生存地域迁徙到新的地方发展，这是一个基本事实，亦是我们梳理民族医药源流，论证其变迁脉络的基本根据。更早的人类起源、迁徙我们暂搁置不论，先就从约3～5万年论起吧。据中国人民大学魏坚等教授的考古发掘证实，约3～5万年前，在内蒙古河套地区生活着大量人群，详见电视片《河套长烟》。近年，东西方许多学者已从考古等多种角度说明：在约1万年前的末次冰川期，“属于蒙古人种的古人类，开始成批地从内蒙古东部、华北、及东北地区北上，越过白雪皑皑的白令海峡陆桥，进入美洲大陆”①，与当地的印第安人融合，开创了早期的印第安文明，亦揭开了新石器时代以降人类跨洲际迁徙的壮丽画卷。

在亚洲大陆，有关民族迁徙融合的记载，我们先以较晚但可信的几条史料说起吧！《史记·匈奴列传》载：“匈奴，其先祖夏后氏之苗裔也，曰淳维。”② 另外，《史记》在记述黄帝事迹时亦提到与匈奴先祖之战争，如“北逐荤粥”③ 句为例。匈奴的别名很多，《史记索隐》曰：“唐虞已（以）上曰山戎、亦曰熏粥，夏曰淳维，殷曰鬼方，周曰猃狁，汉曰匈奴”④。对于这两条史料的理解不能机械绝对，因秦汉时期大汉族主义在上层人士思想中根深蒂固，司马迁不可能不受这种思想影响。值得指出的是，这两条史料并非凭空杜撰，淳维这个人是存在的，司马迁不可能编造。但仅凭这两条史料也是不够的。结合近年环岱海考古发掘的成果，即所发现的大量彩陶和人类居住遗址作为文物证据，说明在淳维时代或之前，内蒙古草原早就有人类居住。淳维作为夏后氏之苗裔，也只是融入原住民中的一部分。因此，匈奴民族也是由多个原始部落融合组成并不断演化而来，并非单一成分。

战国秦汉之际，匈奴民族击败东胡族雄居草原。两汉时期，汉匈之间战争频仍。武帝之前曾数次和亲，换来边疆的暂时安宁。如军臣单于（前 161 ~ 前 126）时，汉景帝将南宫公主嫁之。武帝时卫青、霍去病两支部队深入大漠与匈奴决战取得胜

---

① 王大方：《草原访古》，第 2 页，呼和浩特：内蒙古大学出版社，1999 年版。

② 《史记·匈奴列传第五十》，卷一百十，第 2879 页，北京：中华书局，1959 年校点本。

③ 《史记·五帝本纪第一》，卷一，第 6 页，北京：中华书局，1959 年校点本。

④ 《史记·五帝本纪第一》，卷一，第 7 页，注释【六】，北京：中华书局，1959 年校点本。

利，匈奴逃往漠北开始西迁。东汉和帝时北匈奴再度犯边，窦宪率汉军与北单于战于稽落山，大破之，单于遁走，汉军追至私渠比鞮海，降者20余万。窦宪登燕然山（今蒙古国杭爱山），去塞3000余里，令班固刻石作铭勒功。匈奴西迁，开拓出草原丝绸之路北道，“东起于西伯利亚高原，经蒙古高原向西，再经咸海、里海、黑海，直达东欧”①。匈奴在公元前自漠北开始西迁至西域，统治了月氏、乌孙、楼兰、龟兹、疏勒等王国，后分裂为南、北匈奴。北匈奴郅支单于继续西迁；南匈奴首领名呼韩邪单于，汉元帝派昭君出塞与之和亲。

陆续西迁至多瑙河地区的匈奴后裔，从374年始，先后向黑海北部的东哥特人和西哥特人进攻。441年，郅支单于的后裔阿提拉在多瑙河地区建立匈奴国。他任单于后又打败欧洲北部的日耳曼人，遂引发了欧洲民族由东向西的大迁徙，终使罗马帝国崩溃。后又多次打败东罗马的部队，两次进军西罗马，“建立起东到咸海，西到莱茵河甚至大西洋，南到意大利北部，北到波罗的海的强大帝国。欧洲人惊呼为‘上帝之鞭’”②。452年，阿提拉在总结上年奥尔良战役失败（这是他一生唯一的一次失败）教训之基础上，由南向北强渡多瑙河，摧毁意大利门户阿奎莱亚，直逼西罗马。西罗马皇帝瓦棱帝拈三世逃走，匈奴军中女萨满戏说看到罗马公主裸体，教皇利奥一世出面说服公主荷罗丽娅嫁阿提拉作为条件劝匈奴撤兵，阿提拉答应了。西罗马城就这样被美女保住了。汤因比评论说：“蛮族的行为准则的要害在于，它是个人准则，而不是社会准则和制度准则。”尽管如此，匈奴在欧

---

① 王大方：《草原访古》，第20页，呼和浩特：内蒙古大学出版社，1999年版。

② 陈炳应、卢冬：《古代民族》，第67页，兰州：敦煌文艺出版社，2004年版。

洲的开拓毕竟对改变世界格局产生了重大影响。匈牙利考古学家寻根寻至中国，这不无道理。在医药保健方面，匈奴民族也积累了宝贵经验并很早就揭开东西方医药交流的序幕。

民族迁徙有的伴随战争进行。如蒙古族源于东胡族系室韦部中的蒙兀部，“而东胡的始祖，可以追溯到旧石器时代晚期的扎赉诺尔人”①。世界三大人种之一的蒙古人种，在史前时期，大约活动在地球四分之三的陆地和海洋上。蒙古族发祥地在额尔古纳河，后逐渐分布于蒙古高原。敦煌文书 p·1287 古藏文《北方若干国君之王统叙记》、汉文《新唐书》、《旧唐书》等均有记载。1162 年，一代天骄成吉思汗诞生在斡难河畔、肯特山下尼仑部乞颜·孛儿只斤氏族的一个家庭。1206 年统一蒙古草原各部落，建立了蒙古汗国。此后，成吉思汗和他的子孙们先后并吞西夏，灭金，和平统一西藏，征服南宋，西征欧亚，大拓疆土；1218 年攻灭西辽国；1222 年攻灭中亚的花刺子模国，同时进占拜占庭和南俄草原。1236～1241 年，窝阔台命拔都先后攻破梁赞、莫斯科、弗拉基米尔城、基辅、波兰、匈牙利，直到维也纳附近。1253～1257 年，蒙哥派旭烈兀征讨伊斯兰诸国，1256 年灭伊朗（木剌夷国）；1257 年灭伊拉克（黑衣大食）并攻占叙利亚首都大马士革。1271 年，忽必烈在北京建都，宣布国号为“大元”，除元帝国本土外，还在被征服的欧亚地区建立了钦察、察哈台、窝阔台、伊利等四个汗国，成为中国历史上版图最大的王朝。蒙元时期欧亚大陆形成的格局对整个世界都产生了重要而深远的影响，对蒙医学的形成及东西方医药交流借鉴都起到了重要作用。

除以上所述民族的迁徙外，羌氐民族在历史上的迁徙往往容

---

① 王大方：《草原访古》，第 51 页，呼和浩特：内蒙古大学出版社，1999 年版。

易被忽略。根据羌族的文化认同和有关文献记载，其源头至晚可以追溯到炎帝，但炎帝被黄帝部落击败后多向西部甘肃青海等地迁徙。后裔逐步在川藏地区定居或通过川藏地区经云南香格里拉通道向西南方迁徙。目前，人类学家和考古学家陆续报道，“生存在云南的彝族、普米族、纳西族、景颇族、阿昌族、白族、拉祜族、苦聪族，居住在湘鄂等地的土家族等都与羌族有关或可认为就是羌族的重要分支”。羌系民族的一支党项羌曾建立过西夏王朝。迁徙至四川、西藏、云南的后裔曾在不同的历史时期建立过许多政权。除古羌族及其分支外，鲜卑民族亦曾建立北魏政权。突厥的分支回鹘曾以西域和中亚为基地建立回鹘汗国。蒙古草原东胡族的一支契丹族曾建立与北宋对峙的辽王朝。契丹后裔耶律大石及其子孙先后在新疆、中亚地区建立西辽国和今伊朗一带的后西辽国。肃慎民族的后裔粟末靺鞨和女真族曾建立渤海国、金王朝，明末女真人又发展成为满州族（简称满族），并于1644 年统一全国建立清朝。

壮族、侗族、傣族、布依族、黎族、水族、高山族等均是古越族的重要分支。古越族在先秦时就居住在祖国南疆各省。有关他们的情况，至晚《史记·南越列传》开始记载“南越”、“东越”各族的情况。“秦时已并天下，略定杨越，置桂林、南海、象郡，以谪徙民，与越杂处”①。这条记载说明，秦统一中国后，又有一部分人迁徙至古越族分布之地。举例如赵佗，本来是河北“真定人”，但与越人杂处 13 年后，于高帝十一年，高祖“立佗为南越王，与剖符通使，和集百越，毋为南边患害”②。由此看

① 《史记·南越列传第五十三》卷一百一十三，第 2967 页，北京：中华书局，1959 年校点本。

② 《史记·南越列传第五十三》卷一百一十三，第 2967 ~ 2968 页，北京：中华书局，1959 年校点本。

来，对居住在南疆各地的古越族，因分支较多，所以具有“百越”之称，不晚于此时。可见在先秦之时，古越族（后称百越）已经是南疆各地居住着的一个较大的民族联合体，“自交趾至会稽七八千里，百越杂处”就是对这个民族分支布局的精辟描述。另外，据《史记》记载：“闽越王无诸及越东海王摇者，其先皆越王勾践之后也，姓騶氏。”① 在对这一说法的《史记集解》中，徐广曰：“騶，一作骆”；《索隐》又作“欧骆，不姓騶”。由此看来，百越在是时至少包括南越、杨越、闽越（东越）、西瓯越、东瓯越、骆越等较大的民族群体。南越王赵佗是真定人，闽越王（东越王）无诸是越王勾践之后裔。孝惠三年（前 192），“闽君摇功多，其民便附，乃立摇为东海王，都东瓯，世俗号为东瓯王”②。东瓯王摇亦是越王勾践之后裔。综上所述，百越各个分支中，其首领不一定是本族人，赵佗、无诸、摇等都是朝廷委派去的官员。百越民族迁徙路径总的方向是自远古以来由北方迁居南方，商代版图上出现在长江中游南北、巴东鄂西地区的濮人（后称百濮）以及绍兴东南一带的越人等亦不断向南迁徙，再由南方不断迁向东南亚。如与壮族具有共同祖先的一个族群分支骆越族就迁徙至今泰国等东南亚一带繁衍生息。上述民族在其发展历程中都创造发明了医药保健知识和技术，并在迁徙道路上和新居地广泛传播。

十、民族医药研究基本方法

（一）史学方法

民族地域是人类发展历程中不断确认的，而领土界标是政治

① 《史记·东越列传第五十四》卷一百一十四，第 2979 页，北京：中华书局，1959 年校点本。

② 同上。

结果，代有损益。民族医药的产生、发展有一个历史过程，因而，首先要掌握其发展史，故民族医药史学方法应是首选方法。史学研究有三个关键，即史料、观点和方法。其史料和其它医药史料一样都具有生命力。不同民族的医药还体现出不同的个性。除此之外，民族医药史还有一些共性的东西，如（1）语言：需翻译成中、英等通行文字；（2）纪年：部分记载是国外纪年或本民族纪年，如藏历等，需对译成中国纪年和公元纪年；（3）民族源流：追溯民族来源，考察分化分布脉络；（4）变迁：原居地和迁居地的自然环境与人种变化对医学的验证；（5）原创归属：医药知识技术的归属应符合实际，不能张冠李戴；（6）历史主义原则：讨论不能脱离问题所处的历史时空环境；（7）迁徙导致的传播联系：民族地域不能以现有国界割断如内蒙和外蒙，同时要注意民族医药在历史上的传播联系，如匈奴民族医药在北亚、中亚和欧洲的传播。还如元军西征，大批阿拉伯士兵、医生和药物被带回中原。元朝先后设立西域医药司、广惠司、回回药物院等6个阿拉伯医药专门机构，使阿拉伯医药在中国广泛传播开来。同时，中医药、蒙医药也由元军传播至中亚和西亚。这是民族迁徙所带来的文化传播实例。

史学方法当然包括口述史方法。对各民族存留的濒危重要的医药知识技术，一方面申报世界文化遗产，一方面要利用现代科学技术使之发扬光大。

（二）比较方法

主要用于各民族医药之间的比较研究以及某民族医学与现代医学的比较研究。没有比较就没有鉴别，对于某种生命现象，不同民族有相似或不同的诠释，通过比较，要发现人类普同性、文化相对差异性和适应整体性。比较的问题可大可小，内容可多可少，但既是比较就必须具有可比性。比较交叉搭界处界面间模糊的问题更有意义。

（三）人类学方法

不论何种医药都是人类创造的。人类发展历程中产生了许多优秀民族。这些民族留下许多遗迹、文物与文献，通过发掘，要再现失落文明，为当今服务。

人类学包含了人类生物性、文化性两大特征。人性之模塑与文化之关注是重点。以人类学方法研究民族医药，可开拓出新的境界。如以体质人类学方法可研究人类起源、多样性、分子生物学证据、民族行为、针对适应的防治手段以及更深入的生命物质基础、进化、变异、选择等。以广义文化人类学的方法还可以分别从考古、语言、狭义文化人类学（或称民族学）角度深入探索。其中田野工作和民族志编纂是最基础的工作。

（四）社会学方法

社会学与人类学是姊妹学科。在一定意义上说，社会学和狭义文化人类学或曰民族学近似。克鲁伯（Kroeber）说：“人类学家有博物馆，而他们（社会学家）没有。”社会学家强调对国家的研究，而人类学家则侧重非国家研究。社会学家关注社会形态如农业社会、工业社会等，而人类学家则关注部落村寨和区域社会。社会学家倾向用问卷方法，发现可测定的资料，样本分析和统计技术是其常用方法，而人类学家倾向用田野调查、文物考证、体质研究、话语分析等方法，侧重人性、生物性、文化关系的综合探讨。以上鉴定并非绝对，略有区别或切入点、主旨有别而已。

（五）实践观察验证方法

民族医药的历史记载是十分丰富的，但机械地照搬应用也存在问题。根据历史记载在实践中进一步观察验证是必要的。民族医药知识是各民族在自己的生存地域根据本民族体质、环境条件、心理习惯、文化传统等因素，按照本民族思维习惯创造的不同类型的医学体系。因历史上科学技术水平的局限，表达方式也有不同的范式。尽管如此，经过反复实践、认识、比较、验证，都可在临床实践基础上进行理论升华的。因此，实践观察验证的方法应是民族医药恒久的基本的方法。

（六）实验方法

由于历史原因，民族医药多没有建立本身的实验方法，这是个事实。近现代以来，从科学实践中逐步分化出一种特殊方式即实验方法，使医学走上了实验医学道路。现代医学很早就建立起自己的实验模式，因此发展迅速。民族医学也要根据自身实际，逐步探索建立实验方法以推动研究工作的深入。

十一、民族医药前景

（一）适者生存

不论现代医学还是民族医学，都是诠释人体生命规律、救死扶伤的学科。由于历史原因，不同民族由于体质、地域环境、生活习俗、人文传统等差异，构建起适合本民族防治疾病实际的体系，因而存在着民族认同性。用此民族医药防治彼民族人民之疾，疗效未必不好。地域水土、饮食结构、生活习俗形成的心态等对体质的演化具有重要作用。对于民族医药来说，或许也具有适者生存的属性。即适应该地域人民健康的医药便能生存发展，反之，则会被淘汰。民族地区千百年来口耳相传且疗效卓著的医药经验是弥足珍贵的。这些经验应多角度研究，发掘出科学的内涵以发扬光大。在制定民族药标准时要考虑内部标准，彰显多样性、实践性，不能按美国 FDA 标准要求民族药。

（二）特色提升

民族医药中蕴含着许多揭示生命规律的科学亮点。这些亮点的精髓要特别关注并予以深度研究。民族医药是不同地域、体质的民族从不同角度观察验证产生的认识体系，互相资鉴可碰撞出思想火花。哲学方法、逻辑方法、数理方法应该是没有针对性的，用这些方法提升民族医药精髓应是一种有效途径。这种特色对于本民族来说应具有普同性，即对于相同体质的人具有共适性，以获得本民族的广泛认同，从而与人类的普同性有机衔接，开拓人类健康多种道路。

（三）广泛发掘

民族地区的医药也不是单一体系，除同一地区存在两种或以上民族医药这种情况外，民间也存在多种民俗医药。这些民间医疗知识与技术，往往便、廉、验，充分发掘这些医药经验并和民族医药结合进行研究提升，从而构建因俗而医的自然和谐秩序，提高民族地区人口的健康水平，具有重要作用。

（四）跨国合作推动

中国现存民族医药多与毗邻国家传统医药关联，只关注本国民族医药是不够的，必须把民族医药视野提高到国际高度，开展国际合作发掘，才可能掌握较全面的材料。如考察匈奴民族医药则必须和蒙古、匈牙利等国合作；考察回回医药必须和阿拉伯国家合作；考察契丹医药则必须和哈萨克斯坦、伊朗等国合作，这样才可能恢复其历史全貌。

（五）填补文明空白

在中华文明史上，各民族都以勤劳和智慧谱写了光辉篇章。在医药领域，汉民族创造的医药文明是有限的，也是不全面的。全面系统地发掘其他 55 个民族的医药成就，现有则整理提升，现无则深度发掘，通过努力，以56个民族56朵花装点中华医药文明殿堂。同时，我们要加倍关注古代民族的医药遗产，如匈奴、突厥、契丹、党项等，挽救失落文明，使中华民族医药文化层面的遗产尽数抢救保护并申报成为世界文化遗产，使各民族医药中具有实用价值和科技开发价值的内容弘扬光大，不仅可为民族健康事业做贡献，而且为完善人类健康理念可能作出较大贡献。

十二、启示

民族医药学是世界各民族在生产生活实践历程中为防治疾病形成的知识体系。不同民族都有各自不同的医药知识体系。这些不同的知识体系形成人类生命科学的不同类型，因而也各自构建成适应本民族体质实际、思维习惯的表达范式，所以，从民族生物性和文化性角度研究比较各民族医药的共性和个性，对于完善生命科学理念、增进人类健康意义重大。

第二节　民族医药与民俗医药辨析

一、概念辨析

民族医药和民俗医药仅有一字之差，在反映同一地域医药实态方面，其意义相近或关联。但“族”和“俗”二字毕竟代表了不同层面的内涵。第一从字义上看，“族”是指具有联系的人们的共同体，而“俗”则指民间习惯等风俗事象。人群和事象之区别应是清晰的。第二从字的属性上分析，“族”具有主体排他属性，强调民族独特的文化认同；而“俗”则具有群体共通属性，强调分散个体的约定俗成事象。第三从阶层上看，“民族”既包括上层，也包括中下层族群，而“民俗”则特指民间中下层事象。在辨明“民族”、“民俗”概念的基础上，“民族医药”、“民俗医药”之联系和差别便不难区分。

二、内涵辨析

“民族医药”和“民俗医药”在反映民族共居地区中下层和民间医药实态方面是相互关联又有区别的。以内蒙鄂伦春自治旗为例，该旗医药实态既可以认为是鄂伦春族的医药实态，也可以认为是这一地区的民俗医药实态。这是因为居住在该旗的人民，既有鄂伦春族，又有蒙古族，还有汉族等。强调鄂伦春族医药，是突出该族医药在该地区的主体独特地位；强调该地区的民俗医药，则是突出该地民间鄂伦春、蒙、汉等民族交流包容共同认可的医药习俗。二者在内涵上是大量重叠的，因此，所涉及事物也必然具有双重属性，民族通婚地区，尤其如此。如男方是鄂伦春族，女方是蒙古族或汉族，男女双方的父母又不是同一民族，这个家庭中的医药习俗必然具有多元文化传统。另外，每个家庭的存在不可能孤立，必然和周围其他家庭为邻，邻里之间相互影响形成的医药习俗，很难辨认出属于哪个民族的原创。我们强调民族医药的目的是发掘该民族的原创医药知识及其传承发扬情况，强调民俗医药的目的是掌握地方民间的医药特性所构成的多样性质，二者既有关联，又有区别，无非在认识视角上和宗旨上有所不同而已。

三、对象辨析

“民族医药”和“民俗医药”在研究对象上有关联也有区别。二者的研究对象在医药内容方面是关联的。所不同的是民族医药是以该地区主体民族医药知识为研究对象，考察这种知识产生、发展、变化过程以及其形成的体系；而民俗医药则不考虑民族主体，是以存活于某地日常生活中的医药习俗为研究对象，获得最鲜活、最生动的民俗医药资料，以揭示该地医药风俗习惯实态。民族医药研究可以从多地域、多国展开，所有资料共同构建某一民族的医药知识体系；而民俗医药虽然也可从多地域展开，但它们所构建出的并不是共同的知识体系，而是各有特色的民俗医药事象。如蒙族医药可以从内蒙、外蒙多个地区进行考察，从而构建出蒙医药知识体系框架；而内蒙某旗（县）民俗医药考察则只能构建出该旗（县）的民俗医药事象。它既不代表另外旗（县）的民俗医药，更不代表蒙医药或中医药体系。

四、方法辨析

“民族医药”和“民俗医药”在考察研究方法上也既有关联又有区别。近现代以来，哲学、历史学、人类学、社会学、历史地理学、心理学等相邻或相关学科的方法都被广泛运用于民族学、民俗学的研究，上述学科的方法便成为民族医药、民俗医药研究的基础方法。如实证法、逻辑法、分析法、综合法、比较法、归纳法、调查法、统计法等。但民族学和民俗学又将田野作业形成民族志、民俗志作为它们共同的方法，民族医药、民俗医药又把观察验证、实验等方法作为它们共同采用的方法，这些层面的方法共同反映了二者学科属性的紧密相关性。民族学、民俗学二者在方法上明显的区别是民族学注重运用整体性方法揭示民族整体文化的起源、发展和变迁过程；而民俗学则是运用具体性方法揭示中下层民间文化经交流融合认同从而约定俗成的事象。按照这样的区别理解民族医药和民俗医药，便可相对清晰地鉴别它们的界面和重点。如以鄂伦春医药为题，其宗旨便是揭示鄂伦春医药知识的产生、发展、承传、发扬及其形成的知识体系；若以鄂伦春旗医药民俗为题，其宗旨便是考察该地区所有住民医药知识来源、交流、融合、习俗实态等事象。研究对象不同，导致选用方法和运用角度、程度都各不相同。

五、归属辨析

以民族医药切入的研究，其成果均应归属于民族，如蒙医药、藏医药等。即使从不同地域开展的研究，其宗旨也都是相同的。但从民俗医药切入的研究，其成果则应归属于相应的地域，如鄂伦春旗或村寨等地域医药习俗考察结果不能归属于民族。因为一个地区的医药民俗是不能代表一个民族医药体系的。由此也可说明，民俗医药可以是多个地区村寨的分散性地域布局概念，而民族医药则是民族医药知识体系的集约性民族布局概念。民族医药可分布很广大的地区或多个国家，而民俗医药则是一方水土形成一方医药习俗，尚不考虑该地的民族组成比例和各自的知识体系。

六、启示

本节通过对容易混淆难以鉴别的“民族医药”、“民俗医药”两词概念、内涵、对象、方法、归属等辨析，回答了民族医药是以整体方法考察民族主体所创医药知识产生、发展、分布且归属的医药知识体系；而民俗医药则是以具体方法考察地域主体医药知识来源、交流、融合所约定俗成的医药习俗事象。二者既有联系又有区别，在实践中，同一材料因视角和话语不同，可体现出民族或民俗的双重属性，应恰当合理运用。

第三节　民族医药与民间医药辨析

一、概念辨析

和上节所辨析内容类似，民族医药和民间医药也仅有一字之差，在反映同一地域医药实态方面，其意义相近或关联。但“民族”和“民间”二词毕竟代表了不同概念的内涵。第一从字面上看，“民族”是指具有种族、语言、文化习俗认同等关联的人群，而“民间”则指非官方的民众之间事象的相互关联实态。人群概念和事象关联概念之区别应是清晰的。第二从词的属性上分析，“民族”具有主体排他属性，强调民族独特的文化认同；而“民间”则强调非官方属性，强调民众之间事象的相互关联。第三从阶层上看，“民族”既包括上层，也包括中下层族群，而“民间”则特指官方正统之外的社会事象。一句话，“民族”是对人群的分类，而“民间”是相对于官（政府）这个界面的社会民众界面称谓。按照上述辨析，“民间”和“民俗”二词亦有联系和差别，所谓联系是指二词在表达“民众”这层内涵时是相同的，所谓差别在于“民间”旨在强调非官方本质属性，而“民俗”旨在强调“约定俗成”性质。因此，“民族”和“民间”，“民间”和“民俗”，它们既有关联又有差别，理解了这些联系和差别，“民族医药”、“民俗医药”、“民间医药”之相互联系和差别便不难区分。“民族医药”指以某个民族为主体形成的医药知识体系。“民间医药”则是指非官方的广大民众在实践中产生的通俗而有特色的医药保健知识。“民俗医药”则是指某个地区民众在长期生产生活实践中产生认同并具有约定俗成性质的医药风俗习惯。

二、民间医药重要性认识

（一）民间医药具有原始创新属性

民间医药是非官方的民众中原创性的医药知识。任何知识都不是凭空产生的，认识从实践中来，数千年民间医药实践活动产生大量知识，经过反复实践认识过程，最后形成理论，中医学是这样，各民族医学亦如此。因此，我们认为民间医药是各个民族医学（包括中医学）形成的重要源泉，谁忽略了这一源泉，谁就会变成无源之水，无本之木。

既然民间医药具有原始实践、知识本源之属性，那么经过千百年验证至今仍被民间使用的各种诊疗方法、技术和方药等，便客观自然地体现出其原创特征，民间医药疗效卓著的部分，尽管暂时未能诠释清楚，但有效这一事实，就包含着真理，五千年十三亿人及其先祖的实践认识就是最大的真理。强调科学发展也是追求真理，那么，发掘民间医药原创效验的知识和技术，就是贯彻落实科学发展观的体现。

（二）民间医药是各族大众智慧的结晶

中华民族是多元一体的大家庭，历史上各族先民为缔造中华文明都做出了自己的贡献，在漫长的民族分化、迁徙、交会、融合的历史长河中，原创于五湖四海的各民族医药知识交流激荡，适者生存传承，长期多层次积淀，精深丰厚。因此，民间医药是中华民族最广大民众群体智慧的结晶，既包括民间中医药，也包括民间的民族医药，民间医药结晶从各族民众智慧中提炼，又在民众中应用，生生不息，至今仍惠及着各族人民。

（三）民间医药具有体质地域的针对效应

体质人类学研究成果显示，体质差异对药物的效应具有明显差别，所以，《周易》上经强调：“君子以类族辨物”。针对不同体质人群因人施治，这是中医特色，更是民间医药的优势。所以，政府目前发布了《中医体质分类与判定》行业标准，在促进基本公共卫生服务逐步均等化方面，明确提出要积极应用中医药预防保健技术和方法，并首次将中医体质辨识纳入居民健康档案的内容。人与自然环境相统一，俗话说一方水土养一方人，在中华大地产生的民间医药既具有适合不同体质人群的相应诊疗方案，也具有针对不同地域人群产生的独特诊疗技术和方药。这些因人因时因地制宜的民间医药，其疗效则更为显著。

三、发展民间医药的重要意义

（一）满足人民群众日益增长的医药需求

党中央曾提出人人享有基本医疗卫生保健的目标，当前进行的医改，其基本宗旨也是解决医疗资源的合理配置问题。在13亿人口的泱泱大国，医药资源不能满足民众需求的状况一时难以解决，这就需要民间医药的补充，这个补充不是可有可无，而是十分重要，在社会主义初级阶段，这个补充是长期必要的。2007年以来，历时三年的“中医中药中国行”大型科普宣传活动，不仅开创了中医药文化科普工作的新局面，而且进一步增强了民众对民间医药的需求。

（二）构建多元多层次医疗保健秩序

目前在官方医疗机构中开展的医疗服务项目尽管很多，但仍然不能满足各类患者的需求，究其原因，一是资源本身有限，不能满足患者；二是服务项目之外属于亚健康性质的保健措施单调；三是因人而宜制定计划并采取多元多层次医疗保健服务不够系统周密。因为人类是具有个体差异的，官方医疗保健项目仅是一般的服务，针对个体的服务必须借助民间医药，才能不断趋于合理。

（三）民间医药的局限

由于种种原因，民间医药持有者目前还没有彻底摆脱历史局限，一技之长秘而不传有之，传男不传女有之，归属纠纷者有之。所以出现这种情况，一是两千年封建社会知识私有意识形态尚未根除；二是家庭经济中支撑性收入的垄断思想仍在作祟；三是假冒手段对其危害较深，不愿轻易捐献；四是政府发掘政策措施不力。由于这些原因，民间医药的部分精华尚未推广普及，在认识其正面优势的同时，也要看到其发掘的难度。尽管如此，在政府的正确引领下，民间医药还是具有极大发展潜力的。

四、发展民间医药对发展民族医药亦具有重要意义

民间医药既然重要又必要，那么发展民间医药有无可行性？答案应该是肯定的。这里需要指出的是民间医药以存活于某地日常生活中的医药知识为研究对象，获得历史积淀下来的或现实新创的最鲜活最生动的资料，以揭示该地区实际应用的医药实态。她们所构建出的并不是共同的知识体系，而是各有地域特色的民众医药事象。由此看来，民间医药多是官方体系外分布的具体又效验的知识和技术，既具有实践原创的知识技术，亦有正统医学流传到民间后实践改造的部分。在中医医书中，清代赵学敏的《串雅内编》、《串雅外编》和1825年鲁照的《串雅补》是否属于民间医学的代表作，这个需要专门研究，但历史上曾经出现的走街串巷的铃医所掌握的知识技术多属于民间医药知识。正因为如此，梳理民间医药是可行的，也不是漫无边际的。至于有些所谓秘而不传的知识技术，是否确有疗效，这个不能一概而论，需要在实践中检验。在民族聚居地区民间流传的医药知识和技术，多属于民族医药源泉性质的民间医药，这些医药知识同样需要珍视，经过验证，其效验部分都可充实民族医药内涵，构建完善其知识体系。

关于民营问题，在概念上略作诠释如下：所谓民营，是对所有制性质、资本构成和法人身份特征的法律规定，属于政治经济学领域的范畴。而民间的概念，则属于社会学领域的范畴。民间所强调的是社会属性，即官方外民众之间的相互关系和事象实态；而民营所强调的是法人属性，即非官方的民间个人所担负的社会责任。既然民营是民间个人承担责任的经营形式，那么，其所开展的工作，也属于民间活动。基于这样的理解，发掘提升民间医药时所提及的民营中医药（民族医药）机构开展的工作，仍然可以包括在民间医药这个主题内加以讨论。从这个意义上

说，以推动发展民间医药从而发展民族医药的思考，既具有政治经济学和社会学等方面的理论根据，又具有民间长期实践经验的总结，因而在操作方面亦具有可行性。

第四节　关于中医药学

一、概念辨析

中医药学是以汉民族为主长期实践认识形成的防治疾病的知识体系。严格说来，汉民族医药也是民族医药的一部分。由于汉民族经过数千年民族融合，东亚许多原始民族已汇入汉族行列，故而人口在世界各民族中占居首位。人口众多的汉民族在较大的历史时空原创的医学知识，自然对本民族的繁衍昌盛作出了不可磨灭的贡献，同时也得到本民族的认可。由于汉民族在中华民族多元一体大家庭中始终处于主体（人口数量最多）民族地位，故其形成的医学知识体系也有较大的应用群体，在众多民族医药中具有代表性。但从国度概念界定，中国医药并不单指汉民族医药，而是包含在中国领土上生存的所有民族的医药和传入融合后的医药。近现代西方兴起且遍布全球的医学知识体系（即所谓现代医学），在初期传入中国时，国人为区别之便，约定俗成，通常将西方传入的医学称西医，与之相对，将中国固有的汉民族为主形成的医学称中医。考虑这样一个历史实际，本来应纳入民族医药内的汉民族医药，在实际生活中常独立出来称之为中医药。又由于中医药与其他民族医药有着千丝万缕的联系，故在讨论民族医药时，仍然要讨论中医药。

二、关于学术

人们常使用"学术"一词。但什么是"学术"？这和什么是文化一样，一听似乎明白，倘若让你讲讲，也许讲不太明白。笔者常感如是之昏昏，故有重新学习考究之必要。

学术是“比较专门的有系统的学问”。这是《新华词典》给出的解释。那么，什么是学问？该典回答是“系统的知识”。再问什么是知识？该典回答是“人们通过阶级斗争、生产斗争和科学实验的实践活动获得的对客观事物的认识”。继问什么是认识？该典回答是“人脑对客观事物的反映，包括感性认识和理性认识”。这样一来，学术、学问、知识、认识、反映等概念便联系了起来，层层递进深入直到哲学层面，应该说是比较清楚的。但是，若与别的词进行词义鉴别或举例说明问题时，也有棘手之处。如与“思想”一词鉴别就常感困惑。思想是“客观存在反映在人的意识中、经过思维活动而产生的结果……”。而思维“也作思惟。人脑对客观事物间接的概括的反映，是认识的理性阶段……”。上述两条引文也均出自《新华词典》。从以上一系列解释可看出，对学术、思想等概念的诠释，若稍作考究，最后都落脚到哲学的认识层面。两词应属于近义词，含义多交叉重复。若强硬讲出它们之差别，难度较大，笔者冒昧认为：（1）学术具体，而思想抽象。（2）学术包括感性和理性认识，而思想偏于理性认识的升华。（3）学术重在学，归宿在掌握运用学识；而思想重在思，归宿在联想、推理、判断和启迪。上述三点区别是相对的，无非想浅表地揭示二者各自的倾向而已。事实上，由于两词含义相近且紧密关联，故常呼应使用。孔子所谓“学而不思，则罔；思而不学，则殆”，虽指动词学习和思考，不是对名词学术、思想的直接鉴别，但已隐含着对学和思本意的引申倾向，可助我们加深理解。另外，还有人索性将两词合成一词使用，如孔子学术思想研究、王国维学术思想研究等，以古人作为研究对象，尤其如此。这是为什么呢？因为古代学科分类尚不精细，虽有六艺、经史子集等分类，但都不是依赖逻辑划分的。许多门类知识交叉渗透且多载史册，故有中国古代史外无学、六经皆史等说法。学术思想内容自然多出现在史书中，这并不奇怪。直到清末民初，梁启超的《清代学术概论》、《中国近三百年学术史》两部著作都未曾将学术和思想截然分开。学科门类的精细分化受近代西方影响。就连“中国哲学史”框架构建，也受了近代西方哲学的影响。这以蔡元培先生1919年给胡适《中国哲学史大纲》所作的序言为证。他说：“非研究过西洋哲学史的人不能构成适当的形式”①。研究古代的内容，尤其古代医学，更应了解这一点。

既然古代学科分类不细，学术和思想常交织在一起不便截然划分，那是否认为探讨古代各种学术的工作不应该进行？也非如此。因为今人根据现代学科分类从古籍中爬梳相关资料用以发掘学术甚或构建本学科的历史，这是无可非议的，否则如何探源？笔者所要强调的是在研究古代学术时，一定要按照古代学术的本来面貌，全面地、整体地、历史地把握，而不是机械地、凝固地、极端地割裂。这里不单指学术和思想，也包括其它方面。否则将会遇到很多棘手问题。

三、关于中医学术

（一）关于中医

题目中所谓中医，指中国固有的医学，即中医学。因医药同源，在古代，医当然包括药。中药学、针灸学现和中医学并列均为一级学科，这是时代产物，本节对此不作评论。所要强调的是本节论及中医学术，当然包括中药和针灸。至于民族医药，本来也是中国传统医药学的重要组成部分，但因各有所长，用中医一

① 胡适：《中国学术史大纲》蔡序，第1页，北京：商务印书馆，1987年版。

词包容欠妥，偶有涉及但不作深入论述。另外，中西医结合是现代出现的事物，故在本书也不展开讨论。

“中医”一词代表中医学或以中医理论、方法治病的医生，当然，真正的中医学称谓也应是后来的事。至于“有病不治，常得中医”① 之说，与本节所论“中医”概念不全同，另文再予讨论。

（二）关于中医学术

一个学科自然包括许多学术，这是众所周知的。中医学有数千年发展历史，期间与众多学科相互影响渗透，因而有丰厚的学术积淀，这是事实。但是，如何发掘、整理、提升并与现代人组成的世界沟通，这是最大的课题。这里所指的沟通，一方面包括国际间语言沟通，但更重要的一面是中医自身的学术表达，因为它是前者的基础。要提高中医的表达水平，其本质是拓展并完善中医的研究方法，只有构建起一整套严密的方法体系，中医才能首先对数千年积淀的文献资料去粗取精，去伪存真，然后从精真材料中以新的方法提升出承前启后的学术内涵，言之有物，理出共识，才能提高表达水平，推动学术进步。中医目前的方法和表达基本上是传统的。虽然传统是宝贵财富，但兼收并蓄也易形成沉重的包袱。

两百年前，中西医学在临床中各有优势。西医刚开始对中国国民接种牛痘。一百年前，西方教会在中国土地上建立“医院已达166所、诊所241个”②，而中医学术没有大的突破，行业整体呈滑坡趋势。20世纪的前49年，中医在前所未有的不良环

---

① 汉·班固：《汉书·艺文志第十》卷三十，第1778页，第六册，北京：中华书局，1962年版。

② 程之范：《中外医学史》，第125页，北京：北京医科大学出版社，1997年版。

境中为生存应急，开展事业自救；后60多年逐步恢复发展。简要回顾的目的不是找客观原因，而是明确一个基本事实，这就是经过19世纪和20世纪的前49年共近150年的行业危机，中医元气大伤。经过至今60多年的努力，虽有所补救，但150年应走未走时或倒退而与社会拉大的距离是60年赶不回来的。所谓与社会的距离表现在方方面面，主要有学术创新、表达与社会人群的理解程度及满意度之差距；疗效费用争到的市场份额与现代医学所占份额纵向阶段性比较拉开的差距；政府和社会人财物投入形成的地位与其他行业横向比较之差距等。如此比较后，中医要赶超恢复为中国主流医学地位，其路漫漫大家可知。因此，迎头赶上必须研究方法，跟踪验证不可能赶路，固步自封甚或讲迷信差距更大，只有在方法上突破，才可能大幅度提高学术水平，迎刃解决其余问题。

（三）关于中医方法

科学研究主要有两种方法，即实验和观察的方法。中医始终在运用着观察法，这是不争的事实。数千年来，中医观察到的生命数据很多，但缺少归纳提升。对观察本身没有进行深入研究，更没有总结形成中医观察学，这是一大问题。一个学科没有将自身长期运用的优势方法深化、细化、量化并创新；又没有在自身薄弱的实验方法上下功夫；更没有创立新方法，这就制约了学术的提升。目前大家所作实验的数据主要丰富了现代医学理论，中药新药开发为现代医学发现了新的药用资源，对提高中医学术有一定帮助，但很少能助基本理论提升。这方法是中西医结合研究法，有贡献，目前审批新药必须有这些数据。虽中医的原始实验自神农尝百草算起就一直在进行着，但至今没人系统总结创新。李时珍《本草纲目》记载：8世纪陈藏器在研究脚气病病因时认为，该病与食白米有关，并说：“小猫、犬食之，亦脚屈不能行；马食之足重”。晋唐时代，医生为了观察黄疸症状的变化，每日用白布浸染病人的小便后晒干，根据颜色深浅变化来辨黄疸病情的进退。这类例子还可举出一些。由于条件所限，古人观察验证的方法有效地指导了当时的临床实践，可以认为是早期的医学实验。后人尝试建立中医实验模型，但因条件、经费诸多原因，尚未建成。因为没有自身的实验方法，无奈，人们只能运用现代医学实验方法开展工作，否则便没有成果，这也不能怨科研人员。因总结创立中医实验方法是一个系统工程，谈何容易？首先需大量经费，同时要有长期足够的科学技术准备。但绝不能因噎废食，可先突破一点，迈开步伐。否则，长期没有适合验证自身理论的实验支撑，作为研究生命活动的学科就会出现许多问题。

有人认为：中医注重身心情志而不注重器官物质，其实，这也不符合史实。《内经》对五藏六腑的命名和古代存留的各种脏腑图也还是以初浅观察到的器官物质为基础的，并非全据功能命名或绘制，更非凭空想象。清代王清任著《医林改错》，其目的也无非是想考明脏腑器官形状而已，否则，考验尸体对阐释功能又有何益？况且清代中蒙医正骨和外科技术本身已具有一定水平，如蒙医学家觉罗伊桑阿等上驷院蒙古医生不但有高超的正骨技术，连脑外伤患者也敢问津。“侍郎齐召南坠马，伤首，脑出。蒙古医士以牛脬蒙其首，其创立愈”①。“当时湖南有张朝魁者，亦以治伤科闻。朝魁，辰溪人，又名毛矮子。年二十余，遇远来乞者，朝魁厚待之，乞者授以异术，治痈疽、瘰疬及跌打、损伤、危急之证，能以刀剖皮肉，去淤（瘀）血于脏腑。又能续筋正骨，时有刘某患腹痛，仆地濒死，朝魁往视曰：‘病在大

---

① 赵尔巽：《清史稿·艺术一》列传二百八十九，第3778页，北京：中华书局，1977年校点本。

小肠。’剖其腹二寸许，伸指入腹理之，数日愈。辰州知府某乘舆越银壶山，忽堕岩下，折髃骨，朝魁以刀刺之，拨正，傅以药，运动如常”①。张朝魁者，限于篇幅，在此不作细考，笔者姑且认为他是中医。当然，这并非争论中蒙医在古代有骨伤科技术比西医早，更不是强调中蒙医也要补上解剖一科，而相反地是强调，在近代西方解剖学得到长足进步又在世界广泛应用的背景下，作为中医或蒙医、藏医等，需要时直接借鉴就可以。

由于中医受两千多年封建思想束缚和条件限制，除个别医生外，政府确未组织开展系统解剖，但多数医生却整体观察了各系统的功能，形成了系列学说。既然总体上没走分析还原之路而选择经历了实践观察认识的整体辨证之路，那就义无反顾地继续走下去。因为这条路也通连着大科学之殿堂，和现代医学并进而不悖。至于对观察方法的研究，则可主动出击，挖掘数千年流传下来的方法研究提升，形成行业标准。学习借鉴其它自然科学的相关成果，拓展中医观察的范围、角度，改进观察手段，规范观察指标，逐步形成一套实践证明其客观灵敏效验的观察体系。另外，从中医实际出发，积极探索建立新的研究方法运用于实践，不断改进提高。总之，适合中医自身的观察、实验等方法的创新，必能推动学术的进步。

四、关于中医学术来源

（一）深广久远的学术源头

一般认为《内经》是中医古老的经典作，该作奠定了中医的理论基础，一直指导着中医发展。教科书、专家都这么说，笔

① 赵尔巽：《清史稿·艺术一》列传二百八十九，第3778页，北京：中华书局，1977年校点本。

者也这么说，都没错。有人甚至能部分或全部背诵，并以此经典指导临床，这很好。但是，作为科学研究则不能仅拘限于这一境界。事实上，《内经》准确的成书年代至今无确考，一般认为其主要内容成于战国时期。当然这对中医学术并不十分重要。其中部分内容，有学者认为直到宋代还有增补。这至少说明它是累代集成的产物且并非包罗无遗，长沙马王堆三号汉墓、云梦睡虎地秦墓、江陵张家山汉墓、阜阳双古堆汉墓等墓葬出土的缣帛简牍医药文献内容多数未包括，关于经脉的记载也不尽一致。至于其地位，也主要是在宋代确立的。其理由有三条：一是宋校正医书局曾先后 4 次校正颁行《素问》，校颁次数最多。二是首次将《内经》作为太学、辟雍学生及医学生的必读经典。三是宋徽宗评定贡士优劣时，将深通《内经》者升之为第一。宋以前《内经》的学术地位并不高，如隋唐太医署各科课程不同，都未将《内经》作为必读经典。以上论述丝毫没有贬低《内经》学术地位之意，而是强调中医的学术源头不只限于《内经》，而是更深广更久远。

关于中医的学术源头问题，必然与考古界的成就相关联。原北京大学顾颉刚、胡适教授等古史辨派曾提出东周以上无史，中国古史是层累地造成的观点，但 20 世纪考古学的重大发现却已证实，在距今 3000 多年前的殷商甲骨文中不仅有商代社会情况反映，而且有表示疾病名称的文字，如：疟、瘖、疾年等。人体部位名和表达卫生习俗的名词也很多，如首、盥等。有病名记载便反映出有学术活动，只因发现的甲骨文字数量有限，目前我们还不能掌握其细节。据夏商周断代工程取得成果的启示，我们还可逐步依据地上现存资料和地下出土资料，使用王国维的二重证据法搞明三代中医学术的情况。另外，我们应对北方引起足够的重视，如外蒙古、西伯利亚等地。“打倒以长城自封的中国文化观，用我们的眼睛，用我们的腿，到长城以北去找中国古代史的资料"①。21世纪，中医学术考源将是一个充满生机的课题。

（二）边缘潜藏的学术亮点

中医学的发展并不孤立，而首先是与自然科学、人文哲学广泛交叉渗透，同时与其他民族医药交叉渗透，近现代还与西方医学在边缘上交叉渗透。所谓交叉渗透，这里主要指术语、药物等的同物异名、同名异用、同名同性质事物的取类比象以及解释这些问题时学术上的相互资鉴启发。如前所论，科学本来是一个整体，无非从某种角度划分为若干学科，学科中又以学术观点不同划分为若干学派而已。相邻学科间交叉搭界、无法割裂之处往往多产生亮点。各学科靠自己的边缘与相邻学科互相搭界，因此，边缘学术不能轻视，给以促酶，多产生思想火花，这个促酶就是方法。中医与各民族医有搭界处，如中蒙医正骨技术。各民族医药之间也有搭界之处，如藏医和蒙医。她们又与邻国固有的传统医药搭界，如藏医和印度医。由此推断，世界传统医药间通过学术交叉渗透链条也可形成为一个整体。既然各种医学都有共同目的，相互间在边缘处又都交叉搭界，那么，深入考察边缘处的学术细节，往往能发现潜藏着的规律。

（三）流派争出的思想火花

中国古代由于没有条件，因而没有建立实验验证的方法，致使中医学术争鸣不断。学术争鸣是好事，争鸣可互相资鉴提高。对各流派学术精华整合提升，实践中验证完善，这是中医常用的方法。既往人们多注意金元学派，尚未系统比较研究其他学派。其实，古代的学派很多。因古代交通不便，许多学派间并没有直接开展争鸣。如华佗、张仲景同处东汉三国时代，但至今未发现他们之间争鸣的线索。虽《中藏经》是否为华佗之作还有争议，

① 李济：《中国民族的形成》，第1页，江苏教育出版社，2005年版。

但至少说明该书和《伤寒论》中理论不太一致。另外，魏晋南北朝时期医家很多，发现他们争鸣的线索很少，但该时期医家学术理论有很多差异，我们将在专书中予以讨论。笔者认为，中医是个体化辨证论治，学术观点不同是正常的事，只要在某一病证的论治中有独到之处且能大量重复，这就是宝贵财富。遗憾的是古代医案记载不详，施方用药的时地气候、个体差异、医家把握患者病况程度换句话叫医家断病境界的准确表达、自己或他人怎样重复的要领等大多不载，后人很难把握。因此，对古代各学派学术、医案等的整理，对今人临床经验的总结表达，都需要增加角度，改进方法。

（四）引文筛出的学术精华

引经据典是学术文化界自古以来的习惯。大凡被引用的经典，都是被公认的成果。牛顿力学三定律之所以被大量引用，是因为他揭示了自然规律。中医学术论著中大量引用的内容，必定是与中医有关的学术成果。当然引用相反的观点予以驳斥也常有，但正面引用前人或他人的观点说明自己的主张应占绝大多数。其它自然科学的半衰期愈来愈缩短，但中医是用历史观察方法研究学问，对生命现象的观察，时间越长越逼真。如一位医家对某一问题实践观察了60年有所收获并记载下来，后人对此感兴趣，接着实践观察60年，同时对前人的结论或数据有所修正，这在父传子袭或师徒传承的中医领域是最基本的活动。这样，如果将历史上有据可查的连续观察过的学术结论和效验方筛选出来，是可以构成中医精华的，等于一个人延长了观察寿命。可能有人说，我没有和任何人约定连续观察怎能说是连续呢？这个未必个人作联系，而是通过引文分析从文献时代上联系。也有人问，中医有数千年历史，浩如烟海的文献怎能爬梳过来？劝您别担心，引文数据库计算机统计现已成为可能。笔者和指导的研究生曾作过批量试验，证明可行。当然，刚发掘出土的资料没有多少人看到，可能不会有多少人引用。这没关系，即使后代的资料，对于某一位学者来说，您能读万分之一就不错，有人可能更少。另外，有人引用不出注，这也不会产生太大影响。此项工作牵涉的对象是领域内现实和历史群体的行为，而不以个人行为论。引文分析法虽有局限性，但对我们在学术上去粗取精有帮助作用。

（五）实践取得的优秀成果

上文已述及，中医惯常的方法在科学上称观察法。具体来说，就是实践、观察、认识，再实践、再观察、再认识。学习掌握借鉴前人成果进行实践、观察、获得认识，由感性上升到理性，理性指导下再实践观察认识。这种将历史群体实践观察认识的结果联系起来比较归纳提升出理论再指导实践的过程都以观察结果为依据。观察又是实践、认识之间的桥梁，故称观察法。又因其常将历代人实践认识结果联系起来思考，故也称历史观察法。自古以来，中医运用实践、观察的方法，逐步认识了生命运动的规律，在各个历史时期都取得许多优秀成果。这些成果至今仍在实践中使用。中医所以经久不衰，其疗效确切是重要原因。因此对实践检验效果显著的临床成果，如中医治疗骨髓炎等应进行深度的理论提升，对中医学术的提高也是一条很好的路径。

五、关于中医学术史

（一）发掘有恒久生命力的史料

和社会史料不同的是，医药史料无论古今一般都具有生命力。尤其中医以历史观察为基本方法研究生命运动，即使从地下挖掘出的文献，其反映的生命现象也是弥足珍贵的。如《五十二病方》虽是汉墓出土的，但其内容和后代的认识联系起来考虑，可形成长时段认识，比较后发现同异，分析研究原因，探寻规律。

（二）重辨章学术，省事业过程

不论何种医学史，它都离不开描述过程、揭示规律。但学术史主要发掘学术亮点及其因果关联以描述学术层面的因创变迁，而无须对整个事业发展过程作描述。事业是学术发展的直接的内部背景，若探讨其背景，当然要涉及这些内容。不仅事业，就连政治、经济、思想文化都构成学术的外部环境，因而也是其发展的外部宽广背景。在古代，医学与自然科学、人文哲学非但界面不清，反而互相渗透，因而不能机械地割裂。

（三）考镜源流不受历史分期限制

在史学界一般都有普遍公认的历史分期，但研究学术史则不应受这个分期的限制。从材料实际出发，分期论述好就分，不方便时，也可以专题形式讨论。中医学术史研究方兴未艾，鉴于中医大时空、大样本历史观察的特征，因而学术史研究就更具有现实意义。中医学者发凡起例，从学术史角度传承创新是一十分重要的途径。

六、启示

创新是一个民族的灵魂。中医是国粹，也应传承创新。中医创新首先是学术创新。学术创新的条件是改进、完善研究方法，即提升完善历史观察法，创立实验法、验证法。深入开展中医学术史研究是完善中医观察法的有效途径。

第五节 不可忽略的史实

一、远古北方文明

中国考古学家李济先生曾指出："治中国古代史的学者……大概都已感觉到，中国人应该多多注意北方。忽略了历史的北方，我们的民族及文化的原始，仍沉没在'漆黑一团'的混沌境界"。20世纪以来，中国考古发掘已证实了李先生的高明预见。笔者认为，古代北方的历史地理变迁和民族迁徙在世界医药的发展交流中占有十分重要的地位，不可忽略。但同时也提醒读者，大家熟知的中原和全国其他地区较早发掘出的古代医药文明在此不一一论述。

生物考古证据：地球最原始的生命藻类化石（距今约20亿年），在北方阴山古海、兴安古海发现。同时，在内蒙东西部地区都发现了4亿年以前靠食藻类生存的三叶虫、层孔虫等无脊椎海洋生物化石。凉城县曹碾乡发现中生代侏罗纪晚期至白垩纪早期的禽龙化石珍品（距今1.4~1亿年）。锡林郭勒盟查干诺尔碱矿，发掘出亚洲最大的恐龙化石骨架（距今6000万年前）。呼伦贝尔盟发现30万年前大象、犀牛化石骨架。

古人类证据：目前已知的元谋人、北京人等这里不再详论，现就长城外考古发掘所知略述如下。据王大方先生的初步考察可知：呼和浩特市保合少乡大窑村南山发现了距今70万年前旧石器时代人类化石、打制石器厂和许多古生物化石。赤峰市敖汉旗兴隆洼村发现一处距今约8000年的新石器时代人类聚落遗址。这批留在本土的古人创造了有名的红山文化（距今约6000年）。凉城县永兴镇发现了距今约5000年前的老虎山遗址，面积达13万平方米，早期均为半地下居式。综上所述，内外蒙古、西伯利亚草原在石器时代便有了人类活动和迁徙痕迹。著名历史学家翦伯赞先生在《草原访古》中指出："他们向鹰一样从历史上掠过，最大多数飞得无影无踪，留下来的只是一些历史遗迹或遗物，零落于荒烟蔓草之间，诉说着他们过去的繁荣"。这些古人类留下许多医药卫生文物和文化遗址有待今人去发掘研究。

二、民族政权建设

前面已经提到匈奴、蒙古等几个民族迁徙或扩拓疆土的简要情况。除这些民族外，和他们关联的民族还有许多，这里简要地述及几个。战国时期被匈奴击败的东胡向东北迁徙，留居鲜卑山的形成鲜卑族。公元 90 年，匈奴被汉军击败开始西迁，鲜卑乘机占居匈奴旧地并收编其未迁余部，兵利马疾，过于匈奴。魏晋南北朝期间，其中慕容部先后建立前燕、后燕、西燕、南燕政权；拓跋部先后建立代、北魏、东魏、西魏政权；宇文部建立北周政权；乞伏部建立西秦政权；秃发部建立南凉政权。这些建立政权的民族都有自己的医药经验积累。

隋唐时期，突厥兴起。有学者认为："突厥，匈奴之别种"。其首领阿史那 551 年娶西魏长乐公主为妻，552 年大败柔然，正式建立突厥汗国。583 年，突厥分为东西两部。西突厥首领是阿史那之弟室点密。突厥汗国建立后，室点密曾受命统领十姓部落攻占西域诸地，至其子达头可汗时，疆域东至阿尔泰山，西至咸海，南至疏勒，北至蒙古大沙漠。615 年，突厥军把隋炀帝围于雁门，其威势使隋末割据势力、起义军等向其称臣。李渊甚至向突厥许愿，若攻下隋都，"民众土地入唐公，金玉缯帛归突厥"（司马光《资治通鉴》卷 184）。745 年，东突厥为回纥所灭。西突厥攻隋失败投奔吐谷浑。其十姓部落之一的处月部（沙陀），在五代时建立了后唐、后晋、后汉政权，他们在医药保健方面也有一定建树。

作为中华民族大家庭中的成员如回、维、哈、壮、苗、傣、彝、瑶、侗、土家、畲、朝鲜等民族在其发展历程中也都创造发明了医药保健知识和技术，但由于记载不详或文献散佚，缺乏系统研究和比较研究，因此急需发掘抢救保护，以恢复其本来面目。

三、民族文献

（一）概述

中国是一个统一的多民族国家。各民族人民长期同疾病斗争都积累有丰富经验。在党的民族政策指引下，民族医药工作已取得一定成就。民族医药中，有的有文献传承，有的仅口传已趋濒危。系统收集整理并比较研究民族医药文献，开展学术提升和交流，对振兴民族医药事业，是最基础的工作，同时，对提升中医学术也有许多帮助。中国境内的民族分合经历了漫长纷繁的历史过程。汉代或以前的古文献中在民族方面都有所反映。西汉司马迁《史记》中写了《匈奴列传》、《南越尉佗列传》、《东越列传》、《朝鲜列传》、《西南夷列传》、《大宛列传》等六篇传文，可谓民族史的经典文献。汉以后，经过三国晋唐、五代宋元两次民族重组，以“务广地者荒，务广德者强，有其有者安，贪人有者残”（杜佑《通典·边防总序》）的轨迹，以追求平等团结为宗旨，不断和谐进步。在中国共产党的民族政策指引下，目前已识别55个少数民族，设5个自治区，30个自治州，120个自治旗（县）。

关于民族文献，《史记》之后，两汉书地志中开始著录少数民族聚居之地，各正史设地志者相沿。晋·常璩《华阳国志》、樊绰《蛮书》记西南民族但不同于地方志。宋元明清地方志修撰一朝胜过一朝。清朝官修民族地方志有《西域图志》、《盛京通志》、《广西通志》、《云南通志》、《云南通志稿》等，有关联内容的还有陕西、甘肃、湖广、四川等通志和县志。纪事本末体裁先秦已有，但南宋袁枢《通鉴纪事本末》为该体裁的第一部史书。此书记有少数民族书目。明朝李化龙《平播全书》、郭子章《黔中平播始末》、杨寅秋《平播录》、马文升《西征石城记》、《抚安东夷记》、王轼《平蛮录》；清朝《平定朔漠方略》、《平定准噶尔方略》、《平定两金川方略》等均系有关民族史事的纪事本末史书。民国以来，也有一些，但内容有很大变化。清朝去今不远，又承前启后，考据学达到巅峰，故清朝民族文献至关重要。

关于民族医药文献，除上文述及民族地志和纪事本末史书中多有外，笔记小说、游记、传教士档案中亦多有，近现代医史文献著作特别是民族医药著作多了起来，这些都是重要资料。目前具有理论体系的民族医药学主要有：藏医药学其代表著作《四部医典》，约成书于 753 年。蒙医药学很难用一部著作作为代表，而是系列性的。藏医《四部医典》和中医《圣济总录》对蒙医学影响颇大。蒙医自身的著作具有代表性的如元代蒙医忽公泰学习、运用汉医学针灸术，著有《金兰循经取穴图解》一书。元代饮膳太医忽思慧《饮膳正要》，约成书于 1330 年，其中亦有中医内容，另有学者考证忽思慧是维族或回族（待考）。清代蒙医罗布桑丹金扎拉仓所著《医学本续诠释明灯》、《疾病分类明鉴》、《甘露溅滴》、《泻法、祛寒法及接骨法大全》等都具有代表性。维医药学其代表著作《黑色医典》、《大医典》，约成书于 8 世纪。傣医药学其代表著作《嘎牙桑卡雅》，约成书于 1277 年；《档合亚龙》，约成书于 1323 年。

此外，其他民族医药及其代表文献还有：彝医药文献《双柏彝医书》、《努苦赤》、《医病好药书》等，约写成于明清时代。壮、苗等医药文献散载于各种地方志。女真医药文献《泰和律义》医疾令，约写成于 1201 年。回回医药文献《回回药方》

（一说是维医方书）有人认为约成书于1368年。哈、满、侗、土家、朝、畲等20多个民族都有自己的医药经验和存留文献。

（二）整理研究借鉴民族医药的基本思路

1. 民族地方志研究

医药起源于人类本能和生产、生活实践。所谓民族医药就是某民族在生产生活实践中、尤其是在与疾病的斗争中总结产生的医药知识。因其各有特点，故各形成自己的体系。纵观中国历史，各民族在医药实践中都积累了丰富经验，有的已见诸文字（主要载于地方志），有的世代口传。有文献记载的要系统整理，比较研究提升，口传濒危重要的要申报世界非物质文化遗产。

2. 重点补漏

大家知道，中国的少数民族大都聚居在边疆。历史上北方少数民族进入中原者居多。因此，忽略了历史的北方，中华民族大家庭的面貌是不清楚的。研究民族医药也要注意这一点，蒙古高原、外兴安岭、贝加尔湖等地都曾是中华民族的列祖列宗栖息坐卧过的地方。因此，今天蒙古、俄罗斯、中亚各国等国的资料（包括文物和文献）要广泛收集。

3. 以考察研究带动学术交流

考察民族医药文献的关键是学术研究，研究的基础是收集整理资料，搞清历史和现状，为学术研究提供旁鉴。所以，资料数据先行掌握，是开展其他工作必做之事。

（三）方法

1. 原始文献影印汇编出版

保存文献原貌是文献整理的最基础工作。民族医药留存在馆或在民间者很多，因此要通过调研，汇编影印保存，其中精萃文献要分期分批出版。

2. 编制民族医药文献目录

民族医药文献不论卷帙、篇幅大小，只要有书名、篇名，一律收集编目。编目可先古后今，详细规则可参考《全国中医图书联合目录》进行。

3. 翻译民族医药文献

现存的民族医药文献有的是用中文写成的，有的是用该民族语言写成的。因此，将这些用民族语言写成的文献翻译成中、英文，一是便于开展比较研究，二是便于交流。

4. 开展民族医药史研究

目前，民族医药史研究有蔡景峰等主编的《中国少数民族科技史》和奇玲、罗达尚主编的《中国少数民族传统医药大系》以及诸国本、陈士奎等主编的民族医药书。单个民族的医药史有一部分出版如《壮族医药史》、《内蒙古医药史略》等。广泛收集资料，每一民族写出一本医药史，然后合成统一体例的民族医药通史，这不仅对民族医药科医教产贸等均有重要作用，而且对完善中医理论体系也有许多益处。

5. 开展国际传统医药比较研究

世界各民族在其发展历程中都留下了该民族的医药传统。这些传统至今都有闪光之处。深入研究这些亮点，并开展比较提升，对完善各民族医药体系，共同充实生命科学内涵，具有十分重要的意义。如藏医和印度医、藏医和蒙医、中医和印度医、中医和阿拉伯医等的比较研究。

四、启示

中国是一个统一的多民族国家。中华民族对世界一直产生着重要影响。世界传统医药以中国的传统医药最持久、最令人瞩目。中国的传统医药除中医外，尚有藏、蒙、维、傣等医。各种医药之间在学术上又相互渗透影响，与周边国家传统医药也有千丝万缕的联系。因此，对于民族医药学术，不能孤立静止地研究，而要历史地、全面地、深入地考察，才能收到实效。

第六节　不应回避的背景

一、西医传入对传统医学的影响

(一) 晚清民国期间传统医学市场逐步缩小

中西医学包括民族医学都是诊治人体疾病，增进人类健康的学问。首先，由于服务对象相同，而这些对象又有自主择医之权，客观上形成医疗市场的竞争局面，这是事实，不应回避。其次，疗效、价格、方便程度、服务态度等也各自在一定程度上构成竞争因素。再其次，医患间对病情的沟通程度也潜移默化地影响着医疗市场的划分。医疗市场既然是共有的，那么并存的医学在临床中必然潜存着竞争。西医多一些，中医或其他民族医自然会少一些。

传统医学本来是中国固有的医学。在古代，许多国家政府都派留学生来华学医甚至学习医事制度。当然现在来华学中医者数量也不少，但民间交流比重大，远比不上古代时的国际影响。这是为什么？一是因为明及明以前各国传统医药都不如中医先进，因此要来学习，回去应用；二是因为西医在国际上的影响并不大，尚未占领如今之大的医疗市场，中西医没有可比性，至少在中国如此。西医传入中国始于16世纪中叶。主要的天主教传教士有利玛窦、龙华民、艾儒略、汤若望、邓玉函、罗雅谷等。当邓玉函、罗雅谷所译《泰西人生说概》、《人生图说》完成后的第二年明朝已灭亡，因此在明代尚未形成多大影响。西医对中医产生影响始于19世纪初。其标志有三点：一是牛痘接种法；二是外科手术；三是眼科治疗技术。这三项技术在中国的实施，造成一定影响并占领了一定的医疗市场，但尚未改变中医作为中国主流医学的地位。鸦片战争改变了中国社会性质，同时也改变了中国的医疗格局。其标志是大批教会医院、诊所的建立。1834年美国公理会国外布道会总部派传教士医生伯驾（Parker P.）到中国。自这位被称为“以一把手术刀打开中国大门的人”于1835年在广州建立眼科医局起至“1936年《中华年鉴》统计，教会医院达426所”[①]。这四百多所医院占领了中国的大部分医疗市场，使中医的市场大为缩小。20世纪前期，政府非但没有对祖国固有的医学保护发展，汪伪政权、余云岫等人还提出限制取缔之议案，中医执业受到严重影响，所占医疗市场更加缩小。

（二）太医院逐渐增加西医应差

太医院既是全国医政管理机构，也是宫廷医疗机构。在太医院应差的医生一般均为中医。晚清期间，渐有西医应差。这种应差并不指西方传教士医生偶至宫中的医疗服务，而是指正式列入太医行列且对皇室成员实施西医诊疗的中国医生。光绪三十二年（1906年），奏调留学医科进士陈仲篪、举人李应泌在太医院应差并准备考试以整顿医官。三十四年（1908年），光绪帝因御医诊脉词不达意而将其逐出宫门，并且再调留学医生入院应差。宣统二年（1910年），太医院对医官严加考核，对年老欠通医理者，当即实行撤差；对已届毕业生严加考试，分别优次给予奖励。

（三）官医局、院分中西两科应诊

光绪二十八年（1902年）设立的官医总局和分局以中医为主，后渐允许华人习西医者诊治外科疾病。光绪三十二年

① 程之范：《中外医学史》，第125页，北京：北京医科大学出版社，1997年版。

（1906 年）设立的官医院及以后设立的分院均明确设立中西两科应诊，还兼管卫生防疫。宣统三年（1911 年），京城发生鼠疫时，民政部要求所有官医院都附设西医传习所，虽落实进度不一，但可看出西医发展之趋势。1912 年中华民国成立，官医院仍持续但西医比重日大，有的渐演变为西医院，如今北京市的宣武门医院，就是从官医院演变来的。

（四）中医教育机构开设西医课

清初宫内设立的内教习厅、太医院设立的外教习厅和同治五年（1866 年）复设的外教习厅改称医学馆等中医教育机构，所开课程纯粹为中医课程。光绪二十九年（1903 年），在前门外八角琉璃井所设官医局内附设的医学馆，自三十二年（1906 年）扩大馆址后“添聘中西医士充当教员”①。光绪三十年（1904 年），地安门外太医院新署竣工。光绪三十二年（1906 年）在太医院内复设医学馆，传授中西相参之医学内容。光绪三十四年（1908 年），太医院院使张仲元奏请成立新医学馆，计划举办中、西医各一个班。中医班先期开办，通过考试招收 60 人，学制 5 年。所开课程中也有西医大要等。宣统元年（1909 年），馆舍扩大后，参用西法讲授课程，聘请医科举人谢天保为总教习。从上述事例可看出，清末中医教育机构顺应国际潮流已开设西医课。

（五）卫生防疫机构和军队多配备西医

西医由于外科特长和细菌学的发展，晚清军队和防疫部门陆续选西医学者充实军医或防疫岗位，中医在这些岗位的人数越来越少。咸同以来，洋务运动提倡新教育。光绪二十年（1894 年），李鸿章将天津医学馆扩大馆址改名为北洋医学堂。光绪二十八年（1902 年），袁世凯将北洋医学堂改名为海军医学堂，又

---

① 《大公报》1906 年 5 月 4 日。

在天津新建一所北洋军医学堂，光绪三十二年（1906年）改名为陆军医学堂。军医学堂完全开设西医课，直接为军队培养医生。清末民国时期，军医和卫生防疫工作基本上由西医人员担任，这是事实。

（六）废止中医的思潮

民国期间，国内许多中青年纷纷出国学习西医，学成回国后在政府部门或医疗机构任职。这批中青年西医，有的原是中医出身如余云岫。余氏中医功底并不薄，但学习西医后，完全用西医观点和标准衡量中医。业务人员中存在的这种思想倾向也极易被政府个别官员利用，如汪精卫就利用医务界中西医之争执，提出废止中医中药之意见。受这种影响，1950至1954年之间，中医执业考试还加考解剖、生理、消毒等内容，使部分中医因不懂西医便没有取得执业资格，由此在社会上也造成一定的不满情绪。1954年，中央文委向党和国家领导人汇报后，中央采取紧急措施，这种情况才得到扭转。2006年10月，笔者看到张、王两位先生起草的“关于征集告别中医中药签名的公告”，感到其过于孟浪。新医改牵涉面很多，而“公告”独对中医大发高论并联名建议删、退、停、转，因废止中医的思潮又起，故笔者略评如下：

中医是中国固有的医学，因其有效才支撑着中国人繁衍昌盛。海内外炎黄子孙称其为祖国医学，比较亲切。鸦片战争以来，自然科学领域总的趋势是学西方，这是事实；但中国原创的中医，虽曾发生过70多年前的存废斗争但仍传承至今，近年来华留学生中学中医者比例最大，这也是事实。中西医学都是人类的共同财富，各有优缺，但都不是终极真理，相互间开展学术争鸣或各界人士提出忠恳批评和可行建议都是欢迎的。但以联名形式建议“删除宪法第21条有关中医的内容”，“让中医在5年内全面退出国家医疗体制，回归民间”，“立即停止缺乏科学原理、违背科学精神、没有安全保障的中医中药研究”，“把全国现有的中医师全部转成主流医学医师”等，笔者不能苟同。第一，发改委征集新医改建议和全国人大修宪是两回事，这有发难发改委之嫌。第二，中医进医院是党和国家几代领导人接受广大民众建议经数十年努力才逐步实现的，五年内全部退出，党和政府不答应，广大人民群众也不会答应。第三，中医科研正在逐步摸索建立新的方法，而传统的观察方法也并未过时，何以说违背科学精神？第四，中医师队伍如故，单改旗易帜后编到哪里供职？中医药大学办不办？怎么办？

1929 年，中医出身又学过西医的余云岫曾提出“废止旧医以扫除医事卫生之障碍案”。1933 年，汪精卫患消渴服中药未效便提出废止中医中药的言论。这些虽都成为历史，但 70 多年后的今天，竟然有人又提出类似话题，我们只能联系起来一并讨论。首先，人类生命奥秘至今远远没有揭开。无论何种医学，都不能独自垄断医疗市场。无论哪位高明医生都不能说包治百病。就以汪精卫之消渴病为例，当时假使让以西医自许的余云岫治疗，能治好吗？其次，无论中西何种医生，个人诊治能力或造成的医疗事故和学科本身没有必然联系，不能以偏盖全。如梁启超患血尿病在右肾，手术时被医生割去左肾，这难道能归结为西医学科的问题吗？按汪精卫的思维逻辑，梁启超就应该废止西医学科吗？

笔者认为：中国是发展中国家，资源配置有专门机构研究。中华热血儿女都应互勉，都应以实际成就争取合理的资源配置或开拓融资渠道，而不应紧盯着中医现有的一点资源作文章。当然中医界自身存在的问题也确应深刻反思，有少数人打着不一定有效的所谓“祖传秘方”招牌忽悠赚钱或以科研名义挥霍浪费不出成果当然应清查，这是管理问题，不应归咎于学科本身。总之，善意的批评意见要虚心接受，抓住一点不及其余的恶意攻击也不对。国粹当自强，这应该是国人对国医永恒的希冀或曰鞭策！

二、还原论对生命科学的历史功绩

（一）方法学意义

所谓“还原论”，“通常指生物学中试图把生命运动形式归结为物理—化学运动形式，用物理—化学规律取代生物规律的一种思潮”①。还原论在方法上注重分析，注重从各个局部的微观结构揭示功能并寻求宏观现象的说明。这种方法对揭示人的生命现象也是有意义的。如果没有分析，没有对微观细节的必要把握，那么整体把握也必然是贫乏的抽象。但还原论不可克服的局限在于物理、化学规律与生物规律有质的差别；动物的生命规律与人的生命规律有质的差别；借助物理、化学、动物的分析还原结论来诠释人的生命规律便会产生很大偏差。尽管如此，分析还原方法仍然对生命科学作出了历史性贡献。

（二）对医学的贡献

西方医学在中世纪（5～15 世纪）并没有多大发展。文艺复兴时期，意大利人文主义者达·芬奇和解剖学家维萨里在 16 世纪奠定了人体解剖学基础后，经过 17 世纪的生理学，18 世纪的病理解剖学，19 世纪的细胞学、细菌学，20 世纪临床各科医学的发展才逐步成为人类共享医学（或称现代医学）的。还原论在其发展历程中发挥了重要的指导作用。

---

① 《中国大百科全书·哲学》，第 315 页，北京：中国大百科全书出版社，1987 年版。

（三）对生命科学的贡献

因人体不能直接进行分析还原的各种实验，故限制了还原论揭示人体生命规律的作用。不论使用何种动物实验，与人的差异是永远不可改变的。即使对于纯物质的东西当其达到纳米颗粒时，个别性质也会发生改变。尽管如此，还原论对生命规律的揭示还没有过时，仍有大显身手之处。

三、中医的困惑和反思

（一）困惑

中医数千年连续不断的实践认识和历史观察所积淀的知识是十分丰富的，疗效也是肯定的，正因如此，才经久不衰。但是，由于中医追求个体化诊疗境界，辨证论治，就很难有一模一样的病证。既如此，也难怪其不能重复。不能重复不要紧，再有病者来，治愈为原则。山西省稽山县杨文水治骨髓炎的疗效世所公认，来一个治愈一个，这里治不好，别处中西医更不行。中医若能达到如此境界，就用不着担心市场缩小。困惑的是部分中医对许多病证的疗效并不容乐观，民间有部分行医者常打着中医旗号甚至用“祖传秘方保治”向社会招摇，但叫喊最凶者往往疗效最差。有疗效才能认为有科学价值，市场必然扩大；反之，靠鼓吹或臆断则市场必然缩小。

理论表达既是深入研究的基础，又是说服患者建立信心的重要一环。目前中医理论的概括提升仍面临很大任务。首先，对古代流传下来的理论，依据临床实践进行去粗取精、去伪存真任务就十分艰巨。再则将中医理论提升凝炼为现代通俗易懂语言，达到易学易讲易理解的程度也非易事。若以新的方法和角度作出创造性概括提升就更不容易。理论清晰严密可有效地指导临床，反之，则会演为谬误。理论表达的关键是实践共识的确定性，而见仁见智只能产生各家学说。当西医在解剖学基础上深入分析还原之时，中医仍受着封建制度制约，如道光二年（1822 年），清廷颁旨“针刺火灸究非奉君之所宜，太医院针灸一科著永远停止”①，加之原有理论背景和条件影响没有步入还原论轨道，而继续在临床实践基础上发展了整体辨证和普遍联系思维。既然没走还原道路，现在大可不必补课，因为现代医学已走过至少五个世纪的还原路程，它创造的知识若需要是可以借鉴的。中医的任务是保持自身角度的先进性，不断吸收科学技术成果以寻找新视角，拓宽新视野，开展理论创新以丰富生命科学内涵，而不是跟踪模仿已有的医学类型和表达范式或用现代医学的方法验证中医某些具体细节问题。因为用现代医学理论探明的问题，中医只提供了经验现象，这样的结果，只是完善了现代医学理论，尤其是药物开发，而对于中医理论没有太大提高。中医的创新首先是方法的创新，根据 5000 年临床观察的结果，根据本身存在的某些不足，大力开展方法论研究，或许能够找到一些可行的路径。

（二）反思

中医的历史长、文献多、学派多、方药多，是其他学科所不能比拟的，这是中医的实际。但鸦片战争以降，中医从事业、人才到学术均受到严重摧残，这也是不争的事实。以毛泽东主席为代表的新中国党和国家领导人热爱国粹、发展中医，这在国际上也是公认的。既然中医在自己的故乡目前有这样的良好氛围，那么，中医自强就主要靠业内人士的努力。业内人士努力的方向从本质上来说，笔者认为应共同关注方法创新。传承已有的观察方法，寻求新视角新方法，总结概括提升理论已迫在眉睫。当然，读经典、作临床并不过时，这和寻求新方法并行不悖。寻求新方

① 任锡庚:《太医院志》职掌，民国十二年石印本。

法并非一朝一夕之事，但有些方法可能就存在于现有材料中。因此，本节试论中医学术之进展，一方面是为初步梳理中医学术发展之脉络，另一方面也想从中发现或整合出一些可传承的方法为目的。如中医讲整体观，现代有整体论，那么这二者有无借鉴整合的意义？若有意义，便要粗浅回答怎么整合，整合成什么样子等问题。中国古代从孔子起就是一种“述而不作”的态度，秦汉时就变为“经学态度”。其表现为著作多疏解经书而很少创造。中医文献也多注来疏去，方药多抄来抄去，真理和谬误混杂在一起，越搞越复杂。笔者认为尤其理论和方法的表达应抽提简化。

望、闻、问、切是中医的基本诊断方法。春秋时期良医扁鹊起死回生虢太子，望齐桓侯之疾知病之所在，而今天的中医很少能达到这样的水平。中医诊断手段数千年发展不快的癥结在那里？这是需要思考的问题。笔者认为，中医诊治疾病完全是医生个人的智力活动，很少有物化的智力参与，因而具有不可克服的主观性和随机性。主观随机的事物往往缺乏重复性。长期主观、随机又难于重复的活动只表现出事物的偶然性，从这些偶然的事物中归纳出必然性来目前能参考的方法也只有数理统计法。除此之外，中医智力的物化应成为科技攻关之重点。如总结诊断资料和原理制造各种仪器代替人工诊断，这也是一条出路。再则，中医引文分析方法可在循证医学中起到基础性作用。因为引文分析中高频被引用的文献往往可作为临床文献证据，所以，引文分析、同引聚类、耦合聚类分析等可成为中医证候规范、中医循证医学的基础方法。另外，经脉腧穴学说、中医全息学说的发展对揭示人体的整体联系必将产生重要作用。

四、启示

背景是事物所起作用的历史或现实环境。中医的历史背景是丰厚的，而在近现代的发展环境是复杂的。因背景缺失，事物会模糊，故与中医相关的近现代背景尤其不应回避。近现代中医在中西医学的比较竞争中生存发展，有废止思潮的影响，也有扶持政策的推动，有科学研究成就，也发生过临床医疗事故。总之，近60年中医学术有所进步，但方法的完善和创新，理论的提升等仍是今后的重要课题。

第七节　共性问题举例

一、呼吸问题

民族医药、中医药和现代医药等都是研究人体生命活动规律并防治疾病的学问，因而在共性问题上是可以比较的，如呼吸问题、饮食问题。翻开古今中外医学史籍，便可看出，呼吸现象则更早受到居住在地球各处人类之关注。中国先哲通过长期观察，很早便发现了人与自然的关系，这个关系的第一要义即人吸纳天地间自然之气，又将自身陈旧之气吐出，正如庄子所谓“呼吸吐故纳新”① 之意。正因为人与自然藉呼吸关联，而此关联之物质是气，故《黄帝内经·素问》专列有“生气通天论”，并由呼吸之气演绎派生出多种气的概念，不可枚举。古希腊医学家希波克拉底（Hippocrates，前460~377）在生理学思想中亦提出一个重要概念，即“灵气”说，认为人体各种活动都靠灵气帮助，对后世产生很大影响。尽管古人对气的称谓和理解见仁见智，但共同认识底线即气对生命活动有作用，气与呼吸关联。呼吸是人与自然联系的纽带之一，因而也是产生和防治疾病的途径之一。

① 《庄子·卷第六·刻意第十五》，见《二十二子》，第48页，上海：上海古籍出版社，1986年版。

在框定了呼吸之气这个问题的前提下，各医学体系对呼吸的理解诠释便可开展比较以互相启发和资鉴。若没有这种框定，中医学中“气”的概念很多，民族医药中“气”的概念诠释也不尽相同，不同则所指事物的比较是没有意义的。

与呼吸之气相关的“肺”的概念，许多民族医药中都有记载，现代医学更有呼吸系统解剖下的肺脏，但它们所指都不完全相同，如中医古代典籍《难经·四十二难》载：“肺重三斤三两，六叶两耳，凡八叶”。“六叶”与今日解剖所见左肺两叶、右肺三叶、共五叶，不完全符合；旁出为耳，当指左、右肺尖。因受长期封建思想束缚，中国的解剖学没有得到应有发展，因而，理论亦没有建立在结构功能的诠释上。医家在临床实践观察基础上，依据整体普遍联系和“有诸内，必形诸外”等观点，将人体内外联系成一个表达肺所有功能的集合，如肺司呼吸，肺主皮毛，肺与大肠相表里等，以这样固定的联系表述其系统功能。而西方在文艺复兴后，以还原论思想为指导，人体解剖学则取得长足发展。现代医学所指之“肺”，即解剖学所指之肺脏器官，而与皮毛、大肠等毫无关涉。现代呼吸系统解剖，亦不单指肺脏器官解剖，而亦包括鼻至环状软骨的上呼吸道、环状软骨以下气管和支气管的下呼吸道、细支气管直到肺泡的气体交换场所等。呼吸系统不仅完成呼吸功能，而且还具有免疫、代谢、生化、内分泌等调节全身之功能。其他民族医药中也有肺的概念，但所指与现代医学、中医药学不完全相同，因而开展比较是没有意义的。

二、呼吸性疫病问题

不论何种医学，都面临疫病和传染病防治问题。因为呼吸器官从外界吸入空气，使氧和二氧化碳进行交换，同时，空气中的有害物质如粉尘、病原微生物、过敏原等也会随之侵入或呼出。

历史地看，会发现多数传染性疾病和疫病传播多与呼吸有关。千百年来，东西方各民族不约而同创造的隔离制度，首先是防止近距离呼吸传染，便充分证明了这一点。

以鼠疫（plague）为例，因其由鼠疫杆菌引起、烈性传染、死亡惨重而被列为头号传染病。虽然临床上分为腺鼠疫、肺鼠疫、肠鼠疫等类型，但实际死于鼠疫者多为肺鼠疫型。究其原因，一是腺鼠疫多蔓延至肺部产生肺鼠疫；二是人与人之间经呼吸传播产生肺鼠疫；三是该病所以俗称黑死病，其原因即患者呼吸困难、缺氧而致皮肤青紫。有关类似鼠疫的记载东西方均不晚于中世纪，但世界性大流行共有 3 次。第一次流行发生在 6 世纪横跨欧亚非大陆的拜占庭帝国查士丁尼时代，以后两个世纪又在地中海周围流行并传至西欧。这次流行总死亡人数近 1 亿，多半是由呼吸传播而致亡。第二次流行开始于 14 世纪 20 年代的中亚细亚戈壁，不断蔓延至欧亚广大地区，至 17 世纪末才告结束。这次流行死亡人数约 2500 万。第三次流行自 19 世纪 90 年代至 20 世纪 30 年代，疫源地多认为是中国云南省，传播至 77 个港口的 60 多个国家，死亡近千万人。后两次流行死亡人数比第一次少，主要原因是 14 世纪中后期，意大利米兰大主教已提出隔离方法，防止近距离呼吸传染，各地仿效所致。在中国，隔离防疫记载可上溯至秦汉。1894 年，日本学者北里柴三郎和法国学者耶尔森在香港鼠疫流行期间，发现鼠疫是由鼠疫杆菌引发。鼠疫是自然疫源性疾病，先流行于中印边界喜马拉雅山边沿地区的黑鼠类及其它啮齿类动物间，然后借助鼠蚤旱獭叮咬而传给人，人与人之间多通过呼吸、饮食传播而病。鼠疫杆菌的发现，使近现代防治工作收到实效，如清末东三省鼠疫和民国初绥远、陕西鼠疫。

再如流行性感冒（Influeza），简称流感，是历史上死亡最多的呼吸道流行性传染病。直至 2009 年全球流行的 H1N1 流感，仍然严重威胁着人类生命安全。若对其历史稍作追溯，至晚在公元前412年的古希腊时期，希波克拉底就已记述了类似流感的疾病。美国流行病学家亚历山大·米兰尔认为，公元前431年开始的伯罗奔尼撒战争中，流感大流行催毁了雅典人企图称霸的美梦。19世纪，德国人希尔施较详细列表反映了12世纪以来西方流感流行的情况。20世纪以来，世界性的流感大流行至少发生5次，分别为1900、1918、1957、1968、1977年。其中1918年暴发的流感，全球有5亿人感染，约2000至5000万人丧生。这次流感最早出现在美国堪萨斯州的芬斯顿军营，死亡者不多。其后，流感传到西班牙，因人口密度大，近距离呼吸传染，造成800万人死亡，故而被学界称为“西班牙流感”。1997年，美国病理学家陶本伯杰（Jeffery Taubenberger）首次找到“西班牙流感”病毒的RNA片断。2001年，澳大利亚科学家吉布斯（Mark Gibbs）在陶本伯杰工作的基础上，发现1918年“西班牙流感”病毒的RNA中负责制造血凝素（H）基因编码中部，跳入一段猪流感病毒的编码。目前已知人类的流感病毒属于RNA病毒，分为甲、乙、丙3型，导致流感大流行的主要是甲型和其亚型。流感患者主要死因是肺炎。

又如肺结核是传染性疾病的常见病种，其发病，有人追溯至6000年前的意大利和埃及。中国晋代医家葛洪的《肘后备急方》中所记“尸注”、“鬼注”亦属肺结核病。历史上肺结核长期危害着人类生命。最典型的流行是第一次世界大战和第二次世界大战期间。有人统计，从滑铁卢战役到第一次世界大战暴发前，20~60岁的人死于肺结核者占97%，由此可见其危害。1881年8月，德国细菌学家罗伯特·科赫（Robert Koch 1843~1910）发现肺结核由结核杆菌致病，并证明可通过飞沫传播。1890年，科赫又发现了用于诊断结核病的结核菌素。据这些发现，他获得1905年诺贝尔医学和生理学奖。与科赫同时，法国微生物学家卡尔梅特和介连研制发明预防结核病的疫苗被称之为“卡介苗”。肺结核主要通过空气传播，患者近距离咳嗽、喷嚏、吐痰，都可传染他人。自1943年美国人瓦克斯曼发现链霉素后，治疗肺结核的药物逐步增多，肺结核也不再成为不治之症。

总之，呼吸病多与传染病、疫病密切关联。新石器时代，人类开始定居，刀耕火种，野生动物成批驯化为家畜。该时期特点是由新的生产方式导致人口聚集、人畜频繁接触、原始植被开垦，人类和自然界发生了新关系，疫病随之多发，且多与呼吸相关。如历史上曾发生的疫病中，麻风、肺结核、肺鼠疫、流感、鹦鹉热、汉坦病毒肺综合症、白喉、猩红热、SARS、人禽流感等均以呼吸传播和飞沫、吐痰为主要感染途径。农业生产使人口聚集，为人类近距离飞沫传播提供了条件；农业破坏自然生态的同时，也破坏了寄生物处所，使其反馈性地侵害人类；驯化动物不仅使人类增加了接触动物带来病原微生物的机会，而且人和动物排泄物污染饮水、播撒田野又可扩散疫源；定居还招来鼠、蚊、蚤、虫等，也为疫病传播推波助澜。尽管人类设法抑制疫源，但病源微生物却进行了数万次生命循环，人类呼吸病防治未有穷期。

三、空气和环境污染问题

呼吸病产生的另一原因是环境污染。文艺复兴以来，新的生产方式推动了社会变革。英国资产阶级在1688年“光荣革命”中推翻封建统治，1776年美国独立战争胜利，1794年法国大革命获胜，1861年俄国改革，1867年日本明治维新，东西方社会革命有力地推动了工业革命。然而，工业的发展直接带来空气和环境污染。在英美，主要由采煤而导致产生大量煤尘肺患者。大气污染产生“雾都”伦敦。职业污染产生多种职业病。20世纪以来，吸烟人数增加，导致慢性支气管炎、阻塞性肺疾病、肺癌等明显增加。无机粉尘、有机粉尘等物质增多，使人类吸入有害粉尘的机会亦增多，长期吸入某种粉尘，则可引起弥漫性肺纤维性病变。如18世纪以来，长期吸入含游离二氧化硅的粉尘引起的矽肺病人渐增；同时，长期吸入石棉粉尘引起的石棉肺病人亦大量出现。这些吸入性尘肺病以及高科技核工业、化学工业产生的现代粉尘引起的各种过敏性疾患，严重危胁着人类生命和健康，也对呼吸医学的未来走向提出挑战。

众所周知，除大气污染外，土壤、草木植被、水体污染也间接影响呼吸。因此，呼吸与环境密切相关。每年都“保护”环境，强调不能像西方国家那样先污染后治理，在大学中开设环境课程，可为什么污染数据还是年年增长呢？究其原因，还是我们没有摆正对自然的态度罢了。环境科学是70年代以来近30年间迅速发展起来的学科，这当然和人类在产业革命后不合理地开发利用自然资源，造成全球性的环境污染和生态破坏是分不开的。如果人类抱着对自然充满尊敬和崇拜的心来发展经济，那么现在还是时候；如果我们的子孙仍像我们现在这样从心底里瞧不起自然，不让环境成为绊脚石，那么，自然终将让人类吞下恶果！

我们的先人，无论东方还是西方，依赖自然也敬畏自然。老子说过：道法自然。庄子的道也是如此。他们认为人与自然应是和谐相处的关系，不能强使自然服从人的意志，提出了“天与人不相胜”等命题，知道人类的小力是无法和自然力抗衡的！可是，我们在若干年前的文艺复兴“把神打倒”，使神的地位大大降低。人们已知大地的主要元素组成是氧硅铝铁钙，还有那风是压强差，雨是水蒸气受冷液化……。人类越是了解自然，就会越轻视她，完全没有考虑到自然的尊严问题，这本身就彰显了人类的自大和无知。相较于现在环保部门的形单力薄，我国古代环保机构就要好得多了。在《国语》中就曾记载，鲁宣公带人去泗水泛舟洒网捕鱼。当时身为虞（古代设立的环保官职，自周朝一直到清朝都有）的大夫里革将宣公的网割断，还从容地对宣公讲了当时保护生物资源的制度。宣公不但没有生气，以后还用此常常告诫自己的部下环保的重要性。

自然的地位在短短几百年里一落千丈，实在令人痛心！现代人不能再这样无视自然的伟大了，自然是有神性的，不要以为可以在她身上修路，架桥，她就是死物；不要以为自然现在可以容忍人类的暴行，将来也不会置人类于死地！我们都知道宗教的神，神的概念本质上就是精神寄托。人类对自然应持的正确态度！那就是时刻怀有一种归属感和快乐的心情来融入真正的自然之中，而不是想着占有和征服。庄子云：山林欤，奥壤欤，使我欣欣而乐欤！无论是高山密林啊，也无论是水边的高地和平原啊，都使我欢欣鼓舞而快乐啊！即使没有机会接触野外自然之壮美，即使路边的一树，高楼的片刻清风，也可以使我们感受到自然之本真，“一沙一世界，一花一天堂”即是这个道理！

四、生态变迁问题

地球是人类和各种动植物、微生物共生的世界。远古时期，人类驯养动物曾产生许多疾病。近30年来，人类许多疾病仍来自动物。其中与呼吸关系密切者如获得性免疫缺陷综合征，即艾滋病，最早感染在20世纪60年代的非洲，源自非洲猩猩等灵长类动物，动物宿主绿猴已面临绝灭。1983年HIV病毒被确定为艾滋病的病源，目前人类是HIV的唯一储存宿主；SARS，源自食肉类猫科动物，尤以果子狸等主要中间宿主在野生动物市场传染为主，初步研究主要病源是SARS－CoV冠状病毒，呼吸飞沫等途径传播。禽流感病毒广泛存在于世界上许多家禽和野禽中，一般情况下不直接传播给人，但1997年香港特区首次发现感染人类的报道。禽流感病毒属A型流感病毒，部分病人发展为呼吸衰竭死亡。汉坦病毒肺综合征自1993年美国确诊首例后，美洲陆续有所发现。该病多见气促、呼吸困难，多死于肺水肿。1970 年，刚果首次报告猴痘病毒感染人类的病例。2007 年 5～6 月，美国先后有 7 个州感染近百例。此次传染源来自非洲受到感染的土拨鼠，病人也可通过呼吸道飞沫传播。

近现代以来，随着城市化进程的加快，人口愈来愈集中。由于生存、发展引致的分散居住农民、商海厂矿获利人员等被吸引至城市过集居生活，因而导致城市人口膨胀，人口异地流动加速，豢养犬猫增多，生活垃圾猛增，人均绿地减少，拥挤嘈杂，你呼我吸，城市空气质量普遍下降。自然界和人类社会之间通过长期自主演化、相互作用、磨合适应，已形成相对平衡和谐的生态秩序。这种秩序包括动植物和人类的空气食物营养链与新陈代谢循环等。平衡秩序是客观形成的，不依人类的主观意志为转移。人口过度集聚和流动加速之浪潮给医学提出的挑战首先是呼吸疾病易发易传播难控制。这与“鸡犬之声相闻，民至老死不相往来”① 的“小国寡民”时代形成鲜明对比。因此，未来呼吸性疾病的走向是大量呼吸交叉感染和呼吸传播性疾病常见多发且难于控制。体弱易感人群，将不适应这种生态变迁而感到困惑或被淘汰。

五、疫病传染病防治问题

（一）古人之经验

人体各系统中，呼吸系统是惟一与外界双向交换物质（气体）的系统，所以，人与自然之关系，在该系统表现得最为紧密。难怪上古之人已认识到其重要，故创造了为后人赞叹不已的

① 《老子》八十章，见《二十二子》，第 9 页，上海：上海古籍出版社，1986 年版。

辉煌业绩。兹试举几例，以见一斑。先秦文献《山海经》，尽管作者和成书年代有待考明，其中记载关于神话传说的内容当然不可信，但有关人与自然关系的记载是可信的。如记“薰草，麻叶而方茎，赤华而黑实，臭如蘼蕪，佩之可以已疠”①。我们暂不去具体考证薰草形态气味，只据“佩之可以已疠”句，可知古人已观察到，通过呼吸其气味可以使疠痊愈。至于疠属何病？笔者初考疑似麻风，还可以专门研究。这条史料至少回答了两个问题，即首先回答了在《山海经》时代，先人已掌握了呼吸道给药的方法；其次回答了吸入薰草之气味可以治疠。和此类似的记载还有如：“育沛，佩之无瘕疾”②。限于篇幅，这里不一一罗列考证。先秦时期，雄居草原的匈奴民族抢救休克病人便采用挖坑道若人长，其下面以绵羊粪充填点燃，将患者置于其上，一是保温，二是使患者被动吸入烟气刺激呼吸道从而苏醒。这一方法在《本草纲目》中也有记载。古人多认为气绝则身亡，故凡能在气将欲绝时转危为安的药物都视之为宝。在北亚、西亚诸多民族墓葬和木乃伊随葬品中常发现与呼吸有关的麻黄药材。近人陈克恢从麻黄中提取出麻黄素，证明其有兴奋呼吸中枢之作用。由于古人早已认识空气质量对人体健康的作用，所以，千方百计探索保持空气清新的途径。从目前发掘出土的文物看，至晚在西汉时期，王宫中已有薰炉设置。如 1968 年在河北满城发掘出土的武帝时中山靖王刘胜墓中的“错金博山炉”，现藏中国历史博物馆。该炉即保持空气清香的设施，后世因袭并有类似产品如佩带之香囊、小荷包等出现。宫廷中每年除夕前，均用大量苍术点燃

---

① 袁珂校注：《山海经校注》（增补修订本），山经柬释卷二，《山海经·第二·西山经》，第 30 页，成都：巴蜀书社，1993 年版。

② 袁珂校注：《山海经校注》（增补修订本），山经柬释卷一，《山海经·第一·南山经》，第 1 页，成都：巴蜀书社，1993 年版。

薰蒸宫殿，以改善空气质量，预防疫病发生。民间多数地区还在除夕将屠苏酒洒于屋内各角落或常在居室烧香，目的也是清新空气。乾隆六十年（1795 年），在前门大街鲜鱼口胡同内的长巷头条开设的“长春堂药铺”，以专门出售清香嗅药而闻名。

（二）戒毒之成就

吸食鸦片是产生呼吸病的不可忽视的途径。鸦片原本医药所用，常人吸食会成瘾而危害健康，禁限向有制度。道光十一年六月癸巳（1831 年 7 月 21 日），皇帝得知豫省奸民私种罂粟等花渔利，故谕：“种植之人及知情故纵之地保，照例科以军徒，田地入官。地邻人等容隐不首，照例拟杖。若首先举告，即以所种之地给赏，以示惩劝……视贩烟之殁寡，酌赏项之重轻。自数十两至百两为率，官为捐给，以奖首报之人。”① 道光十九年（1839 年），钦差大臣林则徐赴粤“截获趸船烟土 20880 余箱，焚之，时定禁烟章程”②。外国掠强对中国人所谓“东亚病夫”之箴称，本与鸦片对华人之危害关系密切，但晚清政府腐败，于咸丰七年九月己亥（1857 年 11 月 7 日），因防剿需费，“闽省擅开烟禁，……知府叶永元建议，开禁抽厘，改鸦片之名为洋药，于南台中州，设厘金总局”③。咸丰八年（1858 年），又稍宽其禁，允法商等在口销售，每百斤纳税银 30 两。光绪三十三年

---

① 《清宣宗实录》卷一百九十，第 1008 ~ 1009 页，北京：中华书局，1985 影印本。

② 清・赵尔巽：《清史稿・志一百》卷第一百二十五，第 702 页，北京：中华书局，1977 年校点本。

③ 《清文宗实录》卷二百三十六，第 670 ~ 671 页，北京：中华书局，1985 年影印本。

(1907年)，鸦片进口“既准医药需用，减轻照百货例，值百征五”①。本来林则徐虎门销烟已杜绝了鸦片入华，但咸丰年间被动开禁，又使鸦片死灰复燃。鸦片战争不仅改变了中国的社会性质，而且以吸食鸦片为诱因，遂酿成近现代屡禁不止的吸毒暗流。世界各地吸毒之种类繁多，如鸦片、海洛因等，此外，尚有大量的吸烟族存在。这些主动吸毒、吸烟者和他们周围被动吸毒、吸烟者所占人口比例愈来愈大，这一点虽引起政府和有识之士的高度重视并采取了相应措施，但吸毒、贩毒者变换手段，仍很猖獗，故戒毒戒烟仍不可忽略。

（三）微生物学成就

19至20世纪，微生物学取得巨大成就，东西方对呼吸疾病防治亦取得一定进展。19世纪，法国巴斯德（Pasteur，L1822～1895）、德国科赫（Koch，RI 1843～1910）等在细菌学方面取得显著成就。首先巴斯德发明巴氏消毒法，1880年又和斯坦伯格（Sternberg）同时发现肺炎球菌，以后又创立病蚕和健康蚕隔离法等。1882年，科赫发现了结核杆菌并于1890年在柏林举行的国际医学科学大会上，宣布了诊断结核病的结核菌素（Tuberculin）。1883年，克雷白（Klebs，E）在显微镜下发现白喉病原体，第二年，里夫勒又在体外进行了培养。1890年，贝林（Behring，EA 1854～1917）和北里柴三郎完成白喉抗毒素的研究。1894年，耶尔森（Yersin 1863～1943）和北里柴三郎发现鼠疫杆菌。呼吸系统疾病有关细菌及其抗毒素的发现，为战胜这些疾病找到了解决问题的钥匙，并且推动了自动免疫、被动免疫技术的发展。19世纪中叶，法国外科医师查尔斯（Charles P）

① 清·赵尔巽：《清史稿·志一百》卷第一百二十五，第702页，北京：中华书局，1977年校点本。

发明皮下注射器，为防治呼吸系统病增加了一种给药途径。

还在巴斯德时代，就曾萌发过空气中某些细菌能够抑制炭疽杆菌生长的概念，但未引起普遍关注。1922 年，英国细菌学家弗莱明（Fleming A1881 ~ 1955）发现一种存在于蛋白、盐类或某些细菌体内并可溶解某些球菌的酶，称之为溶菌酶。1928 年，他又发现青霉素。1944 年，美籍俄国人瓦克斯曼（Waksmann S. A1888 ~ 1973）从灰链丝霉菌培养基中培养出可以杀死结核杆菌的链霉素。抗生素的发现是药物学和治疗学的重大进步。青霉素对猩红热、白喉等有明显效果，链霉素使长期困扰人类的结核病得以控制。然而，细菌对抗生素具有耐药性，一种新药作用于细菌，部分细菌可产生突变体，这样人类必须研究新药对付这种变体，于是，人类和细菌相互对抗，此消彼长，斗争未有穷期。除细菌之外，1905 年，肖丁（Schaudinn F. R）和霍夫曼（Hoffmann E）发现了梅毒螺旋体。早在 1892 年，俄国的伊凡诺夫在研究烟叶黑斑病过程中曾发现滤过毒。1918 ~ 1919 年，世界范围的流感大流行死亡人数达 2000 ~ 5000 万，人类尚未找到控制药物。1935 年，有人成功地用鸡卵培养出牛痘疫菌，此后，澳大利亚用鸡卵培养出流行性感冒病毒并制成流感疫苗用于临床，收到一定效果。由于病毒变化的多样性，直到今天，人类仍然没有完全控制流感。19 ~ 20 世纪，人类逐步发现细菌、螺旋体、病毒的同时，1895 年，物理学家伦琴（Rontgcn W. C 1845 ~ 1923）发现了 X 射线。1898 年，居里夫妇提取出镭元素。X 射线和镭在医学领域的应用，使肺部疾病（包括肿瘤）的诊断和治疗取得长足进展。

（四）进展和前瞻

随着科学技术的飞速发展，呼吸系统疾病防治在近两百年取得很大进展。以鼠疫为例，清代始见鼠疫专书，如吴学存的

《鼠疫治法》、罗汝兰的《鼠疫汇编》、吴崇宣的《鼠疫约编》等。1910年东三省鼠疫，山海关设立检疫所。1911年4月，沈阳召开万国鼠疫研究会，11个国家代表出席，伍连德任主席。1911年，哈尔滨设立鼠疫研究所。伍连德博士任研究会长和研究所长，医务界称他为“鼠疫斗士”。清政府授予他蓝翎军衔和医科进士。民国五年（1916年），鼠疫被列为9种传染病之首。民国六年（1917年），绥远、陕西鼠疫流行，民国政府于1919年成立中央防疫处。1956年召开全国鼠疫防治专业会议。1989年2月21日，政府公布《中华人民共和国传染病防治法》，仍将鼠疫列为甲类头号传染病，人间鼠疫基本得到控制，但不能掉以轻心。

流行性感冒因其急性传染、危害大而倍受关注。据估计，世界范围内流感发病率每年约为10%～30%。近20年来，全球每年约有50万人死于流感。美国每年因流感而导致的经济损失达100～150亿美元。中国人口密度大，20世纪世界范围的5次流感大流行3次源自中国。其中1953～1976年，还发生12次中等或以上的流行。多年来，世界各地从流行病学角度控制流感患者、切断传播途径、增强人群对流感的免疫力，收到较好的防治效果。采取早期诊断、接种流感疫苗的抗流感关键手段，成效显著。目前，抗流感病毒的药物主要有离子通道M2阻滞剂和神经氨酸酶抑制剂。恰当地对症支持治疗和中医药治疗也有一定效果。儿童是流感最重要的传染源。学龄前儿童在幼托机构集聚，可增加流感传播的危险性。流感早期，35%～50%的感染者是学龄儿，其流行规律为先水平传播，继之垂直和水平结合，迅速蔓延。目前，我国预防控制流感应完善流感监测系统、提高危害认识、广泛应用诊断试剂、提高高发高危人群的流感疫苗接种率，才能收到实效。

在世界范围内，结核病仍是可怕的传染病，每年仍有约200

万人死于该病。全球有近三分之一人群程度不同感染结核菌，结核菌株逐步对抗结核药物产生耐药性。1932 年有统计显示，肺结核死因排列首位。新中国成立后，经广大医务人员努力，肺结核死亡人数虽逐年减少，但结核分枝杆菌感染仍长期存在。估计全国现有肺结核患者约 451 万人。2000 年全国流调初始和获得性耐药率分别为 19% 和 47%，与其他国家相比仍处于高水平。耐药性的发生更趋向于对异烟肼、链霉素、利福平等主要一线抗结核药的耐药。个体的易感水平在结核病的发生中具有重要作用。采用 PCR－SSP 技术分析 HLA 基因多态性与结核病的相关性，发现了一些与肺结核、肺结核合并 2 型糖尿病相关的基因。结核分枝杆菌所以能够对人体造成较大威胁，是因其能长期潜伏在人体的免疫细胞内。结核菌内存在一种 LipB 的蛋白，如果这种蛋白所在的传导通路被阻断，结核菌将陷于瘫痪状态。目前，科学家正在寻找阻断这种蛋白活性的化合物，为未来开发新一代抗结核药物而努力。

上世纪以来，吸烟、大气污染、煤尘肺、职业病等诱因均导致慢性阻塞性肺疾病（COPD）大量发生。长期吸烟或吸入被污染的空气，不仅影响肺脏，而且可引起气道反应，初期形成慢性支气管炎，继而导致闭塞性通气障碍，劳力性呼吸困难，气道不可逆性阻塞。支气管哮喘是呼吸系统疾病中较顽固的疾患，经多年研究发现，支气管哮喘和慢性阻塞性肺疾病均存在氧化应激和抗氧化失衡。氧化应急介导气道炎症可造成哮喘或 COPD 患者气道上皮细胞损伤、通透性增加和粘液过分分泌。炎性细胞在肺内的活化，加重肺部局部炎症。氧化应激还加重非肾上腺能非胆碱能（NANC）的功能障碍，引起气道平滑肌收缩。肾上腺髓质素具有拮抗组胺诱发气道痉挛的作用。雷公藤能够抑制 GM－CS-FmRNA 的表达。中药黄芪、党参、甘草等补气药物可降低哮喘患者气管反映性。慢性阻塞性肺部疾患、哮喘、肺间质纤维化、肺癌、急性肺损伤和急性呼吸窘迫综合征等，都是呼吸系统难治之症。20 世纪下半叶以来，通过全球范围的科学研究，上述疾病的防治都取得显著进展。以肺癌为例，虽发病率仍居高不下，但防治水平毕竟提高了。1976 年，美国根据美 - 日合作研究结果首次批准颁发肺癌 12 组淋巴结图谱，至今全世界广泛使用。肺癌外科手术清扫胸腔淋巴结已经成为各国胸外科医生遵循的常规。20 世纪 50 年代以来，美国肺癌外科领域在手术前还作纵膈镜检查进行 N 分期，一旦证实纵膈淋巴结有癌转移，就不列入手术适应证。2006 年，NCCN - NSCLC 临床实践指南——中国版，已把电视纵隔镜作为 Ib - IIIb 期非小细胞肺癌治疗前的常规检查。呼吸病尚未攻克的难题有待继续开展攻关。

艾滋病虽不属于疫病，但它是新出现的传染病，故略论之。近 20 年来，艾滋病在全球迅速蔓延，发病者近 6000 万人，约 2000 万人死亡。全球投入防治艾滋病的人力、物力、财力巨大，超过既往任何一种传染病，研究防治文献也多达 1.25 万篇，但其流行仍属上升趋势。全球平均每天约有 1.4 万新感染者出现。关于艾滋病病原问题，学界一般认为源自非洲猩猩产生的病毒，通过不断演化向人类传播。1983 年，法国巴斯德实验室从病人体内分离出 HIV - 1 病毒。1986 年，在非洲西部又发现了 HIV - 2 病毒。HIV 病毒为单链 RNA 病毒，属于逆转录病毒科慢性毒属。HIV - 1 长度为 9.3KB，膜蛋白基因变异后分 11 个亚型。HIV - 2 长度为 9.7KB，与 HIV - 1 基因有 60% 同源。由于上述两种病毒有差异，故致病性亦不同。HIV - 1 是主要感染毒株，一旦感染便终生带毒且多病亡；HIV - 2 潜伏期长，致病性较弱。20 世纪 90 年代初期，艾滋病是成人死亡的首要原因。1996 年普遍推行抗 HIV 联合疗法，又称高效抗逆转录病毒疗法，死因排序降到第 5 位。目前，世界上已注册的抗艾滋病药物共有 19 种。将其中数种药组合在一起联合治疗，可抑制病毒繁殖，使艾滋病患者生存状况得到改善，这是近年来最突出的进展。在艾滋病疫苗研究方面，牛津大学分子医学研究所在非洲肯尼亚对妓女的HIV感染情况进行长期跟踪调查，发现特异性细胞毒性T淋巴细胞反应（CTL）对感染族人群的免疫保护功能可发挥重要作用。据上述启示研制的疫苗，可望收到实效。

2003年，WHO著名的传染病专家Carlo Urbani博士首先发现并确认送往河内的一名美国商人患SARS。因这位官员及早发现SARS患者并予以隔离，自身却受感染于3月30日死亡。他的死亡避免了医务人员再受感染。越南河内医院是最早接受SARS患者的医院之一，接收患者58例，4人死亡。中国发病例数最多为806例，死亡34人；香港发病685例，死亡16人；全球15个国家发现1804例，死亡62人。SARS是最新识别的传染病，源自食肉类猫科动物，尤以果子狸等主要中间宿主在野生动物市场传染为主。初步研究主要病源是SARS－CoV冠状病毒，呼吸飞沫等途径均可传播。影像学方面“明确了SARS的基本改变是磨砂玻璃样改变和肺实变。……病理学方面……认为SARS的基本变化是弥漫性肺损伤，并明确提出SARS病毒主要作用于肺和免疫系统”①。临床诊治方面对皮质激素使用、无创通气、中西医结合等方面都总结了宝贵经验。

六、启示

综上所述，人类生存发展并不是孤立的，而是与周围动植物、微生物发生着千丝万缕的联系。自然万物又是不断发展演化的，人类现在的生存环境比起“小国寡民”时代，已发生了巨大变化，而病源微生物同时也发生了数以千万次的变化。呼吸是

① 钟南山：再战SARS我们当如何，《中华医学信息导报》，第18卷，第19期，第3页。

人与自然相联系的重要途径，呼吸疾病之病源多来自环境生态恶性变迁。呼吸系统疾病的防治不能拘限于传统的生物医学模式，也不能拘泥于某个民族传统的或局部的经验，而要坚持人与自然相统一的观点，从呼吸与自然环境相互作用的角度，综合探索疾病发生、发展的原因和规律，建设人与自然之间的生态文明，把握防治要领，提高防治水平。

（本节内容曾在钟南山主编研究生教材《呼吸内科学》第一章中部分使用。）

第八节　传统医学之前景

一、继承不泥古

前卫生部长陈敏章先生对中医工作（同样适用民族医学）所作的指示是“继承不泥古，发扬不离宗”。这一指示从宏观上指明了各传统医学发展的原则。传统医学的学术蕴藏在文献中，因受传统经学态度影响，古人研究医学常把自己的体会融会在对经典的诠释中，即使是独到的见解，也不敢自我作古，常在众多文献中找到相近的经典句作佐证，以表明自己没有离经背道。这种现象在现实中也常有。有的学者做实验前是没有经典依据的，实验后为说明这是中医研究，便费很大劲找到一条经文搁在前面，说明中国在几千年前就有他所验证的理论了。如此等等，都说明中医学者多持经学态度，这是一个事实。而该病之根源就是零风险意识。受这种意识影响，古人说、惯常说、经典说等往往成为束缚他们思想的桎梏，阻碍了学术的发展。因此，继承不泥古应成为中医学者思想解放的钥匙。

二、发扬不离宗

继承的目的是为了发扬。一个学科如不发扬光大它的学术，其生命也就终结了。但发扬什么？怎么发扬？这里有很多学术问题，换句话说有很多见仁见智的问题。还有人甚至说医学经典学说已到顶峰，学者的任务是理解经典并实践。笔者认为此说不全面。科学史表明，任何学科都是要发展的，没有一成不变的学科。因此，传统医学也是发展的，不是停滞不前的。至于发扬问题，笔者认为只要实践证明具有指导意义的理论和有效方药、技术、工艺等都应该发扬。这里的发扬自然包括扬弃。即发扬那些精华，摒弃那些夹杂着的糟粕。但每次扬弃都提高了学术水平，同时又保持了学术连续踪影，谓之不离宗。如张仲景继承《内经》的六经学术，又结合临床创立了六经辨证理论，有效地指导了临床实践。因此，发扬不离宗应成为传统医学者的学术宗旨。

三、主观前瞻

传统医学在21世纪的发展将会见仁见智。不论作何判断，既往学术成就是根本，部分学者仍需在此基础上继续前进，故本书分若干章节继续探源及流，提要钩玄，论其变迁进展。对此问题，笔者当有自己的判断，即别人认为是奇谈怪论的领域可能有出人预料的发展，但前提是具备良好的政策环境和学术氛围。这样的论断，不论读者信或不信，笔者是坚信不疑的。具体来说，即坚持历史观察和普遍联系观点，探索建立传统医学实验方法，发展医史学、哲学、全息学、身心学、循证学和理学，利用新材料新技术方法物化医学诊察智力，传统医学就会取得成就；反之，因循守旧、固步自封，则发展缓慢甚或出偏差。这些内容也分别设若干章节讨论。医界学人应明白，分析还原方法已将人体分析到蛋白、基因水平，传统医学可以借鉴但不是机械地模仿跟踪。先秦惠施曾曰："一尺之棰，日取其半，万世不竭"①，"至小无内谓之小一"②，可见分析也是无穷尽的。从大科学观念讲，各民族医学是生命科学的一种类型，是客观存在、表达尚需提高以加强沟通的一种生命科学范式。不应该用现代医学之范式要求民族医、鉴定民族医，更不能抓住个别事例或细节指责其是伪科学。医界官员、学者须守土有责，从传统医学实际出发，制定政策和标准，才有可能从根本上提升完善理论并真正引领生命科学发展。

四、启示

传统医学的前途是光明的，但道路也是曲折的。21 世纪，科技法制环境将渐趋变好，传统医学学术争鸣将持续不断。以哲学、理学为主的大批科技工作者拓展应用领域将投入各民族医研究，将和民族医学者一道不断提升学术水平和表达水平，民族医学和现代医学将在高端层面沟通对话，发扬不离宗的民族医药将实现质的飞跃。

---

① 《庄子·卷十》天下第三十三，《二十二子》，第 87 页，上海：上海古籍出版社，1986 年 3 月版。

② 《庄子·卷十》天下第三十三，《二十二子》，第 86 页，上海：上海古籍出版社，1986 年 3 月版。

第一章 濒危失落的医药文明

第一节 民族谱系

民族谱系问题看起来简单，实际上是一个十分复杂的问题。近年来研究民族谱系的专家逐渐增多，但其方法和成绩是有限的。如何真正揭开民族谱系之谜，还必须从人类学角度做好基础工作。本书试图简要论证民族医药问题，那么首先就必须了解民族问题。欲了解民族，首先就必须了解其谱系。由于目前民族谱系还不十分清晰，故我们的研究只能局限在已有谱系基础和略作拓展后的文化圈中加以讨论。美国人类学家孔恩教授认为："大约在 35000 年前，世界各人种已初步形成"。既然在此时已经有人种的区分，那么，经过数万年的进化应该是很清楚的。事实上并不是这样。由于历史的局限，民族谱系的研究在近半个世纪才有了起色。上述观点亦是这个阶段的产物。孔恩教授还认为："到 15 世纪哥伦布发现美洲新大陆前，世界划分为 5 大人种，即高家索（亦称欧罗巴）人种、蒙古（亦称亚美）人种、刚果（亦称尼格罗）人种、澳大利亚人种、好望角人种"。其中蒙古人种又分北亚、东亚、南亚、北极等亚种和若干族系。人种和国家的产生不是同步的。某个国家中可能包括几个人种，换句话说某个人种又分布在许多国家中。不同人种的鉴别，目前还没有统一明确的标准。这些问题只能随着人类学的不断发展逐步揭开。

中国各民族分属于哪些人种？属于蒙古人种的又区分为哪些族系？这些问题学界进行了长期研究，但并没有给出明确答案。

笔者才疏学浅，目前还没有时间作深入探讨。本书根据古籍记载，按照现代学者已有的研究进展，简要概述如下：

一、匈奴民族

匈奴民族是亚洲大陆产生的古老民族。匈奴种族、语族具有自身特点。从种族方面看，他属于蒙古人种。若细分，北匈奴（蒙古国、西伯利亚和西迁者）主要为蒙古人种之下匈奴种族类型中的古西伯利亚型；而南匈奴（漠南、黄河两岸）主要为蒙古人种之下匈奴种族类型的古华北型。关于匈奴语言族属，主要争议点是属于蒙古语族或属突厥语族。美国学者麦高文主张“应将匈奴语在阿尔泰语系中另立一语族即匈奴语族”①。公元前209年，冒顿单于击败东胡，建起东至辽河、西到葱岭、北达贝加尔湖、南界长城的匈奴汗国，形成“南有大汉，北有强胡”②的政治格局。匈奴民族不是单一成份，是古代北方多个游牧民族，也包括部分汉族长期融合而成的。

二、东胡族系

东胡是中原等地对秦汉时期匈奴以东地区民族及部落联盟的总称。这些种族属于蒙古人种的北亚、北极、东亚等亚种的混合类型，亦即蒙古种族类型。所操语言属于阿尔泰语系蒙古语族。秦汉以降先后登上政治舞台的民族有鲜卑、柔然、契丹、蒙古等。他们所建的见于记载的王朝或政权，分别是北魏（含其后的东魏、西魏；北齐、北周）、柔然汗国、辽朝（含其后耶律大石建立的西辽国、其后裔建立的后西辽国）、元朝［含成吉思汗子孙在其周边建立的金帐（钦察）、察合台、窝阔台、伊利汗国］。

---

① ［美］W. M. 麦高文著，章巽译：《中亚古国史》，第283页，北京：中华书局，2004年版。

② 汉·班固：《汉书》卷九十四，匈奴传第六十四。

因为蒙古人种在地球人口中数量居多，故对蒙古人种在面部的代表性体征作一概要介绍。原北京大学李济教授描述蒙古人种的特征是“杏仁状的眼，稍平的前额，多少有些凹陷的鼻根，宽广而突出的颧骨”[①]。美国人类学家卡尔登·孔恩（Carleton Coon）认为：“蒙古人这种独特的面部外形起源于最后一次冰河期中跟严酷寒冷的气候搏斗的需要，当时一个早期蒙古种群陷在西伯利亚东北部（乌拉尔山）的干冷地带。”[②] 在这样恶劣的气候下，“肺炎和窦室炎症把一切不适应者淘汰掉，而那些碰巧在窦部和眼部有一层厚脂肪组织保护并且鼻孔小的人，则比其他人更能在这种寒冷气候中适应而活得长久”[③]。李济先生通过抽样调查统计，初步结果为：“蒙古人双颧间宽 141～144 毫米，中国南部及日本人为 131～135 毫米，印度人 124～128 毫米”。[④] 气候论者假定：蒙古人种面型的进化是从智人第一次迁徙到新大陆后才开始的。豪厄尔斯教授指出：“蒙古人种的面型可能起源于公元前两万五千年到公元前一万年之间。他认为，这类体质特征的演进大概需要 600 代人的时间”[⑤]。

三、通古斯族系

通古斯最早起源于中国内地。最初专指 17 世纪居住在西伯利亚的鄂温克，自称鄂温克，其近邻雅库特人称其为“通古

---

① 李济：《中国民族的形成》，第 331 页，南京：江苏教育出版社，2005 年版。

② 同上。

③ 同上。

④ 李济：《中国民族的形成》，第 333 页，南京：江苏教育出版社，2005 年版。

⑤ 李济：《中国民族的形成》，第 345 页，南京：江苏教育出版社，2005 年版。

斯”，故俄国人亦称其为“通古斯”。中国汉文史籍中最早使用“通古斯”称谓的作者是何秋涛。他所著《朔方备乘》一书中指出：鄂温克“一作通古斯，亦曰喀木尼汉（堪），即索伦别部也，其俗使鹿”①。其后，通古斯一词被引入语言学领域，发现女真、满州、鄂温克、鄂伦春、赫哲等族语言在语音结构、词汇构成、形态变化等方面表现出相当大的一致性，因此将这个语言划为阿尔泰语系通古斯满语族，操这个语言的所有民族便称为通古斯人。通古斯所指是一个相沿发展的民族系统，一般在先秦时称肃慎，汉晋时称挹娄，南北朝时称勿吉，隋唐时称靺鞨（分粟末靺鞨和黑水靺鞨），辽宋时称女真，明及其后称满。通古斯族系构成蒙古人种之下与匈奴、蒙古并列的通古斯种族类型。目前，通古斯满语族主要包括中国的锡伯、满、鄂温克、鄂伦春、赫哲等族；原苏联有埃文基、埃文尼、那乃、涅基达尔、奥罗克、奥罗奇、乌德盖、乌尔奇等族。

四、突厥族系

突厥一词，至晚在《周书》卷二七《宇文测传》有载。突厥、薛延陀、回纥、黠戛斯、葛罗禄等均属突厥族系，也有说是铁勒支系，其语言属于阿尔泰语系突厥语族。关于突厥种族问题，目前尚有争议，多数学者认为他们在公元前5~6世纪渗入蒙古人种，“是高家索人种和蒙古人种相混合的特殊人种类型”②。突厥的发祥地在阿尔泰山南麓。公元552年，阿史那土门推翻柔然汗国建立突厥汗国，东至辽海，西至咸海，南至沙

---

① 参见光绪七年（1881年）畿辅志局刊本。

② 周连宽：丁零的人种和语言及其与漠北诸族的关系，见林幹编：《突厥与回纥历史论文选集》上册，第69~71页，北京：中华书局，1987年版。

漠，北至贝加尔湖。公元583年，突厥汗国分裂为东、西两个汗国，先后于公元629、657年被唐朝攻灭。东突厥归顺唐，西突厥沿北匈奴西迁之路进入欧洲，他们的后裔大部分迁入了今土耳其国。公元682年，归唐的东突厥贵族阿史那骨咄禄重建后突厥汗国，掌控漠南草原，公元745年被回纥人攻灭。唐贞观二年(628年)，在出兵攻打东突厥颉利可汗的同时，太宗招抚并册封游牧于漠北的东突厥薛延陀部首领夷男为真珠毗伽可汗。夷男遂在于都斤山（杭爱山北段）建立薛延陀汗国，646年被回纥等部落联合攻灭。回纥亦称回鹘、乌护、袁纥，均系Uyghur的音译。隋唐时期，他由药罗葛、胡咄葛、咄罗勿等九个氏族组成，故也称九姓回纥。主要在仙俄河（今色楞格河）、温昆河（今鄂尔浑河）一带游牧。唐玄宗天宝三年（744年），在首领骨力裴罗带领下，攻占后突厥汗国大片地盘，在乌德建山（今于都斤山）自立为骨咄禄·阙·毗伽可汗，建起回纥汗国。唐朝封其为怀仁可汗，第二年攻杀后突厥汗国白眉可汗。公元840年，回纥汗国被黠戛斯攻灭。黠戛斯在汉时称坚昆，南北朝时称结骨或纥骨，隋唐时称黠戛斯。黠戛斯发祥于叶尼塞河上游，先后受突厥、薛延陀、回纥统治。其首领阿热率众推翻回纥自立后，迫使回纥遗民西迁。在西迁途中，回纥遗民先后建立了甘州回鹘、于阗、高昌回鹘政权。继续西迁至中亚，建立了喀喇汗王朝。黠戛斯攻灭回纥八年后也陆续西迁至其故乡及天山地区。

五、藏羌族系

（一）藏语支

西藏地区自石器时代就有人类居住。其地与四川、青海、云南交界处也是多民族汇聚的地区。最典型的多民族聚居地是云南省的香格里拉地区。古羌人、鲜卑人等融入吐蕃民族中不在少数。羌人的历史十分久远。甲骨文及以后的古史都有羌人记载。《史记正义》引《括地志》云："临洮……亦古西羌之地……从临洮西南芳州挟松府以西，并古诸羌地也。"① 南北朝时期，河西秃发鲜卑迁移到青海、甘肃这一带。公元414年，西秦乞伏炽磐灭了秃发乌孤在青海乐都县所建的南凉政权，余众在樊尼率领下投靠北凉沮渠蒙逊。439年，北凉亡于北魏，"樊尼乃率众西奔，济黄河，逾积石（山），于羌中建国，开地千里……遂改姓窣勃野"②。窣勃野是吐蕃王室姓氏。吐蕃是南北朝至隋唐由西藏土著民和诸羌、鲜卑迁来的部落融合成的语族一致且具有高原特征的民族。该族所操语言属汉藏语系藏缅语族藏语支。从种族特征看属于蒙古人种的东亚类型。吐蕃民族自唐贞观三年（629年）兴建吐蕃王国，9世纪70年代分裂为阿里王系、亚泽王系、拉萨王系、亚陇觉阿王系。

（二）羌语支

汉藏语系藏缅语族羌语支的羌族如上所述历史较为久远。分为先零、烧当等20多个部落。他们从原居地逐渐东迁，乘前秦淝水战败之机，烧当羌姚氏于384年建立了后秦政权，后被东晋刘裕攻灭，遗民多融合于中原。未迁徙的党项羌，居住在"古析支之地"③，即青海河曲一带。隋唐陆续内迁至灵（宁夏灵武）、庆（甘肃庆阳）、银（陕西米脂）、夏（陕西靖边），乘唐末内乱和吐蕃衰落而崛起，李元昊于938年建立西夏政权，1127年被蒙古攻灭。

氐羌民族在考古界多数学者认为其源自炎帝部落，或至少有

---

① 《史记》卷六，秦始皇本纪。

② 《旧唐书》卷一九六，吐蕃传。

③ 《旧唐书》卷一九八，党项传。

炎帝部落后裔的参入。其部分族人口耳相传亦认同这个说法。按照传说和部分记载，炎帝略先于黄帝，但与黄帝、蚩尤基本上是同时代人而年长，今所谓“炎黄蚩”时代。《史记》记载黄帝“以与炎帝战于阪泉之野”[①]，“与蚩尤战于涿鹿之野，遂禽（擒）杀蚩尤”[②] 等两条史料可为证。上述史实不能不信，但也做不到精准掌握，如对阪泉、涿鹿的理解，后人就有许多不尽相同的解释，该信哪一个？但我们可以肯定地说，“炎黄蚩”是同时代人，黄帝先和炎帝战，后和蚩尤战，黄帝均获胜。至于阪泉、涿鹿究竟相当于现在的什么地方，多数认为在“上谷”。“上谷郡，秦置。莽曰朔调。属幽州”[③]，其下属有涿鹿县，《晋太康地理志》云：“涿鹿城东一里有阪泉，上有黄帝祠”[④]。《史记正义》之后案：“阪泉之野则平野之地也”[⑤]。这些问题只能由历史学家和考古学家作出精准解释，不能无根据推测。这里我们所关心的是炎帝被黄帝取代后，其所剩部众是全部归附黄帝还是迁徙到哪里去了？笔者认为一部分归附黄帝这是必然的，要不怎么能形成后人所谓“炎黄子孙”的说法呢！但没有归附者也肯定为数不少。这里需要强调的是，没有归附黄帝的人们仍然是“炎黄子孙”，因为他们本来就是炎帝部众的后裔，再说，《史记》在“少典之子”索隐下案：“国语云‘少典娶有蟜氏女，生

---

① 《史记·五帝本纪第一》卷一，第3页，北京：中华书局，1959年校点本。

② 同上。

③ 《汉书·地理志》卷28下，第1623页，北京：中华书局，1962年校点本。

④ 《史记·五帝本纪第一》卷一，第5页，【九】正义其后之引文，北京：中华书局，1959年校点本。

⑤ 《史记·五帝本纪第一》卷一，第5页，【九】正义其后之“案”，北京：中华书局，1959年校点本。

黄帝、炎帝'"①。按照目前存留的文献和传统认识，炎黄虽是兄弟，但获胜方统治中原，那么败落方的炎帝部众及其后裔大多迁徙至现今中国的西部地区。认为羌族是炎帝之后裔，亦有一定根据。《帝王世纪》云："神农氏，姜姓也"②。"姜"和"羌"在字面上可理解为牧羊之女和牧羊儿，故由此联系起来。这虽似牵强，但不无道理。羌族对于其族源的文化认同最为关键。近年人类学家和考古学家通过田野考察和考古发掘，从不同角度陆续证明现今聚居云南的彝、普米、拉祜、苦聪、景颇、纳西、阿昌、土家等族都是古羌族的重要分支或有羌人的参入，这个问题需要进一步研究和确认。

（三）彝语支

汉藏语系藏缅语族彝语支的彝族、白族，其直系祖先是乌蛮和白蛮。若再追溯其源头，他们都是羌、藏、汉、氐等族融合形成的。从种族角度看，他们都属于蒙古人种南亚类型。唐时，乌蛮和白蛮陆续在云南洱海地区联合建立六诏地方政权。7世纪中叶，吐蕃逐步侵占除南诏之外的其它5诏，只有南诏附于唐。唐开元元年（713年），玄宗为扶持南诏，册封南诏皮罗阁为台登郡王，开元二十六年（738年），又封其为云南王。在唐朝支持下，南诏逐步兼併其他5诏和大理地区而自立为王。因为彝族有本民族文字的历史久远，所以，其族源和谱系有考明的可能性。

---

①《史记·五帝本纪第一》卷一，第2页，【二】索隐其后之"案"，北京：中华书局，1959年校点本。

②《史记·五帝本纪第一》卷一，第4页，【一】正义，北京：中华书局，1959年校点本。

第二节　亚欧草原的匈奴医药线索

起源于内蒙古草原的匈奴是建立草原汗国最早的民族，可惜曾对世界产生重大影响的匈奴民族在当今民族谱系中不见记载了，但匈奴民族的后裔在欧亚广大地区是存在的，人口比例较大的如匈牙利、中亚等国和新疆地区。现存民族医药知识技术中哪些是匈奴民族创造的，一般很难找到例证。但就此是否可以论断匈奴没有医药知识呢？这是绝对不可能的。假如匈奴没有医药，那匈奴民族何以繁衍、强大？再说，详细梳理古代文献，还是可以发现某些踪迹的。

现举出几个例子，可见匈奴医药卫生之一斑。在内蒙古自治区巴彦淖尔盟乌拉特前旗小佘太秦长城的山体上存留有 4 处约计 70 余幅岩画，专家推测其大部分是匈奴岩画。这些岩画对了解匈奴历史大有帮助。1994 年夏，俄罗斯新西伯利亚考古队研究员娜塔丽娅在阿尔泰山深处，从地下 5 米冻土中，挖出一具肌肤尚存弹性的女尸。该女尸身着汉朝生产的丝织上衣，从保存完好的随葬品和葬地推测，应该是两千年前的女尸。我们且不去考究女尸为何人，更不去考证其为何民族，只据冰葬这一事实，可知在今新疆阿尔泰山一代生存的民族，其尸体防腐的医药卫生水平也相当高。另据现有考古成就可知，阿尔泰山（金山）在两千多年前就居住着乌孙、匈奴等北方游牧民族，考古队已经在这一地区发掘了 40 多座古墓，其大量出土器物都可证明是这些民族之遗存。虽然该地现多居住着哈萨克民族，整体上已无乌孙、匈奴等民族的踪影，但据笔者初考和在新疆阿勒泰地区调研，初步认为乌孙、匈奴亦是哈萨克民族的一个重要来源。另据相关记载，乌孙、匈奴等民族生产生活的主要方式是骑射活动，狩猎需要骑射，守卫部落领土需要骑射，战争更需要骑射。因此，跌打损伤、骨折出血是常有之事。乌孙、匈奴人抢救伤员的办法是就地及时挖成略大于伤员身高、身宽的坑道，坑内以绵羊粪充填至半满并点燃，置伤员于其上，可使失血休克的伤员苏醒。这个办法在李时珍《本草纲目》中亦有类似记载。笔者认为：绵羊粪点燃后冒烟升温而不出现火苗，其作用是保温。其烟使病员吸入后还可刺激呼吸中枢。这种原始纯朴的方法和以后草原民族采取的刨牛、马、驼腹将伤员纳其腹中以抢救的道理类同。当然，这些方法是否科学合理有待深入研究，但至少可以说明，匈奴等民族在长期的生产和生活实践中也积累有丰富的医药卫生知识。北匈奴长达数百年西迁过程中，在与欧亚大陆许多民族进行了交流接触，同时也作出了自己的重要贡献。南附汉朝的南匈奴，与中原民族进行了广泛的交流融合。1993 年，在内蒙古自治区伊克昭盟乌审旗境内，发掘出距今一千五百余年南匈奴所建立的大夏国文化遗存。之所以南匈奴称其所建国家为“大夏国”，是根据司马迁《史记・匈奴列传》之载：“匈奴，其先祖夏后氏之苗裔也，曰淳维。”① 在部分匈奴人心目中，他们是夏朝灭亡后不断迁徙至北方的遗民。大夏国是公元 407 年由匈奴的一支铁弗匈奴人首领赫连勃勃创建的政权，431 年被吐谷浑攻灭。其都城名“统万城”，东面 16 公里处有匈奴古墓群，现已发掘出不少文物。其中医药卫生文物尚未系统清理。

第三节　长城内外的鲜卑医药痕迹

在战国秦汉之际的蒙古草原尚存在匈奴、东胡两大部落。他们既相互依存又相互竞争，有融合亦有分化。匈奴至冒顿单于时

---

① 司马迁：《史记・匈奴列传》，第 2879 页，北京：中华书局，1959 年版。

打败东胡成为草原霸主，而东胡未融入匈奴的部落向东北迁徙，其中留居大鲜卑山的一支，后来称为鲜卑民族。鲜卑族在内蒙古大兴安岭嘎仙洞一带定居休养积蓄力量后，乘自西汉以来北匈奴长达数百年持续不断西迁之机，经过“九难八阻”，占据内蒙古草原，进而将其势力扩大到中原。从公元 386 年北魏政权的建立到 581 年隋文帝杨坚建立隋朝，鲜卑民族统治北方约近两百年之久。

鲜卑民族在与北方各民族以及中原民族的长期交流融合中，创造出许多医药卫生知识。由鲜卑政权组织开凿出的著名的云冈石窟、龙门石窟中曾留下许多反映医药卫生内容的痕迹，如龙门石刻药方等。当然，这些药方很难辨别出何者为鲜卑人所创、何者为汉人所创，只能断定是这一时期医药的综合成就吧！今人张瑞贤先生已对其中内容进行了初步研究，有一定进展。

契丹是东胡族系鲜卑的一支，兴起于内蒙古西拉木伦河和老哈河流域。10 世纪建大契丹国（947 年改称大辽国），前后持续 219 年。女真族灭辽后，耶律大石率领 200 余铁骑西迁，沿途不断扩充军队，在辖境包括西域和中亚一带建起了长达 80 余年的西辽国。13 世纪初，蒙古族扩拓疆土因而灭西辽国。存留的契丹人又迁至今伊朗南部，建立起“起儿漫后西辽王朝”又持续 80 余年，到 14 世纪时政权才告终结。契丹族之医药卫生习俗因革自鲜卑族。在建立辽朝之时，与中原医药进行了广泛交流。同时，西域和中亚的医药知识也不断传入辽地和中原。如西瓜本是西域之特产，约在 10 世纪初由契丹人引种至辽之辖区，后渐推广至中原等地。1995 年夏，考古人员在内蒙古自治区昭乌达盟敖汉旗羊山 1 号辽墓壁画中发现了西瓜图，这更证明辽代已将西域之西瓜引种到辽辖区之事实可信。辽和北宋医药交流比较频繁，医事制度亦和北宋大同小异。如北宋设太医局专管医学教育，而辽亦设太医局管理医药卫生全面工作，宋辽医药学术区分辨析也较困难。

第四节　突厥回鹘的医药文明

突厥民族兴起于阿尔泰山南麓和中亚地区。据《隋书·北狄传·突厥》记载其极盛时“东西万余里，控弦四十万”。其种族虽有争议，但多数学者认为是蒙古人种和高加索人种融合而成的特殊种族类型。不同时期和地域所称之突厥、薛延陀、回纥（回鹘）、黠戛斯、葛罗禄等都是突厥族系民族。突厥文字是北方游牧民族最早的民族文字，其文字用字母拼写，在阴山和乌兰察布岩画中仍留存有突厥文刻画痕迹。在蒙古国，至今保存有突厥《阙特勤碑》和《毗伽可汗碑》。突厥族对其他民族的文化产生过长期和持久的影响。突厥兴盛于隋唐时期，掌握有发达的冶铁技术，其先祖曾经是柔然人的锻工。突厥人实行火葬，其殡葬卫生习俗具有明显特点。“停死尸帐前，亲人走马绕帐7周，其中一人至帐门前用刀割破自己的脸，血泪交流，重复7次。择日，将尸体及平生所用器物、乘骑马匹一起焚化，收其骨灰。春夏死者，秋冬葬；秋冬死者，春夏葬。埋葬时仍实行走马割面仪式。葬毕，依死者平生杀人数立石标，并刻有其生平业绩”（见王大方《草原访古》一书）。石标多者则形成石圈，有的其中还置有石人。内蒙古草原常见有这种石人墓，如呼和浩特郊区石人湾现存的古墓，笔者判断应属于这类墓葬。

回鹘本和突厥为同一族源，但因突厥常奴役回鹘，故有不断的分分合合过程。唐贞观二十六年（646年），回鹘人配合唐军击败薛延陀，成为漠北的统治者并归附唐朝。唐在回鹘辖境内设置瀚海都督府，任命吐迷度为都督兼怀化大将军。682年，突厥人东山再起，建立后突厥政权，回鹘人则又回到其原来旧地甘州和凉州。745年，突厥人又被回鹘人攻灭，一部分西迁至今土耳其、中亚和新疆地区，还有部分留在蒙古草原。唐末至宋代，在新疆吐鲁番一带由回鹘人还曾建立起一个高昌或称西州的回鹘汗国，其国王称“亦都护”，后归顺蒙元政权。突厥和回鹘的医药卫生习俗基本上是一致的。他们和中原医药也有广泛的交流。

第五节　河西走廊的党项医药

西夏国（1038～1227）是党项羌族拓跋氏建立的政权。唐时，党项在吐蕃的统治之下。1032 年，首领元昊（1003～1048）的势力范围已扩大到陕北、宁夏、甘肃、青海、内蒙西南部。1036 年始，西夏人已仿汉字开始初步创造西夏文。1038 年，元昊称帝，国号大夏，都兴城（今宁夏银川市）。建立伊始，即命皇后一族的“野利仁荣”继续仿汉字并参考契丹文正式创制了西夏文字。曾用西夏文编出 12 卷“国书”。是时，西夏政府要求在其辖区内普遍推广使用其文，从元昊皇帝发布之诏令到翻译佛教经典之书，从官方文牍到民间书信，西夏文成为西夏政权机关和其属民通用语言的表述文字。为了方便其属民学习掌握西夏文，还组织编纂印行出《音同》、《蕃汉合时掌中珠》等工具书。因西夏处在丝绸之路要冲，东西文化交流激荡，其时文化水平在北方各民族中是最高的。西夏立国 189 年，1227 年为成吉思汗所灭。由于国家正史系列尚未修出汉文版的《西夏史》，既往存世的用汉文写成的有关西夏历史的书亦很少。清代有刊本《西夏记事本末》，其中记载了西夏时期的不少资料。近年陆续有反映西夏情况的书问世。

西夏文和汉文一样，属单音节词。其字也属于一字一音的表音文字。其笔划多在 10 划以上。构成西夏文字的要素是偏旁、部首。其造字方法主要采用汉字六书中的会意和形声。西夏字的会意和汉字会意的思维方式不同，如汉字之“秋”由“禾”与“火”两部分组成，而西夏文却由“禾”与“见”两部分组成，禾（稻），被看见时为秋天。另有许多带感情色彩的字，如“汉”字，西夏文由“小”和“虫”左右两部分合成。

西夏文字随着西夏的灭亡亦渐趋消失，但是，刻在居庸关内壁的文字（造塔记）至今仍存。“河北省保定市韩庄，现已发现两座佛教经幢，刻有长篇楷体西夏文字，年款为明朝弘治十五年（1502年）”①。这两座经幢，主要记载党项羌之历史，还有佛教“尊胜陀罗尼经”之抄录。这些经幢也证明，至晚在明朝弘治年间，西夏党项羌之后裔在保定地区还有存留。20世纪以来，欧州探险队在中亚不断发现西夏文献，其中最重要的是俄国考斯罗夫探险队在今内蒙古自治区阿拉善盟辖境即西夏黑城遗址发现了由骨勒茂才编译的《蕃汉合时掌中珠》一书。该书是汉语与西夏语对照的单词集，据此，目前已发现的西夏文基本上得到解读。随着西部大开发战略的实施，西夏故址的基本建设和考古工作不断推进，西夏文献也陆续有所发现，因此，研究内容亦愈来愈丰富。研究西夏医学史也具有可行性。西夏是与北宋、辽对峙的政权，宋辽时的文献中可以发掘出许多有关西夏的资料。汉语与西夏语对译的单词集《蕃汉合时掌中珠》，可作为工具书开展对西夏医药文献的深入研究。对西夏医药卫生方面的研究，依据现有文献，目前我们已知道其主要机构是中等司下设的“医人院”和在末等司下设的“制药司”。在出土的西夏文献中还陆续发现有不少的西夏医药方，这些为我们深入研究西夏医学体系提供了可能。

---

① 王大方：《草原访古》，第178页，呼和浩特：内蒙古大学出版社，1999年8月版。

第二章　部分民族医药卫生史料分析

第一节　方法论

一、问题的提出

当人类注重趋同性发展之时，往往容易忽略多样性。在现代医学飞速发展的今天，人类更应该关注民族医学。世界各民族在其发展历程中都积累有丰厚的医药卫生知识，全面系统地整理这些知识并使其发扬光大，不仅是卫生行政部门的职责，而且也是医药从业人员应尽的义务。民族医药内涵十分丰富，为不致使其失落，必须从调查收集材料入手。对于收集到的材料进行分析处理，最后形成的结果，应该有一相似的表达范式和表现形式。这一表现形式笔者认为应主要是编纂定稿的民族医药卫生志文本以及相应的影视民族志作品。

二、“志”的概念辨析

从文字方面考辨，“志”，即记，文字记录，如杂志、三国志等。志书，多数史学家认为出于“礼书”。刘知几认为：“夫刑法礼乐，风土山川，求诸文籍，出于三礼。”司马迁曰“书”，班固曰“志”。当然还有意、典、录、说等称谓。《史记》是第一部通古纪传体通史，其中设八书，可见书和志之内容相同。《汉书》是第一部断代纪传体史书，开始创设10志以取代书之称谓，后世修史多因循此例，无非志目数量不同而已，如《清史稿》列16个志。在纪传体史书中，志的功能相对于纪、传、表等是比较清楚的。“纪以包举大端，传以委曲细事，表以序列年爵，志以总括遗漏”①。所谓“总括遗漏”是相对于纪而言的，若脱开纪传体之框架而单独从文字角度区别“史”和“志”，便会产生麻烦，换句话说容易混淆。有人认为“志与史在结构上存在明显差异：史先纵后横，志正好相反……志是横断面的剖析，不宜写成专门史”②。“史体纵看，志体横看”，这一鉴别触及到本质，便于理解把握。还有人认为史志写作特点各有侧重。史倾向有述有作，重过程因果以形成逻辑，即先划历史阶段，然后叙述各方面情况；而志倾向考实记述，重典制事实确凿以备考，即先分门别类，再分别对各类依时纵叙其发展事实。史体允许议论，志体则“述而不作”。

笔者认为：上述两说从结构和写作角度的鉴别是实用可行的。另外，笔者从词的概念包容度和上下搭配角度分析，是否可以认为史应是志的上位、前位概念。这可据既往相关史书用词实例做出归纳。如以《史记》为例，记即志，史记即史志，这是前位概念，故《史记》中不再称志而称书。另如去今不远的《辽史》、《金史》、《元史》、《清史稿》等均在史下设志，而《三国志》下则不再称志而称书。这可说明史之下可设志，志之下不可再设史，志是史的下位或后位词。正由于有这一细微区别，所以，引申开来，反映局部或民族地区历史事实的书多称志，如省志、民族志、县志、地方志、乡土志，而很少称县史或乡土史。梁启超认为：“最古之史，实为方志，如孟子所称晋

---

① 唐·刘知几：《史通》卷二，二体第二，见《史通全译》，第39页，贵阳：贵州人民出版社，1997年版。

② 国家清史编纂委员会体裁体例工作小组编：《清史编纂体裁体例讨论集》，第168页，北京：中国人民大学出版社，2004年版。

《乘》、楚《梼杌》、鲁《春秋》”① 等，这一观点也反映出记述局部地区或民族地区史实多属志的性质。还如，记现代原本事实材料和实态的书亦多称志，如民族志。正因其所记均为客观事实，故有“当代修志”之说。

三、民族志概念辨析

民族医药卫生志编纂在世界范围内还很落后。因此，今笔者倡议编纂之时，首先也要辨明民族志概念，以防走偏。民族志是客观记述现存民族实态的作品，因而体现有现代特征。既然“志”是客观纪实性作品，那么，针对不同对象进行客观纪实，便可产生不同的“志”，如民族志、艺文志等。中国历代史家对修志都发表过众多议论。最有代表性的学者是章学诚。他说：“修志有二便：地近则易核，时近则迹真。有三长：识足以断凡例，明足以决去取，公足以绝请托。有五难：清晰天度难，考衷古界难，调剂众议难，广征藏书难，预杜是非难。有八忌：忌条理混杂，忌详略失体，忌偏尚文辞，忌妆点名胜，忌擅翻旧案，忌浮记功绩，忌泥古不变，忌贪载传奇……有四要：要简，要严，要核，要雅。”② 章氏的论述对修志具有普遍指导意义。具体的民族志编纂在中国历史上也是有积淀的。《史记》之后，两汉书地志中开始著录少数民族聚居之地，各正史设地志者相沿。常璩《华阳国志》、樊绰《蛮书》记西南民族但不同于地方志。明·田汝城《炎徼纪闻》是云贵湖广民族史事的重要著述。宋元明清地方志修撰一朝胜过一朝。清朝官修民族地方志有《西

---

① 梁启超：《中国近三百年学术史》方志学，第285页，太原：山西古籍出版社，2001年版。

② 清·章学诚：《文史通义》卷八，外篇三，修志十议，见《文史通义全译》，第1135~1136页，贵阳：贵州人民出版社，1997年版。

域图志》、《盛京通志》、《广西通志》、《云南通志》、《云南通志稿》等。纪事本末体裁先秦已有，但南宋袁枢《通鉴纪事本末》作为该体裁的第一部史书记有少数民族书目。明朝李化龙《平播全书》、郭子章《黔中平播始末》、杨寅秋《平播录》、马文升《西征石城记》、《抚安东夷记》、王轼《平蛮录》；清朝《平定朔漠方略》、《平定准噶尔方略》、《平定两金川方略》等均系有关民族史事的纪事本末史书。以历史主义视角看，上述作品虽有其实，即已具有志的品格且为民族事实，但尚未称作“民族志”。

所谓“民族志”一词，约从19世纪始被西方人类学者广泛使用。因许多民族可使用的文字资料不足，故必须以现实为切入点开展资料调研。田野工作是人类学的重要方法，而民族志则是田野工作的重要结果。既然称“民族志”，那么必有“志”的属性，这个属性就是客观真实的记述，与中国传统史学对“志”的要求是一脉相承的。自英国人类学家马林诺斯基的《西太平洋的航海者》开创了写实性民族志先河后，1982年马尔库斯和库斯曼写了一本《作为文本的民族志》，论述了作为现实主义民族志撰写的9个方面特点，即“（1）民族志的叙述结构是全貌的民族志，逐一考察文化的组成部分或社会组织，提供关于地理、亲属关系、经济、政治和宗教等方面的详细图表；（2）民族志作者不是以第一人称的形式出现，而是作为一个权威叙述者在叙述客观的事实；（3）个人的存在通常被埋没了，取而代之的是创造了一个规范的角色模型；（4）提供地图、图表和照片作为‘真的到过那里’的象征物；（5）分析时空坐落或发生的事件，从而来表述真实生活的细节；（6）提供资料，并忠实地表述当地人的观点；（7）写作风格趋于一般性的描述，而不是对个别事实进行细致的探讨，被研究的个别事项（仪式、婚姻、政治组织等）很少具有个性，而是具有典型性（典型的仪式、典型的婚姻、典型的乡村委员会等）；（8）使用专业术语；（9）

对土著的概念加以注释”①。由上述论述可知，不论是中国古代反映民族史事的志书还是现代西方人类学家通过田野调查产生的民族志，其本质都是纪实作品。无非西方学者在遵循修志本真的基础上，结合田野工作实际又具体化而已。随着现代影视技术的发展，写实性民族志文本又可以影视手段表达，故产生出大量影视人类学作品或曰民族志影视作品。

四、国家边界和民族边缘

天、地、人、海本应是一整体，但因政治原因而形成不同政权的领空、领土、国民和领海。中国自战国及秦始皇构筑长城以来，一般把长城以北的领土统称为塞外。顾名思义，塞外生存的人民，传统认为是塞内民族之外的异民族。其实，中国北方、西方、南方的民族融合自远古及夏商周三代就早已在进行着，无非记载不详而已。自先秦以来，因各种原因引发的连续不断的民族融合，留存的遗迹、文物和文献使我们逐步看清了民族融合的轨迹。以此轨迹，我们也可逐步理清不同阶段中国（华夏民族为主体形成的中华民族共同体）的边界，也可大概说明不同民族的边缘。

生活在地球上的人类，历史上族群繁衍不断、迁徙不断、融合不断，这是一个基本事实。相对来说固定在某一地区生存，产生共同语言，形成共同生产、生活习惯且在体质、文化上形成某种特征，这也符合实际。尽管有些考古学家如北京大学李济教授以人的颅骨尤其以颧骨距离辨别是否为蒙古人种，取得一批统计数据，但因样本数量有限，研究条件所限，尚未得出完整准确的

---

① SeeGeorqe E Marcus and Dick Cushman，“Ethnoqraphies as Texts”，Armual Reuiews，见庄孔韶《人类学概论》，第 382 页，北京：中国人民大学出版社，2006 年 7 月。

结论，只显示有某种倾向。笔者认为：历史上因人类不断迁徙融合，有绝对相同特征而纯一的民族，目前很难找到，有待遗传基因等学术发展加以验证。但在特定时空近似模糊地确定民族边缘还是可行的。就华夏民族而言，其边缘也经历了不断变迁过程。其他民族边缘情形和汉民族大体相似。

五、材料发掘和田野调查方法

因民族志所用材料一般来说是目前存在的实态资料以及和这种实态相传承衔接的历史传统资料，所以资料发掘除传统史学中所涉及到的常用方法外，主要突出强调口述史方法的运用。因为文物文献资料收集是大家所熟悉的方法，而口述史方法虽也知晓，但并不见得能合理使用。孔子《论语·八佾》篇中首先提出“文献”一词。其中“文”指文字记载，而“献”则主要指贤者提供的口碑史料。即使在人类学中，早期具有口述资格者也多选社会精英。这是为什么呢？因为口述史带有重构性质，口述者遗漏史实或有故意隐瞒情节，常使史料失真，所以，在使用该法时务必慎重，切忌风闻言事。

至于田野调查问题，这不仅是人类学家常用重要的方法，而且也是社会和学界应普遍遵循的方法。毛泽东主席曾经说过：“没有调查，就没有发言权”。实事求是思想作风的形成，首要的方法就是调查研究。田野调查的成效判定是民族志资料准确程度的标志，其目的是从杂乱的社会生活中提升出规则，构建出文化框架。对于民族医药卫生志来说，即是从民族地区的医药卫生实际状况中概括出客观存在的围绕生老病死问题的乡规民约及相关问题约定俗成的规则或框架。人类学家现常用的方法据庄孔韶先生《人类学概论》介绍有：“（1）观察法，包括直接观察法和参与观察法；（2）访谈法，分为非正式访谈和正式访谈，正式访谈又可分结构性访谈、非结构性访谈和个人深度访谈；（3）

抽样法，常用简单随机抽样、分层（分类）随机抽样、主观抽样等法；（4）谱系法，是收集家谱编成系谱表以解开人群分类”等。如从医药卫生角度可观察遗传性疾病情况；（5）个人病史，以个人病史为切入点，了解个人与家族及周围人群争取健康付出的努力，包括医药卫生措施等。

六、编纂要领

（一）内容

章学诚指出：“盖政教典训之大，自为专书。”[①] 他认为“迁、固书志，采其纲领，讨论大凡，使诵习者可以推验一朝梗概”[②]，讲到了修志内容的本质。从司马迁到章学诚，历代史家通过长期探索，多认为志书内容应“记国家大体”即典章制度。本次新修《清史》，志书内容亦框定在典章制度这一层面上。对于民族医药卫生志来说，不仅要记述国家卫生制度在本民族地区的实施情况如计划生育、卫生防疫等，还要更加深化和细化地将民族地区存在的先医崇拜；乡规民约中的医药卫生条款；民间民俗中有关医药卫生实态如村寨医疗、防疫习俗、野生家种药材、婚姻生育、殡葬、饮食、环境居处、个人卫生等内容应予以客观反映。

（二）结构

“事以类从，依时叙事”，这八个字被纂修清史典志的学者称为“八字宪法”。笔者认为也是民族医药卫生志编纂应予以遵循的则例。“事以类从”，反映了志书首先必横向分类的属性，

---

① 清·章学诚：《文史通义》卷七，外篇二，亳州志掌故例议上，见《文史通义全译》，第1086页，贵阳：贵州人民出版社，1997年版。

② 同上。

即将所记内容分门别类，各类目应是平行关系。“依时叙事”，反映了志书在首先横向分类后，对各类目纵叙其发展的属性，即以本类事物发生的先后顺序展开记述。这种先横后纵的结构和史体的先纵后横相区别，彰显了编纂典志的根本方法要领。再展开些说，“类贵周全，务求层次分明”，这是对横向分类的要求，即类目设置在整体上应考虑周全，不得以偏概全；所表达的意思，既要层次清楚，又要具有一定的逻辑关系，即章学诚所谓“忌条理混杂”。“叙求通贯，重在因革变化”，这是对纵叙发展的要求，即所记事实要前后连贯以反映因革变化，忌支离破碎，不成体系。民族医药卫生志的编纂，不仅要把握上述结构要领，而且要设计好结构性访谈框架，做好田野笔记等。

（三）写法

“述而不作”是编纂典志的写作要领。修史可有必要的议论，有述有作；而修志则不然，其理想境界恰为“述而不作”。当然，任何作品都不可能把述作分得那么清楚或限制得那么机械，无非就史和志相区别而言，各自有所倾向而已。在现存历代志书或现代民族志作品中，绝对没有议论，这也是不可能的。编纂志书也可“寓褒贬于记事之中”，当然不能偏尚文辞。这种褒贬之情应融于材料的考订、辨析、取舍和文字表述中，以达到章学诚所谓“简、严、核、雅”之境界。“民族志既是一种研究的方法，也是一种文化展示的过程与成果”①。民族医药卫生志编纂，既要符合“志”的属性，又要符合民族志个性。这一个性即其具有的现代特征。具体说，不是对田野观察到的医药卫生事实的罗列，而是由一系列经过选择的真实构成，各事之间要形成

① 庄孔韶：《人类学概论》，第381页，北京：中国人民大学出版社，2006年7月。

逻辑结构，志之前后始终要反映出因革变迁脉络。

七、文化展示

文本民族医药卫生志编纂是其他文化展示形式的基础。在文本基础上，利用现代技术开展形式转换，不仅可行而且必要。1895年，雷格纳特拍摄了沃洛夫妇女制作陶罐、舂米等影片作为开端，逐步建立了“正在消失的人”的电影档案。民族志电影的推展实践开始于20世纪50年代。影视方法通过镜头所成图像可以寻求新的理解形式，而且也方便交流。文本和影视具有相通性，但不是绝对等同的。因为影视中的旁白语言表达应通俗易懂且要考虑与影视美学、艺术的匹配协调，所以与单纯文本语言有一定差别，二者应是互补互动的关系。影视民族志一般有解说、观察、真实等形式，借助影视手段，可促进民族志的科学研究和交流沟通。

八、结论

民族医药卫生是整个医药卫生事业的重要组成部分。民族医药卫生志编纂是开展民族医药科研、交流和各项工作的重要途径。民族医药卫生志既具有“志”的属性，也具有“民族志”的个性。民族志的个性体现在传统志书向现代变迁的倾向、史学和人类学在修志方法上的结合、文化展示层面文本和影视手段的互补等。以此个性指导民族地区医药卫生志的编纂展示，对于推动民族医药卫生事业发展必将起到十分关键而重要的作用。

第二节　西藏医药卫生史料分析

一、概述

西藏自治区，简称藏，“习称‘西藏’。西，是汉语词，指方位；表示在中国国内的地理位置。藏，是藏语词的音译汉字，为历史上称之‘乌斯（思）藏’、‘卫藏’的略写。实指西藏地域上习惯之分的后藏（日喀则地区一带），有‘纯洁’、‘干净’的含义。西藏，是汉、藏语混合地名。远古境内土著居民与羌族等融合发展为藏族，逐步形成清域、向雄（象雄）、娘若、尼洋等部落”（据邵钦权《卫藏揽要》摘要概述）。公元前350年左右，出现了西藏历史上第一位赞普，即聂墀赞普（见陈炳应等《古代民族》）。唐时松赞干布正式建立吐蕃王朝。宋时称西藏为西蕃。从元代始西藏正式成为中国的一个行政区域。“元在西藏设吐蕃等处、吐蕃等路、乌思藏纳里速古鲁孙等三路宣慰使司都元帅府，隶属中央宣政院。明朝仍称乌思（斯）藏，设乌思藏、俄力思军民元帅府和朵甘司行都指挥使司管辖西藏及青海等藏区。清朝进一步加强了对西藏的治理，文书往来频繁，但对西藏的汉文称谓有一个变化过程。……成为定制在拉萨设置驻藏大臣，始于雍正五年（1727年）。驻藏大臣督办藏内事务，与达赖、班禅共同协商处理政事，统辖卫、藏、喀木和阿里四区的营、城、呼图克图。康熙二年（1663年）始称西藏。乾隆十八年（1753年）公布《钦定西藏章程》。民国时在拉萨设立蒙藏委员会办事处”（据邵钦权《卫藏揽要》等摘要概述）。

西藏号称“世界屋脊”。珠穆朗玛峰是一个极点，被称为与南极、北极齐名的地球“第三极”。北有藏北高原，东为高山峡谷，即横断山区。南有喜马拉雅山，有深达5382米的雅鲁藏部大峡谷。拉萨、日喀则、江孜为中国历史文化名城。布达拉宫为世界文化遗产。

由于西藏具有独特的地理环境，所以，藏民在处理人与自然的关系、人与人之间的关系、人自身存在的身心之间的关系方面都和内地以及其他民族有不同之处。所以认为西藏是一个神奇的地方，不仅因该地具有神奇的自然物质如冬虫夏草等，而且还在认知方式上具有独特的智慧，如医算方式等。由于地理的原因，历代中央政府与西藏的关系比较特殊，但西藏是中国的一部分，藏族是中华民族大家庭中的重要成员这个事实不能改变。藏医学和中医学、蒙医学、维医学、傣医学等都是世界传统医学的优秀代表，在治疗心因性疾病方面更具有高深的学问，在调动人体自然疗能方面具有很大潜力，尤其需要发扬光大。

二、风俗

关于西藏风土人情的藏文史籍较多，但汉文译著较少。民国期间学者邵钦权著《卫藏揽要》，可谓是介绍西藏风俗较好的书，最起码为后人提供了部分史料。该书第三卷风俗记载：藏区“法因俗制，礼本人情，习惯为法律渊源，学者称政治本风俗习惯而成立者以此。然政治既系人民所月累岁积风俗习惯之产出物，则离民情而谈政治，或不知民情而言政治，可乎哉?”① 这一记载，说明在藏地行得通的政治举措多来自于西藏习俗，换句话说，脱离当地风俗习惯的政治是不可行的。接着他举例“如英之不成文宪法，利用政党内党阁；日之君主立宪，载明万世一系；以至法美之共合（和），德瑞之联邦，国家重政体各殊者，实重风俗习惯沿革上具有特种之性质。东西各国，纵令于种族同重，所处之地域同，语言文字同，独不能强以政治之必同，亦习俗为之也”②。这些例子均说明，各国或地域性政治必须适合本国或本地之实情，不能照般硬套。尤其拿来主义在民族地区更行不通。这个不成文的规则贯穿于古今中外。西藏更具有代表性。

近代以来，世界各地人民十分关注西藏的发展情况。“西

---

① 民国·邵钦权著：《卫藏揽要》第3卷，风俗，总第73，《中国方志丛书》，台湾出版社，民国六年抄本影印。

② 同上。

藏，号称20世纪秘密之国，不可思议之乡，东西洋各国长于学识，富于冒险性之人士入藏而探险者，接踵而来。不十年间，则所谓秘密国，亦将变而为门户洞开地也”①。上述记载说明，自清末以来，随着东西方科学技术的发展，尤其是交通、航海事业的发展，许多有识之士试图对西藏这个世界人民向往的神奇地域进行发掘解密，但限于条件，没有多大进展。民国期间，孙中山先生提倡“五族共和”。1912 年 1 月 1 日，南京临时政府成立，孙中山就任临时大总统，执掌国家政权。在《临时大总统宣言书》中提出五个统一，其中第一个统一就是“民族统一”。他指出：“国家之本，在于人民。合汉、满、蒙、回、藏诸地为一国，即合汉、满、蒙、回、藏诸族为一人。是曰民族之统一”②。自民国以来，东西方人士络绎不绝地赴藏考察，西藏神秘之处部分被揭开。中国共产党实行民族平等、民族团结的政策，使全国包括汉族在内的56个民族紧紧地团结在党中央周围，形势为之一变。近年，一条“天路”进藏，不仅给藏族同胞带来安康，而且加深了人们对这片神奇土地的认识。

从人类学角度分析，按照西方多数专家的观点，藏族亦属于蒙古人种。《卫藏揽要》的作者亦认为：“西藏之人种，蒙古种，居重大半亦称图伯特种。”③ 这个认识并没有民族之间相互隶属之意，更没有民族不平等之意，而仅仅是学界关于人种学的一种较通行的分类方法而已。在对待人类的迁徙入藏问题上，西藏具有自己独特的风俗。“西藏惯例，如吾内地人之赴藏者，无论官

① 民国·邵钦权著：《卫藏揽要》第3卷，风俗，总第74页，《中国方志丛书》，台湾出版社，民国六年抄本影印。

② 孙中山：“临时大总统宣言书”，1912 年 1 月 1 日。

③ 民国·邵钦权著：《卫藏揽要》第3卷，风俗，总第75页，《中国方志丛书》，台湾出版社，民国六年抄本影印。

民，一概不（准）携带妇女。故驻扎西藏之官吏及商人等侨者，皆娶土人之女为妇，是以近年以来，凡西藏之接近内地及都会之处，混合种日见重（众）多，而固有种族日见重少。总计西藏之人口约在六百（万）之数”①。这个材料虽然不是当今官方统计的材料，但我们可以看到在民国年间的西藏人口概况。西藏自古就以土著民为主，但不能否认多民族杂处融合的历史事实。历史上古羌族本来就是藏族的主要族源之一。以后，鲜卑族与藏民共居融合的时间亦不短。蒙元时期，蒙古人与藏地土著民再度大规模融合，形成藏蒙民杂处融合的格局。有清一代，藏蒙满族也有不同程度的融合，导致形成藏区人民以藏族为主多民族和谐共处的格局。

在西藏之西端，亦有不少人民迁入藏区。因开始迁入时，他们的劳动技能具有某种特点，故在职业的选择上亦有某种倾向，如“自泥（尼）泊尔、不丹地方移居于西藏者，稍具有移民性质。察知西藏人民多嗜好珍奇之品物，故大半在拉萨各处为铜、银、锡、玉石之细工。（其）金、银、铜、锡、珠玉缝箔及妇女各种首饰等一切制作物，无不极其精致，其于人物、花卉、山水之雕镂、判刻亦惟妙惟肖，与内地同一，故甚得西藏土著之欢迎，而广为畅销。此等居民，风俗与他种族相较，自有径庭；惧（重）一般仪式上，情况则与西藏土民无甚差异云”②。这一记载充分说明，西藏土著民除与羌族具有族源上的关系外，与鲜卑、蒙、满等民族不断交流融合亦是一个基本事实。此外，该族还与尼泊尔、不丹移来之民和谐共处。移民逐渐适应藏地风俗而生存

① 民国·邵钦权著：《卫藏揽要》第3卷，风俗，总第76页，《中国方志丛书》，台湾出版社，民国六年抄本影印。

② 民国·邵钦权著：《卫藏揽要》第3卷，风俗，总第77页，《中国方志丛书》，台湾出版社，民国六年抄本影印。

发展，经过通婚，亦逐步变成了藏民。由此看来，蒙古人种本来是区别高家索人种或黑人的，他自身是广大的亚洲人混血而成的人种。汉族虽人口众多，但亦是由许多原始部落的人群长期不断融合混血而成的。同理，藏族亦通过长期与其他兄弟民族交流融合，形成今天具有混血性质的较大民族。是故，现在的蒙古人、羌人、藏人、汉人、满人、壮人等在体质因素上可能具有较大的相似性。

民族服饰本来是民族风俗的重要组成部分，亦是反映民族文化传统的重要侧面，因而我们对其亦作一番分析，以揭示服饰文化与医药卫生文化的某些相互关系。“西藏人民之衣冠，因等级而生差异。如达赖喇嘛及班禅额尔德尼之冬帽，均以氆氇羊绒制成，（其）形式，上尖下大，彩色尚黄；夏帽形同内地之竹笠，以金色之皮制成。衣服有内衣、外衣之分。内衣为氆氇所制成，状似半臂外衣，系紫色羊绒所做之单衫，以帛缚于其上。足着（华）靴，……束帛带，无论春冬秋夏，皆露半臂”①。这一描述，反映出西藏上层领袖在服饰上反映出的高贵地位，对普通藏民来说，衣着这种服饰是可望而不可及的事。正是这一描述，我们亦可推断，世居这样高贵地位的人们，因服饰较为适应当地最为不利的自然气候变化，养尊处优，可能因外界自然气候因素而患的疾病较少；而相应地亦可推断，不具备这种条件的藏族贫民，则因自然气候因素变化而患的疾病较多。

至于达官贵族之服饰，亦很有讲究且有等级之分，惟有精细粗之别而已。这些官员虽比起达赖和班禅来地位稍低，但他们衣食基本无忧，所以亦不易患自然气候变化引起的疾病。至于一般

① 民国·邵钦权著:《卫藏揽要》第3卷，风俗，总第81页，《中国方志丛书》，台湾出版社，民国六年抄本影印。

藏官的服饰，“除佩刀一种特殊之妆饰外，恰似妇女之装束”①。这些官员所以和妇女服饰相似，是因为西藏妇女之服饰比男人讲究。一般男性藏民，多穿大领无缘之袖衣。所用材料，因贫富不同而精粗程度亦有别。

西藏妇女不仅服饰比男性讲究，而且对头发的梳理装饰比起西洋人亦不差。请看下面一段史料。“西藏人民之爱惜头发，亦不让东西洋之妇人云。西藏妇女二分头发，各自为束，其状如绳，垂于脑后。以蓝布细者为妙，因藏中妇母辫上喜重宝、明珠之属，故重结束，不可不坚，又不（仍）不细也。处女未定婚之时，脑后垂一辫；受聘以后，则戴夫家所（备）定之装饰昌（品），及重（出）嫁后，则不复结为辫矣。”② 这段记载客观真实地反映了藏族女性在不同阶段对头发的梳理风俗，这不仅对了解藏地的民俗文化具有重要意义，而且亦可围绕妇女健康与头发梳理习惯有无关系开展研究。

关于已婚妇女的服饰问题，其颜色花样形式我们暂且不论，就所佩带的物质性装饰和健康有无关系值得考察。如“重妇母家居……手带金银宝石手钏；指带金银宝石指环；耳垂金银宝石耳垂，耳垂上又串缀珍珠，垂掛两肩；胸上部排有数寸长之银镶珠石。至右手所戴之砗磲圈，宽约二寸，自幼即行著带，逮乎老死亦未尝稍脱；平时任（其）磨尽乃已，至盖取义，以为如此而行，则死守后可以防道路之迷失云。”③ 这段史料描绘了已婚妇女的器物佩带，但究竟与健康，尤其与防止迷路有无关系，亦

---

① 民国·邵钦权著:《卫藏揽要》第3卷，风俗，总第81页，《中国方志丛书》，台湾出版社，民国六年抄本影印。

② 同上。

③ 民国·邵钦权著:《卫藏揽要》第3卷，风俗，总第82页，《中国方志丛书》，台湾出版社，民国六年抄本影印。

当深入研究，笔者不敢臆测和妄断。

老年绝经妇女的服饰与婚姻卫生有一定关系。“若夫一般老妇，无贵贱贫富，额上均戴有一绿色松尔石，光辉夺目，谓之白玉。凡老妇戴此白玉之日，亲戚朋友有知之者，悉来庆贺。重度贺之原因有二：一谓西藏妇母厌恶生育之昔，（养）至额带白玉之日，必属断绝月经之时。月经现断尚然，无复有生育之时，故贺。一谓西藏人民事佛之心甚殷，凡妇母至额带白玉之日，必属月经不复来，淫（心）可从此厄灭殆尽。自前以往，当然处心事佛，不以淫念消灭佛念，故亲友往贺如云焉。”① 这一记载说明，绝经后的老年妇女，因其可以专心事佛，没有淫意，便可受到人们的普遍尊重。这个风俗对其他民族老年绝经妇女卫生具有一定的启发和资鉴意义。

珍珠是西藏人民喜爱的饰物，“富贵家中之妇母，均带珍珠，帽亦颇为藏中居民所不取。盖此帽以木为盾，重形如笠，内漆以朱江，外则以金镶之，松尔石为顶，周围密缀珍珠，重佛格纹，值千金。又念佛珠及护身佛之属，无人无之；重材料或青金或珍珠，因贫富而异”②。现代，藏族制药企业先后以珍珠为主药，研制成各种药品，这自然有其药理根据，但装饰佩带珍珠对人体有何作用，特别是有无健康作用，亦可深入研究。

上述史料看起来与医药卫生没有太大的关系，但通过介绍藏民的服饰文化，我们可以看到藏民服饰凝结着的等级差别，亦可看到藏民的文化行为。更重要的是，透过这些现象，我们亦可以看到该民族的思维路径。至于藏民经常佩带的器物，对人体有无健康作用，这需要具体深入研究后才可以得出结论。不过，通过

① 民国·邵钦权著：《卫藏揽要》第3卷，风俗，总第83页，《中国方志丛书》，台湾出版社，民国六年抄本影印。

② 同上。

对上述史料分析，对我们了解其医药知识体系，尤其是卫生习俗亦是有启迪意义的。

三、宗教、政治

宗教和政治本来与医药卫生没有直接的关系，但有相互影响的作用。藏民多信仰佛教，藏医学的思维和表达形式中自然留露着佛教影响的痕迹。如佛教有“五明学”，其中之一是“医方明”，是有关医药卫生方面的知识体系。而在藏医学中，和医方明相似的认识不在少数，是故，亦有人把藏医学称为“佛教医学”。由于西藏这种特殊的地理位置，在宗教信仰方面，“其人民无一不从奉其教，究其实际，不过一特别之佛教也。其教之起原，本取式于印度佛教；曰喇嘛教者，取印度佛教之形式，而覆以彩花，饰以宝石者也。此外，如回教、基督教为一小部分人民崇信之”[①]。由于佛教五明中的医方明是有关医药卫生的内容，故佛教医学在佛教传播之地自然有所影响，如西藏、蒙古地区盛行喇嘛教，所以，藏医学、蒙医学体系中必然带有佛教医学的色彩。关于这个问题，现在已经有专门学者在开展研究。

在政治上，西藏多实行政教合一的体制，但政或教都需经济税收支撑。西藏税收历来要求“税额宜精密稽核，不足则速探其原，研究补助之；有余必求其征收之。无使病民以病国”[②]。元明清直至民国期间，由于中央政府对待西藏的政策不大相同，所以有时支持力度大，有时较小。新中国成立后，中央的民族政策好于以往任何时期。在当地财政税收入不敷出时，中央财政多

---

① 民国·邵钦权著：《卫藏揽要》第4卷，宗教，总第87页，《中国方志丛书》，台湾出版社，民国六年抄本影印。

② 民国·邵钦权著：《卫藏揽要》第4卷，宗教，总第130页，《中国方志丛书》，台湾出版社，民国六年抄本影印。

给予补贴。

西藏虽是政教合一体制，但在历史上的表现形式不尽相同。其治理之权“自唐以来，皆操于僧侣之手；今则无论僧俗，在前藏者悉受命于达赖，在后藏者，悉受命于班禅。其都府所在之寺院，藏语谓之‘珠克特亨’，以僧为官，即其中判断民事，俨然如内地之衙署。西藏系我属地，素设有驻藏大臣，正副各一人，镇守其地，每三年一更替。其达赖承袭及藏官简授，驻藏大臣尽有主持之权”①。

至于西藏政权和蒙古政权、满洲政权的关系，当在蒙元时期和清代表现的最为紧密。西藏自古以来就是中华民族大家庭中的重要成员。蒙藏交往的历史也颇悠久。据藏人巴俄·祖拉陈瓦于1564年所著《智者喜宴》之记载，蒙藏交往从成吉思汗时代即已开始。蒙元时期，西藏正式成为中央政权的辖区。到清代，“西藏与蒙古、青海同为藩属，即我国西南隅领土之一部，在前清中央设有理藩院（现改为蒙藏院）以统辖之；其地派有驻藏大臣，以镇抚之。非纳贡国之专纳贡方物于上国，而上国对于其国之内政外交毫不与闻者可比，……先西藏既不能为国，则其政治之活动，除地方自治权外，一切应受我政府管辖。故达赖喇嘛、班禅喇嘛之选出，由驻藏大臣监同吹忠，掣签以指定。西藏官吏黜陟之权与（先）财政权、稽核之权、军政分配之权、外交主持之权，悉操之于驻藏大臣之手。缘斯而谈，则西藏为我领土之一部，已彰彰在目；若他国起而与之直接交涉，是则违背公法，甘冒不韪者矣”②。

---

① 民国·邵钦权著：《卫藏揽要》第5卷，政治，总第147页，《中国方志丛书》，台湾出版社，民国六年抄本影印。

② 民国·邵钦权著：《卫藏揽要》第5卷，政治，总第148~149页，《中国方志丛书》，台湾出版社，民国六年抄本影印。

为什么蒙藏的关系一直较为融洽，这是由历史的友好积淀形成的。“西藏政治向尝以藏（王）参预。迨元世祖征服西藏，擢番僧发（巴）思巴为帝师，赐以玉印，使统辖全国释教，兼为西藏番主；而法王之势益大，西藏政教合一之基础益固。”① 有元一代，蒙藏之间一直保持着友好关系，这与八思巴的作用分不开。在这一时期，喇嘛教亦传入蒙古地区，佛教医学亦随之在蒙古草原开花。这个医学体系和蒙古人民原有的医药知识结合，逐步建立起蒙医药学术体系雏形。藏蒙医药学术因都受到藏传佛教中“医方明”思想影响，故都称之为“佛教医学”。

明清时期，西藏与中央的关系亦保持着良好状态。“明永乐、成化间，番僧宗喀巴创兴（喇嘛）教，藏民归之。及宗喀巴示寂，有达赖喇嘛、班禅额尔德尼二大弟子互争为主。其后达赖、班禅裂藏地而分治，西藏政教合一之力较前尤甚。其继世之藏王，如同虚设耳。……清雍正初年，遣大臣驻藏，监督藏务。……至乾隆五十有七年，因平定廓尔喀之结果，为之厘定新章，藏务统归驻藏大臣办理，实为政教分离之始。”② 这种分离，对于加强清廷对西藏的控制曾起到一定作用，但对宗教僧侣来说，亦有负面影响。

满清肇基之初，只设有蒙古衙门，主要协调与蒙古的关系。因全国政权尚未取得，故对西藏事务暂未予涉及。“至崇德三年改为理藩院，置承政……顺治原（元）年改丞政为尚书，改参政为侍郎。十六年以礼部兼任其事务。后以蒙古部落众多，关系渐繁杂，兼任不能办事，至十八年始为独立之官所，其官制之体

---

① 民国·邵钦权著：《卫藏揽要》第5卷，政治，总第149页，《中国方志丛书》，台湾出版社，民国六年抄本影印。

② 民国·邵钦权著：《卫藏揽要》第5卷，政治，总第150～151页，《中国方志丛书》，台湾出版社，民国六年抄本影印。

裁，准于六部之例。又理藩院尚书亦照六部之例，入于议政之列。”① 此时所谓理藩亦主要理蒙藏事务。清廷虽然承认回族等民族的存在，但既没有单独设置自治区划，也未在理藩院作为重要事务予以重视。壮族虽然人口众多，但在清代亦没有设置专门区划。“迨光绪末年，又改理藩院为理藩部，其官制之组织，一如其旧，未行改革。理藩院置尚书一人，左右侍郎各一人，额外侍郎一人；……尚书及左右侍郎，不分满蒙，均可任用；额外侍郎以蒙古贝勒、贝子之贤者任用；郎中同于六部清吏司，即分局之长，各分担其院务，分为左（下）之六种……（即）族籍清吏司、五会清吏司、典属清吏司、柔远清吏司、练远清吏司、理刑清吏司。”②

西藏人民的饮食卫生习惯在长期的高原缺氧状态下形成，具有特点，此处不展开论述。但藏区外新迁入的民众或军队对于西藏气候环境的适应方法可为今人提供资鉴。哪些方法可以引以为鉴呢？一是感到头晕则需平躺；二是少量多喝开水；三是悠闲行事，切莫急躁；四是多开窗通透，少封闭洗澡。“药品之备带：西藏所有药品，其名称与内地易，而药性亦不易（知），未可轻用。（进藏）之时须备带药品，以防不虞”③。关于食物之准备，粮食之采买，“军人出关以后初食糌粑及杂粮，每患腹疾，必与内地之米兼而食之。其米与打箭清溪商包买为妙。”④ 这条史料

---

① 民国·邵钦权著：《卫藏揽要》第5卷，政治，总第151页，《中国方志丛书》，台湾出版社，民国六年抄本影印。

② 民国·邵钦权著：《卫藏揽要》第5卷，政治，总第152页，《中国方志丛书》，台湾出版社，民国六年抄本影印。

③ 民国·邵钦权著：《卫藏揽要》第6卷，兵制，总第191页，《中国方志丛书》，台湾出版社，民国六年抄本影印。

④ 民国·邵钦权著：《卫藏揽要》第6卷，兵制，总第193页，《中国方志丛书》，台湾出版社，民国六年抄本影印。

中所涉及的购米地点虽是民国间之地名，现在未必局限在这个地方买，但这条史料却告诉我们，用内地的米和藏地的米混合使用，对身体适应当地环境有益。关于防护服装和取暖等问题，"关外天气严寒，军士需用头巾；至油布雨衣帽，风吹即碎。须用呢或藏中毡衣及（氇）衣，方能耐久。若经行雪地，须戴墨色眼镜，以免眼光伤损。"① 用现代的观点解释，藏地海拔高，紫外线辐射强烈，必戴有色镜方可保护眼睛。至于取暖问题，亦有一定特点。"雪地之烤火：（行）人经过雪地，两足冷冻，到站后每急取火烤之。足起泡溃烂，或裂足，或堕指，惨状种种，皆（因）烤火过度。故行雪地者，切忌事之"②。

四、张海《西藏记述》史料分析

清末学者张海，初任四川雅州府荥经县尉，辛亥岁运军饷于西藏，壬子复解藏饷，有关西藏情况作过一个记述，刊印了《西藏记述》的一个文本。这个文本中收载了有关医药卫生方面的内容不少，如记述西藏在乾隆初年资源时曾载：西藏"地薄气寒，多藉放牧资生。产沙金、猞猁、猻狐皮、羊皮、黑狼皮、贝母、冬虫夏草"③。这个记载虽是对资源的记述，但可以使我们看到乾隆年间资源的情况。另外，他还对西藏人民的居处卫生、饮食卫生、婚嫁卫生、服饰文化等作了综合性记述，如"（藏）民住居，喜傍山坡。房屋平顶，高楼覆土作瓦，高三四层不等，俗名碉房。男女畜发……近草地，住毳（cui，鸟兽的

① 民国·邵钦权著：《卫藏揽要》第6卷，兵制，总第193页，《中国方志丛书》，台湾出版社，民国六年抄本影印。

② 民国·邵钦权著：《卫藏揽要》第6卷，兵制，总第194页，《中国方志丛书》，台湾出版社，民国六年抄本影印。

③ 清·张海撰：《西藏记述》，第14页，总第27页，台湾出版社，清宣统间刊本影印本。

细毛）屋，俗名黑帐房。牧放者，男则剃发畜辫，……男女俱持素珠，以酥油、奶茶和炒面并牛羊肉为食。……婚嫁以牛羊茶布为礼……生子二三人，必以一为喇嘛。披剃后必赴前后二藏受戒，考较经典，分别受衔。平等者则纳贡，命名兰昝巴。受衔之喇嘛，乡里敬崇。……惟巴塘产粟米，桑阿曲宗产谷米。打箭炉里塘巴塘察木多西藏俱有汉民寄居贸易。西藏各货汇集，如氆氇、藏袖、藏布、藏氈、藏枣、藏杏、藏红花、藏核桃、葡萄、石青阿魏则来自布鲁克巴；藏佛、藏香扎什隆布为最；青金石产于桑阿曲宗；绿松石惟有旧器，出处究无可考，并非本地所产。"① 这个史料虽然对医药情况没有太多的涉及，但已经把该地主要的药材记述下来了，如藏红花等，这对我们亦有一定参考价值。

五、吴德煦辑《章谷屯志略》史料分析

以上从各种角度分析了和西藏医药卫生相关的史料后，我们再将视野扩展到西藏以外的藏族聚居区来，通过具体分析一个地区的情况，更加深对藏民医药卫生习俗的认识。这个方法类似田野考察，只不过是借助他人的考察再分析一下而已。我们就以四川丹巴县相关文献为例来作二次考察。

丹巴县属于四川甘孜藏族自治州辖县，在省境西部。其中藏族占 63.8%，另有汉、羌、回等民族。县人民政府驻章谷镇。取丹东、巴底、巴望三土司首字成今名。清廷在注重蒙满关系问题同时，逐步清理与藏区的关系包括建置，乾隆四十八年（1783 年）置章谷屯，属懋功直隶厅。1926 年置丹巴县。

① 清·张海撰：《西藏记述》，第 36~37 页，总第 72~73 页，台湾出版社，清宣统间刊本影印本。

（一）天时

“章谷屯所管宅垄及各屯寨，寒暖不一。离章谷署东三十里之约，咱汛数里内，地颇平愆，气候甚暖，种植黍豆，岁可再获。凡近懋功，山多溪谷，天气极寒，自八九月至二月，积雪皑皑，无从耕作；清明后积雪渐消，东作方兴；秋初，穑事未毕而严霜先陨，阳坡尚微暄，阴壑危峰积雪经年不化，寨内番夷履冰蹈（零），习以为常。夏多冰雹，大如拳石，若遇成熟之时，一经雹击，大损禾稼，竟有颗粒无存者。”① 长期在这样一种气候条件下生存的人们，自然对他们的影响首先是寒冷，即使夏季，冰雹大如拳石视为特征。第二个特征是无霜期短，三月至七月的五个月内，虽有耕作，但必须是青稞一类作物。这样的气候，适宜生存的家畜自然是牦牛。生存在这样环境中的人类体质和四季如春的海南人体质相比肯定是有差别的。其多发疾病主要是气管炎、风湿、冻疮等。

“章谷所管明正土司地方，天时和暖平衍处，无酷暑严寒；峻岭崇山亦有经年积雪。屯署附近数十里多东风，四时无少间，怒吼之声通宵达旦，遇雨后稍息，春间更甚；北风不多作，每岁只三四次，作时则折木颓垣，屋多倾塌，经二三时而止，最为猛烈。春夏雨时，易于晴霁；白露后雨渐小，霜降后则无雨矣。冬腊常雪，一夜而止，从无竟日霏霏者。”② 这是具体介绍明正土司地方的具体气候情况的史料。这个地方虽然比懋功地区气候稍好，但仍然属于高寒烈风之地，自然对人们的影响和懋功差不多。

---

① 清·吴德煦辑：西部地方《章谷屯志略》，第 6 页，总第 11 页，《中国方志丛书》，台湾出版社，同治十三年抄本影印本。

② 清·吴德煦辑：西部地方《章谷屯志略》，第 6～7 页，总第 12～13 页，《中国方志丛书》，台湾出版社，同治十三年抄本影印本。

（二）地理

“章谷屯在省城西一千二百里，为懋功厅所属五屯之一，管辖攒拉宅垄屯守备部落及屯练各寨堡。西南距厅治一百八十里，东西距二百八十里，南北距九十里。东界懋功屯属僧格宗汛小山梁，计程一百二十五里；南界明正土司境之孔玉山；西界革布什咱土司境之沙冲沟；北界纳顶山梁与巴旺土司境交界。”① 从章谷屯的四至介绍可以看出该屯之面积比起内地是够大的。这也是民族地区的一个特点。

（三）屯民风俗

“六甲屯民概系平定金川后由内地安插而来。小川北各县之人居，多按户授地，专以务农为本，穑事兼资妇功，土风尚敦朴，习俗亦勤俭。平时以麦稞杂粮为饔飧（yong sun，早饭和晚饭）计，食毕，必以面炒令焦，入茶叶酥油少许，熬以佐饮。盖终朝食面，须饮此始消化，因地取宜。”② 此屯之居民，均在清代平定大小金川后从内地迁徙来的移民。这些民众虽然从异地迁来，但随俗变迁，其饮食习惯渐同藏民。

移民“妇女多不缠脚，亦不解盘髻，梳双发辫，束顶，上罩以青布帕。处女以发辫一根为别，小袖长衫，向不穿裙，着布履或芒鞋，落落大方，俨如男子。居处多板屋，上用石子镇压，亦有覆以土，敲令平藉以曝物者。瓦屋不恒见，惟街市有之，然铺时必先之以泥，屯地多风，防吹揭也。则婚嫁丧葬，风尚多仿内地，但居尊长之丧无等差，俱守制三年；迎婚无取奢华，治丧

---

① 清·吴德煦辑：西部地方《章谷屯志略》，第7页，总第13～14页，《中国方志丛书》，台湾出版社，同治十三年抄本影印本。

② 清·吴德煦辑：西部地方《章谷屯志略》，第27页，总第53～54页，《中国方志丛书》，台湾出版社，同治十三年抄本影印本。

必尽哀痛，虽异地，有古风焉”[1]。这些移民来到藏区后，其发饰仿藏民，婚嫁丧葬仍然留有内地之古风。可见藏区在清代也是一个接收迁民之地。就这个意义上说，藏区土著民之风俗由于受到迁入民之影响亦有变迁，而迁民亦同时受到藏民风俗之影响。不论谁影响谁多少，最后都受到当地气候环境因素影响不少，这是亘古不变的道理。

（四）藏人风俗

藏族之风俗已如前述，至于礼数问题，随着和汉族的通婚或杂居亦有一定变迁。他们“俱恪奉皇朝正朔，除夕日家家具牲醴，祀祖先，元旦亦如之。子弟亦跪拜，为尊长贺岁。次日，邻右相往来，作吉语致颂，吸咂酒，叙寒暄焉。惟节气不甚了了，妇孺皆知者，四季而已；端午、中秋皆不识。间有曾经进藏喇嘛，贯通经典者，能推测日月食，日时分秒无少差谬。届期鸣钲鼓吹画角，谓系天示灾眚（sheng 灾异），救护唯谨，此亦其能董（懂）礼训之一端也”[2]。看来，藏地的礼节部分和汉族是一致的如春节、元旦等，但也有些汉族节日他们是不知道的如中秋节、端午节等。因西藏气候特异，故对汉族坚持的农历二十四节气，他们也不知晓，更不去以此指导农业生产。

关于藏民履行信仰的问题，下面一段史料充分反映出他们的虔诚情况。“（藏）俗崇佛教，以故无老少，力作稍暇，即持唸珠，口中喃喃诵六字真言。其经之奉不一。或临溪涧作小室，安木桶置经其中，下设机轮，水激之使转动者；或于道傍（旁）作矮屋，亦设转轮木桶，纳经于内，令行人手转者；有书于布，

---

① 清·吴德煦辑：西部地方《章谷屯志略》，第 28 页，总第 54～55 页，《中国方志丛书》，台湾出版社，同治十三年抄本影印本。

② 清·吴德煦辑：西部地方《章谷屯志略》，第 28 页，总第 56 页，《中国方志丛书》，台湾出版社，同治十三年抄本影印本。

挂以长杆，偏（似应为“遍”）植危峰峭壁间，使风吹动者。凡此，皆所以代宣扬，藉邀福泽至。道傍（旁）必累石为浮屠名为櫂等，高六七尺，间镌（藏）字，几满，无地无之，难以数计。行者不敢径过，必纡其后而行，归途则否。遇有事端，必围绕数十百遍，虽疾风暴雨不少息。春末秋初皆其农隙，举家裹粮而出，名为转去声经，遍游诸土司界，不惮险阻，崇山深谷必尽登陟；纸印小经，道傍（旁）草木无不系之，令风飘扬，如是者几，阅（经历或经过）月而反（返）。秋成后，无贫富，必延喇嘛诵经，极为郑重；亲友咸集，共襄厥事；寨中吹击无停晷，猪膘牛酒，供奉唯勤。霜降以后，四山金鼓隆隆，画角乌乌，犹有豳蜡遗风。”① 藏民对佛教的这种信仰和虔诚态度，是由来已久、一贯认真坚持不改的。这种精神既是笃信佛教的表现，也是藏民做事细致认真的一种民族精神。

由于藏民对佛教深信不已，所以其子孙从小就受到熏陶，纷纷加入僧侣队伍，使专门僧人代代不绝。在这个问题上，藏人具有约定俗成的规则。“三子者，必使一为僧，五使二焉；否则令赘别寨。无丁之家不尔……慧者习诵数年，于经典颇有一得，求父母亲友措金数十，往游藏卫；诣达赖、班禅诸喇嘛，咨询经义，五七年至十余年渐知通贯。持戒精严者，濒行时诸喇嘛必赐一二物，乃衣钵之授。既归，亲友迎迓甚恭，父母兄弟俱欣悦，增光宠焉。自此，免力役；与土司及头人抗礼；延请诵经者，赍谢有加。凡远行，沿途护送惟恐不及。”② 藏民崇信佛教累代形成的文化传统是根深蒂固的。这个传统从某种意义上说对藏民心

---

① 清·吴德煦辑：西部地方《章谷屯志略》，第29页，总第58~59页，《中国方志丛书》，台湾出版社，同治十三年抄本影印本。

② 清·吴德煦辑：西部地方《章谷屯志略》，第30页，总第59页，《中国方志丛书》，台湾出版社，同治十三年抄本影印本。

态普遍发生着作用，因而对其健康亦产生着作用。虽然这些作用很难以一定的标准进行测验，但这种作用确实是客观存在的，不可否认。因此，笔者认为：宗教信仰对于人类健康来说，至少在心态和社会适应能力方面起着潜移默化的作用，是一个长期的文化行为，因而亦具有相当长的观察和认识过程。

藏民在防病治病的习俗形成过程中，渗入佛教文化，这也是一个事实。“（藏）俗，凡遇疾厄，不服药，亦无娴医。事者延喇嘛诵经，不愈则再诵之。疾稍瘳，挈妻子裹粮糗，遍历诸山。以经布悬高杆，植其上以多为贵。遇石秋瓦浮屠，必旋绕作礼；不远千里，岩栖谷息，以冀祓除，即其所谓转经者。老（人）手中多持一铜物，圆如竹（桶），长三寸柄，称之名为渴鲁；中放藏经；外绳寸许，系小珠一粒，竟日持摇如鼗鼓，代口诵以徼福消灾。”[①] 这就充分反映出藏民对于佛经的依赖胜过医药，换句话说，藏民对于疾病的佛理性心态调整在疾病的预防治疗中占有很大的比重。

接下来，我们再看一下藏民的另一种文化行为，即唱歌跳舞等娱乐活动。“（藏）俗，每逢喜庆，辄跳歌妆。自七八人至一二百人，无分男女，附肩联臂，绕迳而歌。所歌者数十百种，首尾有定局。其中所歌，在人变换之巧拙。其语有颂扬者，有言日月星辰者，有论阴晴风雨者，有念稼穑之艰难者，有谓织纴（ren 纺织）之辛勤者，有肖鹿麋之人鹿火俟者，有状牛羊之水戢湿者，有诮惰而称勤者，有男女相爱悦者，有互相赠答者，有互相讥讪者，有叙离合忧思者，有怀野田草露者，悉以足之。疾

① 清·吴德煦辑：西部地方《章谷屯志略》，第 30 页，总第 60 页，《中国方志丛书》，台湾出版社，同治十三年抄本影印本。

徐轻重为节，……，周折转旋颇甚寓目，亦歌舞中之别派也。”① 这种文化行为不仅反映出藏民娱乐的自由性和多姿多彩性，而且亦反映出藏民大众文化的普适性和形式的通俗灵活性。这种文化行为在蒙、壮、彝、苗等民族中都有体现，说明能歌善舞、形式灵活的自娱自乐活动是少数民族共有的特性。这种文化行为蕴含着民族平等和团结，蕴含着行为主体既作为主人的自主心态和又作为仆人的思想解放。这种娱乐形式比起开会演讲必须注重话语技巧和禁忌等庄重氛围来对他们调适心态具有重要作用。是故，民族地区人民能歌善舞的文化传统形成亦是有内在原因的。

关于藏民的婚俗，亦很讲究。在求婚方法上有一套独具特色的约定俗成的程序。“大抵男女相爱悦……婿家必倩（请）达查谷巴即媒妁之称，往女家通殷勤，携咂酒一瓶诣焉。女父母允诺后，受其酒而饮之；否则反酒。媒氏反（返）告婿家，延工巴汉呼道士择吉。视家之贫富，馈咂酒之多寡，随媒氏往，备言情好。女家具咂酒猪膘，款媒妁及从人。女母糌粑以数觔，餡以猪膘，作得木（鸟）一圆（汉人毕锣），给媒氏致婿家。婿母将毕锣割小方，遍馈亲党，于是咸知与某某结姻事焉。”② 这是所谓的婚约。这种婚约是建立在男女双方自由相悦的基础上进行的，并不是父母包办，更不是男方一厢情愿，就从男女双方姿态来说亦是平等的。

接着我们要看一下婚娶时的情况。“娶妇时仍延工巴，诹吉日，具烧酒、咂酒各一瓶，随媒氏至女家，工巴及婿之姐妹偕往。新妇衣短襦花裙，头缀小（饰）珠百粒余，作抹额式。足

---

① 清·吴德煦辑：西部地方《章谷屯志略》，总第 61～62 页，《中国方志丛书》，台湾出版社，同治十三年抄本影印本。

② 清·吴德煦辑：西部地方《章谷屯志略》，总第 63～64 页，《中国方志丛书》，台湾出版社，同治十三年抄本影印本。

穿杭读上声或随汉式制花履。富者乘马，贫者徒行，姊妹数人从。途中工巴诵经咒，祓除不祥。导引至婿家，见舅姑，叩首毕，夫妇并南向立。工巴念念有辞，以酥油搓丸如樱桃大，数十粒置木罂中。家人倾酒于罂内，工巴授酥油酒，夫妇跪接偕饮毕，工巴以砗磲珠一粒，红丝穿系，并哈达一方，同绾妇项间。夫妇起立，礼毕，宴亲友。以巨瓮或铜铁瓶，置咂酒于内，沃以热汤。瓶口插小竹杆，长尺许者，数十枝互相吸饮。各与猪膘一小方或生牛肉一小方，得木（鸟）一圆。既醉既饱，男女数十百人联臂呼躍，跳歌妆以为戏。是日，夫妇不同室。越日，妇随姊妹回母家，力作如初；婿家则日月至焉而已。及翁姑授以家事，或生子女后，则长依婿操作。"① 从以上描述藏民求婚、结婚到婚后风俗及礼仪等情况可以看出，藏民的婚俗行为是比较文明的，在整个过程中体现出男女自由恋爱、男方主动但女方自主的精神。即使结婚后，女方仍然回到母家劳作，必待生子女后才依附婿家操作。这个习俗体现出女方以及母家应有的尊重和社会地位，也彰显出生子女后男女双方应尽的责任和义务。这种风俗和抢亲、逼婚、诱婚、闪婚等恶习形成鲜明对比，既是人类婚姻卫生史上的文明进步亮点，又是构建和谐婚姻卫生社会风尚的良好典范。

第三节 青海医药卫生史料分析

一、概述

青海省，简称青。长江、黄河、澜沧江的发源地，是故，亦

---

① 清·吴德煦辑：西部地方《章谷屯志略》，总第65～66页，《中国方志丛书》，台湾出版社，同治十三年抄本影印本。

有人称三江源。居民有汉、藏、回、土、撒拉、蒙古等族。境内以青海湖得名。汉以前为羌戎地。“西汉前期置临羌县，隶金城郡，郡治允吾（今民和下川口）。……东汉建安十八年，分金城郡西部地区置西平郡，郡治今西宁市。三国魏、西晋时，东部黄河以南属陇西郡，以北及湟水流域分属金城郡和西平郡，余为羌人驻牧地”（据康敷镕《青海志》摘要概述）。十六国时，东部河湟地区先后经历了前凉（汉）、前秦（氐）、后凉（氐）、南凉（鲜卑）、西秦（鲜卑）、北凉（匈奴）等地方政权的更迭统治。南部今果洛地区为党项羌族活动区域。隋朝置西平郡、西海郡等。唐初，东部属鄯州、廓州。宋元符二年（1099 年），宋军进据河湟地区。金天会九年（1131 年）和西夏大德二年（1136 年），河湟地区先后属金和西夏。元代东北部黄河以北湟水流域，属甘肃行省，黄河以南今循化、贵德县地，属陕西行省积石州和贵德州。“明代，大部分辖区隶陕西省。清初，游牧于青海之蒙古各部内附。雍正三年（1725 年）于甘肃省属设办事大臣，总理青海各族事务。寻编蒙古各部族为五部。雍正六年（1728 年）勘定青海与川康间界线，以黄河为界从此开始。至清朝后期，青海办事大臣领和硕特（下设二十一旗）、绰罗斯（下设二旗）、土尔扈特（下设四旗）、辉特（下设一旗）、喀尔喀（下设一旗）五部，共计二十九旗”（据康敷镕《青海志》摘要概述）。

青海虽然不如西藏平均海拔高，但仍然比内地高，是“世界屋脊”缓慢下降的过度地带。由于这样的地理位置，西藏具有的自然地理特点，在青海都有体现。青海省最具特色的文化是，古往今来的土著民族和跨境民族大都在这里或久或暂居住过，如匈奴、鲜卑、羌、藏、氐、汉、维、回、蒙古、党项、突然、契丹、女真等。该省和甘肃省一样，是中华民族各成员陆续登场展示才华的历史大平台，是各民族文化交流激荡的大海洋。

研究藏、蒙、维、回等几大民族，亦离不开对这两个省的田野考察，尤其青海省文化考察是打开民族迁徙融合奥秘的一把钥匙。

二、物产

青海物产丰富，此处即以清代为切入点，把该地历史上与医药卫生相关之物产重点列出，以见梗概。“鹿茸、鹿角，蒙（青）各境皆有，近年渐形减少。嫩鹿茸价值不大，时有京师商人来买者；其老鹿角亦多均系河南人采买”①。这条史料说明，时在清代，鹿茸、鹿角已经出现渐形减少的状况。清代至今，三百多年过去了，鹿茸等名贵药材已经面临濒危境地，虽有政策保护和人工养鹿等举措，但毕竟满足不了日益增长的需要。这个矛盾如何解决，是摆在政府和传统医药界面前的一个难题。其它名贵药材的命运亦如此。如“麝香，蒙（青）各境皆有，近年渐少，价亦涨至倍蓰（蓰，xi，五倍；倍蓰，数倍）。香菇，多产自近海处，汉人亦有往采者”②。青海其它药材和可食性物品的情况是个什么样子呢？“枸杞，五柴旦最多，近黄河处亦有之，以柴旦为最多。贝母，黄河南岸各山亦产……均由内地汉民往采。酥油，即牛乳所制者，远近（藏）族所制最佳；蒙古所制不甚适用，以牛乳原不甚佳也”③。除上述药材等物产外，青海

---

① 清·康敷镕纂：《青海志》，第68页，见《中国方志丛书》，台湾出版社，手抄本影印本《青海地志略》附《喀尔喀地志略》《西套厄鲁特地志略》。

② 清·康敷镕纂：《青海志》，第69页，见《中国方志丛书》，台湾出版社，手抄本影印本《青海地志略》附《喀尔喀地志略》《西套厄鲁特地志略》。

③ 清·康敷镕纂：《青海志》，第70页，见《中国方志丛书》，台湾出版社，手抄本影印本《青海地志略》附《喀尔喀地志略》《西套厄鲁特地志略》。

地区还有许多可食性植物。这些植物不仅富含多种营养成分，而且对增进人体健康具有很大益处，如“蕨麻，产自玉树”①，内地很少流通，我们应该充分关注高原这类稀有植物的作用，发现其稀有成分和价值，为人类健康服务。

三、地理气候

关于青海的地理气候问题，这是历史上地理、气候专家论述较多的问题，亦不新鲜。但从这种地理气候出发研究与人类健康相关的问题，或换句话说是研究青海生存的人类与自然环境的关系问题却论述较少。本书试图将二者联系起来探讨一下。“青海因地势崇高，四周又围以山脉，完全为大陆气候，少暑多寒，且寒暑变迁甚剧。夏日午热而早晚仍寒。冬夏两季多烈风。因冬季寒冷，空气密集，形成最高气压，风势遂烈。春季空气渐疏，至夏季改变低气压之际，风力鲍猛，沙石飞舞，昼晦日冥，即为黑飚。雨量极少，夏季始有，冬季绝无，六月多雨雹惟困总。”②这个概述，较简洁地说明青海地理气候之一般状况。这个状况亦是其全省的普遍状况。

青海的地理气候有无差别呢？回答是肯定的，是有差别。因“境内地势高低不一，各地气候亦因之而殊异。黄河上流附近及海东一带，气候温和，寒暑适中，雨量亦较多。柴达木一带，夏季非常干燥，其热甚，热甚于江南；秋季温度常较海东为高；严冬始有积雪，十一月方始结冰，来春即释。夏多雨雹，其大如

---

① 清·康敷镕纂：《青海志》，第72页，见《中国方志丛书》，台湾出版社，手抄本影印本《青海地志略》附《喀尔喀地志略》《西套厄鲁特地志略》。

② 清·康敷镕纂：《青海志》，第159～160页，见《中国方志丛书》，台湾出版社，手抄本影印本《青海地志略》附《喀尔喀地志略》《西套厄鲁特地志略》。

常，或有黑霜厚积如氈，草木皆枯。黄河上源及西部一带，四月仍有积雪不消，河流多被冰封，五月始释。秋季空气干燥，七月即雪。晴时亦沙砾飞扬，（沙）尘蔽天。严冬墮指裂肤，即在六月盛暑，早晚仍须衣裘。东南谷及玉树一带，因据横断山脉之北端，得由滇康引入南海之水气，夏季降雨稍多，惟亦多冰雹”①。这样的地理气候差别，造成青海省各地变幻莫测、多姿多彩的自然环境景观。这样的地理气候，历史上造成两个方面的结果：一方面由于地理气候不适宜人类居处因而使人被迫迁徙它地；另一方面，坚持生存下来的人类适应了该地自然环境增强了体质。这种体质和在海南等四季如春地区生存的人们在体质上有无差别？笔者认为肯定是有的。如何解密这种差别，如何发现由于这种差别造成不同地域人类特异的常见多发病，如何针对这种地方性常见多发病开展预防和治疗等，都是我们应该关注和解决的问题。

目前，我们通过对中国古代疫病史的研究，初步认为山高沟深、草木丛生、泥泞沼泽蚊多之地多为疫源地。由于青海这种特殊的地理气候环境，所以造成某些地区疫病发作的概率亦多，主要的地方性疫病是瘴、疟和流行性病毒。考相关文献可知，青海地区“过淖泥河柴达木界五十里，至黑水滩……林污泥四十里，蚊甚……山高千仞，瘴气甚疠，石路坑坎，行走颇难。五十里过山至阿立俄勒滩，瘴气愈甚。陡山漫水，路不易行。百里至可可协（西）里，麻瘴气愈甚。……过黄河至星宿海滩，百里瘴气

---

① 清·康敷镕纂：《青海志》，第160~162页，见《中国方志丛书》，台湾出版社，手抄本影印本《青海地志略》附《喀尔喀地志略》《西套厄鲁特地志略》。

始息"①。全省类似该地理气候的地区不在少数。虽然如此，由于该地人口密度小于内地，所以历史上没有造成大的流行病，或即便流行但因文字记载少，也给我们的研究带来困难。这个问题也应该给以足够的重视。

四、历史

青海的历史地理变迁不大，但民族迁徙交流融合情况较为复杂。"青海一名西海，土名呼呼脑儿古，西戎三代为西羌。汉为张掖、武威、金城、陇西四郡之西塞外，及蜀郡之北徼（jiao［书］边界）外。先零罕开诸种羌，王莽置西海郡，旋复入羌"②。查谭其骧主编《简明中国历史地图集》，在商时期全图的西宁附近，已明确标出"羌"这个名称。这说明在商时期以降，诸羌较为集中地聚居于西宁一带。该地"晋为土谷浑。自西零以西，甘松山之阳，洮水之西，南抵白兰，方数千里，治伏俟城，在今青海西十五里。隋大业五年，置西海、河源、鄯善、且末四郡。自西平至临羌城以西，且末以东，祁连以南，雪山以北，东西四千里，南北二千里"③。这个记载说明，自晋代以来，青海多数地区被吐谷浑民族统治。吐谷浑是鲜卑的一个分支，名"慕容鲜卑"。其后裔和蒙古、藏、汉、羌等族融合形成现在的

---

① 清·康敷镕纂：《青海志》，第95～96页，见《中国方志丛书》，台湾出版社，手抄本影印本《青海地志略》附《喀尔喀地志略》《西套厄鲁特地志略》。

② 清·康敷镕纂：《青海志》，总第1页，见《中国方志丛书》，台湾出版社，手抄本影印本《青海地志略》附《喀尔喀地志略》《西套厄鲁特地志略》。

③ 清·康敷镕纂：《青海志》，第2～3页，见《中国方志丛书》，台湾出版社，手抄本影印本《青海地志略》附《喀尔喀地志略》、《西套厄鲁特地志略》。

“土族”。该地“隋末复为吐谷浑伏允所据。唐贞观九年，李靖破天柱王部落于赤海，伏允走图伦碛。君集、道宗自星宿川达柏海、积石山，两军会于大非山破逻真谷，伏允子顺降，诏封西平郡王”①。这条史料说明，自隋以来被吐谷浑占据的青海，到唐初被唐政府收复并封其为郡王，加强了中央政府对该地的控制。“（唐）龙朔三年地入吐蕃。元为贵德州及土番朵甘思等处。明初为西番，正德十年蒙古亦不剌及阿尔秃厮据其地，名为海冠。本朝初封厄鲁特为顾实汗，分左右两境。雍正三年分四部二十九旗：青海厄鲁特二十一旗，回特三旗，土尔古特四旗，喀尔喀一旗”②。从上述政区变迁到统治权力转移的史实可以看出，青海自古以来就是一个多民族政权交相更迭、多民族交流融合的地区。这个地区既是中原人民与西北各民族友好交往的大平台，亦是多民族“和而不同”、彰显个性的大舞台。因此我们可以说，青海是中华民族大家庭中兄弟民族和睦相处的一个缩影。研究青海、甘肃等地的民族历史文化，对于把握全国民族文化的概貌会有十分重要的价值。

青海面积较大，详细分析不大可能，我们仅以其首府作为一个窗口，再深入窥视一下。西宁府之辖区，先秦时属羌人居住地。西汉开始置河西四郡，包括该地区。魏晋在该地置西平郡。五胡十六国时期，该地先后被前凉、后凉、西秦、南凉、北凉、吐谷浑占据。北魏在此设鄯善镇属凉州。隋朝复置西平郡。唐前

① 清·康敷镕纂：《青海志》，第3~4页，见《中国方志丛书》，台湾出版社，手抄本影印本《青海地志略》附《喀尔喀地志略》、《西套厄鲁特地志略》。

② 清·康敷镕纂：《青海志》，第4~5页，见《中国方志丛书》，台湾出版社，手抄本影印本《青海地志略》附《喀尔喀地志略》、《西套厄鲁特地志略》。

期设陇右道鄯州。代宗宝应后，吐蕃等族占据该地数百年。元朝设西宁州隶属甘肃行省。明朝设陕西西宁卫。清朝在甘肃省下设西宁府统辖西宁、碾伯、大通等县。西宁府属青海东北部，横跨黄河、湟水和大通河三流域，受季风影响降水较多，以农为主，因气候寒冷，岁收一季。现存有多种版本的西宁府志。所辖县厅中大通有志，其他县借助各种调查记和乡土材料作为补充。

五、《大通县志》史料分析

（一）概述

大通县既然选作青海的窗口作重点分析，我们就再对其历史概述一下。“（大通县，周秦时为）犬严狁地：（xianyun 同‘猃狁’我国古代北方的一个民族）有周之时属之，即匈奴之祖，亦名獯鬻。匈奴右地：秦汉之时属之。按：匈奴有南北之别，南匈奴已归于汉。”[①] 为何在秦汉及此前匈奴占据这块土地，是因为在冷兵器时代，匈奴人的骑射能力大大超过中原步兵的战斗力。即使在同样的生产和生活状态下的民族，亦有强弱之分。如在匈奴民族称雄草原之时，其东面同样生存着一个游牧方式的东胡民族。经过长期战争和兼并，东胡败走于东北，而匈奴占有蒙古高原、青藏高原、黄土高原、西域、中亚等广大地区。这就是秦汉及此前北方民族领地的实际情况。当然，匈奴民族本身就包括许多民族的原始部落，如东胡、汉、藏、羌等，只不过其首领是匈奴人而已。

汉以降，这块领地的统治权发生转移。“诸羌出没：晋及南北朝属之。羌，西方诸族之总称也。吐谷浑：有隋之时属之。开

---

① 刘连新修，廖徯苏等纂：青海省《大通县志》第二部，建置志，第 113 页，《中国方志丛书》，台湾出版社，民国八年铅印本影印。

皇初内犯，为炀帝所败”①。为何在晋隋时期羌族和鲜卑族占据这块地方？这有三个原因：一是匈奴在有汉一代经过与汉王朝长期的角逐，以郅支单于率领的匈奴人不断西迁，减少了对中原及其属地的压力；二是大通县地区本来就聚居着羌族，匈奴西迁后，该地自然归由羌人统治；三是匈奴西迁后，鲜卑族乘机占领蒙古草原等匈奴旧地。由于上述三个原因，这一时期该地由羌人和鲜卑人统治就成为历史之必然。隋唐时期，中原王朝势力不断强大，该地之统治权陆续收回。大通县即“米川县：有唐所置。隋败吐谷浑，唐征服之。贞观初置米川县，循改米州，再复米川县，属河州。吐蕃：五代之时属之。唐失米川，为该族所据。按：吐蕃即今西蕃，清康熙封其王曰‘土伯特’。海夷麦幹：有明之时属之。该名亦羌族别称。大通卫：清雍正初所设。大通县：乾隆二十六年改建。先是九年迁卫于白塔城，至是改卫为县，属西宁府。白塔城即今之县城，垂二百年，民国因之”②。1913年大通县属西宁道，1985年改设大通回族土族自治县。大通县是一个多民族聚居的地区，之所以专门考查该县志中的医药卫生史料，其目的是以此县为例，旨在说明多民族聚居地区医药卫生实际情况之一斑。

（二）有关记载

“药水泉：去县城东五十里，亦名药水沟，东硖外兴隆堡。相传泉可疗胃寒疾，居民有病常趋而饮之。广成泉：去县城东北六十里，居元墩堡中。泉流出地分列五源，其味各异，称为神

① 刘连新修，廖徯苏等纂：青海省《大通县志》第二部，建置志，第113页，《中国方志丛书》，台湾出版社，民国八年铅印本影印。

② 同上。

泉。能疗百病，居民有疾汲饮之。”① 此段记载较真实地反映了当地居民利用天然资源治病健身之实际。上述两个药水泉自何时被人们发现并使用，笔者没有做过专门考察，但可以判断出这应是当地卫生习俗的历史积淀，具体开端时间的考察确认是没有多大意义的。

大通县民风淳朴。民间存在较浓厚的孝道思想，因而和医药卫生习俗也有一定关联，举例如下：“王建基，字德臣，充县兵科书吏，系节妇王张氏之子。幼年丧父，母患颠狂，疾发不时，动怒辄打。建基长跪，领受母怒，即解。朝夕侍奉，如对神明，孺慕之心终身如一。且其为人行谊矜孤恤寡，仗义疏财，出于素性，洵一乡之仪型也。”② 这是一个典型的孝敬生母之例。在这种孝敬父母风俗的影响下，该地民风不断向善，不仅孝敬其生父母，而且普遍产生出感恩的思想。如“张连生，农民也。过继于叔。年十三，其婶母看待不善，使之百里外小贸，往返徒步。乡邻见之皆不忍，连生毫无难色。后叔得病，侍奉汤药朝夕，三年衣不解带。及叔病终，婶亦继病，竟致二便不能自主。连生侍侧，倍切殷勤，一切污秽，亲手湔泼，并不令人见之。继母临终谓人言曰：‘吾尝见人之有子矣，何以亲生者皆不及吾子之甚也。’清光绪二十七年，乡邻闻之于上学宪，夏旌以‘至孝可风’匾额”③。一块匾额虽是一种褒奖，但可看出当地人民趋善向贤的风气。这种向善的风气尽管与个人的身体健康没有直接的

---

① 刘连新修，廖徯苏等纂：青海省《大通县志》第二部，地理志，第86页，《中国方志丛书》，台湾出版社，民国八年铅印本影印。

② 刘连新修，廖徯苏等纂：青海省《大通县志》第三部，人品志，第183页，《中国方志丛书》，台湾出版社，民国八年铅印本影印。

③ 刘连新修，廖徯苏等纂：青海省《大通县志》第三部，人品志，第184～185页，《中国方志丛书》，台湾出版社，民国八年铅印本影印。

关系，但与平静心态的养成具有潜移默化的作用，同时对社会良好风气的营造亦是个人有益的释放，社会在一定机缘下亦有良好的反馈。举例如："张发禄，旧庄堡人。自幼家贫，克全孝行。年十八，开地得金，家道始兴，事亲益笃。其母抱病年余，呻吟床褥。晨夜侍奉不离，调治汤药以及造膳奉羹，皆亲自检点，毫不假人。所生三子九孙，入庠者二。清同治十年回变，新旧庄堡汉民千余户无不遭劫，惟发禄全家人众一无所损，盖亦至孝之验也。"① 这个记载虽然是个偶然的事实，但笔者相信心态对身体健康确有重要作用。至于行孝道会不会不遭抢劫，这是个社会意识问题，或许有一定道理，至少不是谬论。

除上述所举的几个例子外，该地较有影响的人还有"医方，黄聚五"②；药料，尚嘉彦、王文秀"③。上述记载均说明，该地居民在仁孝思想影响下敬老、老病有所孝、有所护情况之一斑。同时也自然而然地以偶然实例流露了因果轮回的佛教思想。这些历史事实和典型例子，不仅在当地有所影响，而且对于研究自我调整心态的问题亦是很好的素材。

（三）物产

物产问题虽然和医药卫生联系不太紧密，但考明其中药材和可食性植物的情况亦有一定参考价值。下面摘引出一部分材料列表后比较可以看出，各类中都提到与药相关的植物如药菜、药草、药木等。那么，这些药菜、药草、药木是些什么具体的植物

---

① 刘连新修，廖傒苏等纂：青海省《大通县志》第三部，人品志，第184~185页，《中国方志丛书》，台湾出版社，民国八年铅印本影印。

② 刘连新修，廖傒苏等纂：青海省《大通县志》第三部，人品志，第203页，《中国方志丛书》，台湾出版社，民国八年铅印本影印。

③ 刘连新修，廖傒苏等纂：青海省《大通县志》第三部，人品志，第205页，《中国方志丛书》，台湾出版社，民国八年铅印本影印。

呢？我们只有和李时珍《本草纲目》中的诠释作一比较，方可看出其特点。

植物表①

菜类	园蔬一十五种　野菜一十六种　药菜四种	以上共计三十五种
草类	卉草五种　花草八种　药草六十八种	以上共计七十六种
木类	灌木八种　丛木三种　果木五种　野果木七种 药木二种　花木九种　山花木十二种	以上共计三十七种

上表简要地反映出该地菜草木的种类并分别对各类进行介绍，这对我们了解该地药用资源、当地人对这些资源的认识及使用情况、尤其对民族地区植物药区别分类等都具有一定意义。本地药菜主要有"芸薹，案《本草纲目》：一名寒菜，一名油菜。或云：塞外有地名芸薹，戍始种此菜，故名，亦通。白芥子，案《本草纲目》：一名蜀芥……近道亦有之。叶大子白且粗，入药食之，其味甚佳。莱菔，案《本草纲目》：一名芦菔，一名萝匐。震亨曰：莱菔子治痰有推墙倒壁之功。时珍曰：其功长年利气"②。这里所谓药菜之称，笔者认为是当地人对药食同源思想的领悟，也是对当地既是食品又是药品这类植物的分类称谓。我们不管这个称谓是否准确，只从"菜"这个字的使用上可以看出当地人在日常生活中确实食用这些植物，并且已经认识到它们具有某种治疗功能。至于对药草、药木等的分析，我们在下面展开。

① 刘连新修，廖傒苏等纂：青海省《大通县志》第三部，人品志，第313页，《中国方志丛书》，台湾出版社，民国八年铅印本影印。

② 刘连新修，廖傒苏等纂：青海省《大通县志》第五部，物产志，药菜，第319页，《中国方志丛书》，台湾出版社，民国八年铅印本影印。

（四）药材

本地主要药草有“党参，案《本草纲目》：党参，须上党者佳。《百草镜》云：党参，一名黄参，黄润净软，状实味甜者良。通邑党参，色淡白而味甜，功力不及山西潞安、太原等处所产。沙参，案《本草纲目》：沙参，一名白参，又名铃儿草，因花形似铃儿。陶宏景曰：紫参与人参、元参、丹参、苦参是谓五参，其形不尽相类，而生疗颇同，故皆有参名。紫参乃壮蒙也。李时珍曰：沙参，色白，宜于沙地，故名。苦参，案《本草纲目》：苦参，一名苦骨，一名地槐。李时珍曰：苦以味名，参以功名，槐以叶形名也”①。地方志中的这段记载，充分说明该地对草药的认识都是引用中医对这些药材的认识，并没有属于地域性的独特认识；另一方面，亦说明《本草纲目》中所收载的药草，确实基本上覆盖了全国各地的动、植、矿物药。

下面，我们再来看一段记载。“黄耆，案《本草纲目》：黄耆，一名黄芪，一名戴糁，一名本百，一名芰草，一名王孙。李时珍曰：耆，长也。黄耆，色黄，为补药之长，故名。今俗通作黄芪，或作耆者，非矣。甘草，案《本草纲目》：甘草，一名蜜甘，一名美草，一名草路草，一名灵通，一名国老。陶宏景曰：此草为众药之主，犹如阜香中有沈香也。《九域志》：兰州贡甘草，大通杨家寨一带有之”②。这是中医对黄芪、甘草的认识，也是当地人民的认识。这个认识也是相通的，也没有地方特殊的认识。可见，这些常用的药草，在功能的认识上各地并没有差别。

---

① 刘连新修，廖徯苏等纂：青海省《大通县志》第五部，物产志，药菜，第321~322页，《中国方志丛书》，台湾出版社，民国八年铅印本影印。

② 刘连新修，廖徯苏等纂：青海省《大通县志》第五部，物产志，药菜，第322页，《中国方志丛书》，台湾出版社，民国八年铅印本影印。

再看一段记载，我们就有一种规律性认识了。“贯众，案《尔雅·泺贯注》：一名贯渠。《广雅》云贯节。《本草纲目》：贯众，一名草鸱头，一名凤尾草。李时珍曰：此草茎叶如凤尾，其根一（本）而枝贯之，故草名凤尾，根名贯众。《吴谱·本草》作贯中，俗名贯中；又贯仲，管仲者，皆谬称也。”① 这段记载是对贯仲药草名称之考订，所引用材料不离汉文典籍，也没有当地独特的认识。因此，根据以上三个例子，我们可以得出规律性的认识，即全国各地对药草功能、名称等的诠释，引经据典多同中医，因此，亦可视为是对中草药的诠释。

在药草认识的其它方面，除和中医的认识基本一致的前提外，个别地方也有引用其它文献论证者。如“独活羌活乃一类，二种中国者为独活，西羌者为羌活，二物同一类。今人以紫色而节密者为羌活、黄色而作塊者为独活。出西蜀者紫色，出陇西者黄色。”② 这条文献是从《本草纲目》引用而来，而“赤芍，案《小利志》曰：此有赤白二种，其花亦有赤白二色。《别录》白者，金芍药；《图经》赤者，本芍药。《尔雅·翼言》：制食之毒，莫良于芍，故得药名，亦通。”③ “甘松香，案《金光明经》：甘松香，为苦弥哆”④。本段记载中所引《小利志》、《金光明经》等均属珍稀文献，还有在《博物志》中也出现部分草药，其内容应引起今人的足够重视。

---

① 刘连新修，廖徯苏等纂：青海省《大通县志》第五部，物产志，药菜，第322页，《中国方志丛书》，台湾出版社，民国八年铅印本影印。

② 刘连新修，廖徯苏等纂：青海省《大通县志》第五部，物产志，药草，第323页，《中国方志丛书》，台湾出版社，民国八年铅印本影印。

③ 刘连新修，廖徯苏等纂：青海省《大通县志》第五部，物产志，药草，第326页，《中国方志丛书》，台湾出版社，民国八年铅印本影印。

④ 刘连新修，廖徯苏等纂：青海省《大通县志》第五部，物产志，药草，第327页，《中国方志丛书》，台湾出版社，民国八年铅印本影印。

另有一些书中记载了药名，但在临床上不常使用，如“垣衣，《别录》曰：垣衣，生古垣墙阴或屋上，一名鼠非，又名昔邪。此药方经久不用，医家故无采者。其实即苔。盖在墙曰垣衣，在地曰莓苔，在水曰苔衣，一物而数名也。野乌药、贝母、丹参、木通、土茯苓，以上数种，性味色气皆与肆中收用稍异，今并不采，尚待博物君子考订”①。本段记载中“垣衣”并非常用之品，其功能待考。“野乌药、贝母等五药其性味色气与肆中收用稍异”句，给今人提出一个问题，所谓稍异，可能是该地所产之药有地方特色，可以继续研究。还有一些地方上使用但书中不载的药，如“羊尿胞草，可通小便。鸡翎草，独茎，梃生，形色似骆驼蓬。治马瘙功甚捷合。平路堡庙山坡及李家坡一带皆有之”②。“鼻拉他草，合茶叶、白糖，清肺，止鼻脓、吼喇，故曰鼻拉他。合上共三种，皆土俗名。按之：本草方书不知名为何药，然无实名而有实效，特录之以供采用”③。本段所载之药属于地方特产，可以深入研究。

另外可以食用的药菜主要有“蕨麻，土名。茎红叶绿，茎叶平塌，根赤色，味甜，通邑皆产，亦大利源也。鸡冠菜，土俗名。生在山地，形似鸡冠，黄色，味如鸡肉，故名。树菰，形如蕈，味稍逊，生在山之树根阴湿处。苦肝菜，土俗名。叶似菠菜，开白花，结角似圆头铲，嫩时采叶食。娘了菜，土俗名。茎方，高五寸许，叶似竹叶，开白花，嫩时采食”④。“野韭菜，土

① 刘连新修，廖徯苏等纂：青海省《大通县志》第五部，物产志，药草，第330页，《中国方志丛书》，台湾出版社，民国八年铅印本影印。

② 同上。

③ 刘连新修，廖徯苏等纂：青海省《大通县志》第五部，物产志，药草，第331页，《中国方志丛书》，台湾出版社，民国八年铅印本影印。

④ 刘连新修，廖徯苏等纂：青海省《大通县志》第五部，物产志，药草，第318页，《中国方志丛书》，台湾出版社，民国八年铅印本影印。

俗名。叶如韭，开红花，味不及韭甚远。野葱花，土俗名。叶似嫩小韭，略圆茎头，开米黄花。采花以油炼，调饭味甚美。野蒜，土俗名。小如独蒜，无瓣，叶如细微蒜苗，味似葱”①。

之所以引载大通县志书中这些原始资料，其目的是以该县为例，说明就植物药而言，长在何地并不重要，关健是明白其药性。既然有关药性的诠释大多遵《本草纲目》，这样我们便知道：同一植物的性能是一定的，无非因地域不同或称谓有别或各地人们认识角度和深度不同，因而在记载中常有差异而已。但是，《本草纲目》中尚未记载的药菜或虽有药草记载但无本县志中记载的奇特功能，就应该引起重视，有条件者可加以研究。

六、《循化厅志》史料分析

（一）概述

由清·龚景瀚编、李本源纂修的《循化厅志》是目前反映该地区医药卫生内容最详实的志书。“循化厅，在禹贡时期为雍州地，在殷周时期为羌戎地，在秦为塞外地，在汉为金城郡河关县地。后汉金城郡废，河关改属陇西白石县。在晋亦为河关县地。晋初省之，惠帝复置，属狄道郡。其又为临津县地，属晋兴郡。在魏时又入于吐谷浑。后周逐吐谷浑，置洮（tao）河郡洮河县。隋改洮河县为河津县。唐废河津县，置米州及米川县，州旋废，属廓州。唐时此地为积石军地，宋亦为积石军。元设积石州，隶吐蕃等处宣慰司都元帅府。明洪武四年（1371 年），改设积石州千户所，隶河州卫。清雍正八年（1730 年），始设循化营，取‘遵循王化’之意。乾隆二十七年（1762 年），移河州

① 刘连新修，廖徯苏等纂：青海省《大通县志》第五部，物产志，药草，第 319 页，《中国方志丛书》，台湾出版社，民国八年铅印本影印。

同知于循化营，设循化厅，属兰州府；道光三年（1823年），改属西宁府”（清·龚景瀚编、李本源纂修：《循化厅志》摘要概述）。1928年，由甘肃省划归青海省。1954年设立循化撒拉族自治区，1955年改为自治县。产党参、三七、麻黄等药材。有中国工农红军西路军纪念塔和十世班禅大师纪念塔及故居。

（二）山川寺院

循化县山川秀美，其中“打儿架山在老鸦关西二十里，厅治东南九十里，河州至厅大路所经也。自盘坡根上坡十里始陟其顶。每下方雨，则山上常作雪。其巅有罡风伤人，行者必疾趋数步过之。山中多野花，四五月开时，五色班然，灿烂如云锦”①。该山之风貌由此描述可见一斑。另有“旦布山在多巴寨，厅治西南一百八十里。林木茂盛，山沟有温泉五六，番人多就浴焉。有疾则饮此水”②。这个记载反映出当地民众常饮泉水治病，常洗温泉以疗疾的传统。另外，该县民众多信仰佛教，故设有寺院。“州北六十里，上冀云表，俯临黄河。琢山石为佛，立者高十余丈；又卧者长数丈。又上、中、下各八洞，石成五彩。地产檀香异药。泉水洒落，清人心脾。每过孟夏（季）冬八日，远近番族男妇来游，唐之古迹也。明御史立碑云：天下第一奇观《河州志》”③。所谓奇观，则是在这种特有的地理环境中建有佛教寺院，从而呈现出交相辉映，十分壮观的景象。

---

① 清·龚景瀚编、李本源纂修：《循化厅志》卷二，山川，第32页，见《中国方志丛书》，台湾出版社，清·道光二十四年抄本影印本。

② 清·龚景瀚编、李本源纂修：《循化厅志》卷二，山川，第33页，见《中国方志丛书》，台湾出版社，清·道光二十四年抄本影印本。

③ 清·龚景瀚编、李本源纂修：《循化厅志》卷六，寺院，第142页，见《中国方志丛书》，台湾出版社，清·道光二十四年抄本影印本。

（三）风俗物产

该县以藏民、回民、汉民为主组成。其中藏民之风俗和西藏同。而回民之风俗具有一定特色。如回回定婚书、举行婚礼亦有一套别致的仪式。首先“婚礼亦有媒人至女家，女之父母允之，又请其亲房叔伯父俱至，皆允之。乃以面用油和，成熟散，以盘盛之，遍食之，谓之油交团。食此，则永无异说矣。媒人裹其余复命，以示男家，即如汉俗之婚书也”①。这样一个简单的习俗，反映出回族民众对于男女婚约的诚实态度，同时亦反映出回族不尚浮华的风俗。婚约后男方亦有对女家财礼的赠与，“其财礼亦当日定议：马二匹，或马二骡一，贫者则以四小牛择日合送。贫者先送其半，临聘又送红梭布一对，绿梭布一对，蓝布裤料布一疋，蓝布裙料布一疋，桃红布主腰料一疋。富者被面料布二疋，被里料白大布二丈”②。这个标准是指一般标准且是清代的标准，时至今日，这个标准都在不断变化，根据贫富程度，财礼之差别亦很大。现在的工作人员移风易俗，早已新事新办。举行婚礼当天，亦有一套礼仪。“娶日，婿及男亲皆往迎。至女家门外，环坐野地，其尊长为诵合婚经。诵毕，女家送油面石乞、石答，又名油香，每人各一器，牛肉各一块。即各先回，女家一女人送新妇来，各骑牲口。其男眷或多或少。女眷同新妇至婿家，婿家闭门索礼，以女鞋一双与之，乃开门。婿家以箭杆两枝与新妇兄弟。婿家女眷奉奶茶四杯，同送亲女眷。送亲女眷食少许，乃同亲妇进房，在灶门前立。其送亲男眷不入门，环坐野地。婿家以

① 清·龚景瀚编、李本源纂修：《循化厅志》卷六，寺院，第166页，见《中国方志丛书》，台湾出版社，清·道光二十四年抄本影印本。

② 同上。

牛肉石磨、石麻油面石乞、石答、馓子饷之，先回，至晚成亲”①。

该县之物产较为丰富。“药则党参、防风、甘草，堆打儿架山之南”②。其它物产已如前述，不重复。

七、《玉树县志稿》史料分析

（一）概述

2010年，玉树地区一次突如其来的地震，造成人民生命财产的重大损失。也正是这次地震，使原本不知晓玉树的人们对该地有了初步的了解。既然玉树已经知名，我们不妨借助某些历史资料重点对其进行考察。虽然不是田野考察，但通过历史资料的梳理，亦能了解其大概。近来，在清史编纂委员会资料室中发现了一本不著纂修人名氏的《玉树县志稿》后有附录，即总第255、256、257页。该志稿收录在《中国方志丛书》西部地方，第二十六号，台湾出版社出版，属民国间手抄本影印本。除《玉树县志稿》外，还有《玉树调查记》。该调查记除了没有附录外，其内容和《玉树县志稿》完全相同。《玉树调查记》收录在《中国方志丛书》西部地方，第三十七号，台湾出版社出版，亦属于民国间手抄本影印本。除上述两书外，尚存有《玉树县志》，但内容简略，篇幅不及志稿。今据《玉树县志》之记载，对玉树之历史沿革略述如下：“玉树位于崑崙南北中三干之南中干分支交嵌处，为金沙、鸦礲、澜沧诸江之上流。虞夏为雍州蛮荒之地，殷周秦汉西羌居之。魏晋南北朝先后被吐谷浑、白兰党

---

① 清·龚景瀚编、李本源纂修：《循化厅志》卷六，寺院，第166页，见《中国方志丛书》，台湾出版社，清·道光二十四年抄本影印本。

② 清·龚景瀚编、李本源纂修：《循化厅志》卷七，物产，总第168页，见《中国方志丛书》，台湾出版社，清·道光二十四年抄本影印本。

项占据。唐宋为吐蕃地。元明时，其地土人沦为蒙古奴隶。清初始脱奴籍列入贡马蕃族之列，蕃酋世袭，上下征求常以会盟为主要形式”。全县有“囊谦、扎武、拉达、布庆、拉休、迭达、固察、称多、安冲、苏尔莽、苏鲁克、蒙古尔津、永夏、竹节、格吉麦马、格吉班马、格吉得马、中壩麦马、中壩班马、中壩得马、玉树将赛、玉树总举、玉树戎模、玉树鸦拉、娘磋”（《玉树县志》）等25族。面积约40万平方里。结古为商贾集市和25族之都会。因是帐居之民，迁徙不定，故存留记载较少。

（二）考异

《玉树县志》（简称县志）记载玉树25族之称谓在本节概述中已列出。今查民国康敷镕《青海调查事项》（简称调查），所记25族中除固察、称多、苏尔莽、蒙古尔津相同外，其余称谓不同。如县志谓囊谦，而调查谓巴燕昂谦；县志谓格吉麦马、格吉班马、格吉得马，而调查谓上格尔吉、中格尔吉、下格尔吉等。笔者认为这些歧异是音译名不规范和命名表达角度不统一造成，今以县志之说为准。

（三）医药卫生

玉树县之居民，大多为藏、蒙、汉民，其医药卫生习俗具有综合特征。其地人口密度不大，居处相隔甚远。“由西宁赴结古之路……共一千六百二十里。此路八九月间草黄粪干，旅行最宜。冬春大雪封山，夏则泥潦纵横，又有瘴气，草小粪湿，人马俱困”①。初步考证，“瘴”，zhang去声，瘴气，即热带或亚热带山林中的湿热空气，从前认为是疟疾，实际指亚热带潮湿地区流行的除疟疾外因病毒等引起的传染病。瘴与地理因素密切相关。

① 民国·佚名氏：《玉树县志》卷四，地形，道路，第84～85页，台湾成文出版社，民国五十七年三月抄本影印本。

玉树位于巴颜喀拉山以西、唐古拉山以东的青南高原区。该区分布着冰川和冻土带，雨雪丰沛，多湖泊草场。夏季雪融泥粪污水多，蚊类容易生长繁殖，也易传播疾病，属入夏传染病易发的生态环境，故县志中记述“又有瘴气”是可信的事实。另玉树是“唐蕃古道”必经之地，历史上商贾过往也是事实。现进藏的青藏公路，虽不经果洛地区，但至格尔木后，再南行必经玉树地区。其地夏有瘴气，又有行人过往，产生疫病是可能的。

（四）风俗

在介绍玉树风俗前，首先我们必须说明，这些材料都来自于民国时期编写的《玉树县志稿》。这个志稿中有无不实之辞，或叙述风俗有无夸张之处，有待读者点评，笔者仅据此叙述而已，仅作参考。“玉树社会之程度，其犹在游牧、耕稼之间乎？其生活甚低，其族制未固，而信宗教。乃最笃观于宗教，则（玉树之）俗思过半矣。今以关于宗教者，稍繁，自为一部，著其余为风俗记。（玉树之）俗，无男女之别……其婚姻之组合甚易。男女相悦即为夫妇，稍一反目，即琵琶别抱，男子亦不问也。”① 这个习俗反映出藏族同胞婚姻自主、少有桎梏的风尚。新中国成立后，藏族同胞按照《婚姻法》规定构建家庭，但自主恋爱、结婚的基本习俗没有改变，这反映出藏族同胞崇尚自由，自立自主，男女平等的民族精神。“定婚由男女自主，纳币以牛马，不亲迎，遣他人迎之。女家亦有数人送至男家。亦无交拜仪式。所最异者，夫妇不同室而寝；若同寝则以为大忌。”② 玉树地区女子是否结婚，可以从梳理头发形式上加以区别。“无夫之女披发

① 民国·佚名氏：《玉树县志稿》卷七，风俗，第129页，台湾出版社，民国间抄本影印本。

② 民国·佚名氏：《玉树县志稿》卷七，风俗，第130页，台湾出版社，民国间抄本影印本。

于肩，有夫则辫发以示别。”①

关于玉树地区其它方面之习俗，似乎亦区别于它地。“玉树女子多而男子少，故一切劳苦操作之役皆女子职之。内地委员兵弁至（玉树），（玉树之）酋派人供役，名曰‘汤役’，多用女子充当。汲水，执灶，耐苦过于男子。”② 这个习俗使女子的劳役强度一直大于男子。这个习俗可能是玉树特有的，在整个藏区的其它材料中没有这种描述。在对待亲属疾病问题上，藏民都表现出极大的孝心。“亲老病，则输财物寺院，请僧斋醮。死则请僧临尸诵经”③。因为在藏区，寺院中一般设有医学校即“曼巴扎仓”，遇有疾病，首先请僧医诵经治疗，这已经成为藏民的习俗。至于人死后，其殡葬方式和内地亦不同。“俗人非富者，不火葬，以火葬需费多故也”④。部分人某些时期采取天葬方式，亦有采取水葬方式者。在财产继承问题上，“（玉树）之人承袭产业之制，不重血统。无子或子为僧，则以女继之，或赘婿生子，或私生子，皆以为孙。无男孙或男孙为僧，女孙亦可继嗣。复赘婿或私生子听其自便，以至无穷焉。女兄弟之子，视犹子也，亦可承继产业。无子女及甥，则以产业输之寺院”⑤。这个习俗不同于内地，亦是藏民长期以来在藏区形成的传统。

藏民服饰在西藏医药卫生史料分析一节中有所论述，基本情况已有所反映，但玉树的情形比较具体特别，因此再予以分析。

---

① 民国·佚名氏：《玉树县志稿》卷七，风俗，第130页，台湾出版社，民国间抄本影印本。

② 民国·佚名氏：《玉树县志稿》卷七，风俗，第131页，台湾出版社，民国间抄本影印本。

③ 同上。

④ 民国·佚名氏：《玉树县志稿》卷七，风俗，民国间抄本影印本，见《中国方志丛书》西部地方，第26号，第132页，台湾出版社。

⑤ 同上。

“（玉树之）男女皆不着裤，但服圆领皮袍，腰束红带而垂其褙以承物。富者裹有亵衣，外有罩袍，如华服而宽大；贫者无之。男子及壮皆腰刀，刀皆直形，长二尺许，宽寸一二分。柄鞘有饰银及鎏金者，鞘末多嵌色石，刀贵者值至数百金。非见官长不脱刀。又佩小刀一把，食时用之。又尝佩燧及鼻烟袋”①。这个习俗在前面描述的不太具体，尤其是鼻烟袋的佩带，其目的可能防止高寒过敏。“（玉树）妇女不操针黹（zhi 缝纫；刺绣），男子多腰小包藏针，补锭时则捻羊毛以为线。帽圆顶，襞（bi 衣服上打的褶子，泛指衣服的皱纹）积而卷其缘，约三寸许。缘以狐皮，寒则下之。帽多红色，故俗谓之红帽国。靴多用革，饰以红，跣足着之”②。女子不善针织，和内地有很大差别。苏杭女子以针织著名，其他地区女子亦擅长针线活。“男子许为僧者，幼即髡（发）；俗人多蓬首，亦有辫者。询之老人云，（玉树）故属蒙古时，皆蓬首；自清朝收抚后始有辫者。妇女有戴蜡珀者，辫则贯以蚌壳及色石。僧俗怀中均佩雕刻佛像，云可以辟恶。食品以糌粑为主（食），佐以牛羊。糌粑以酥油及茶下之。烹肉不甚熟。亦无盐梅，亦有不火食者。忌炒食，云：炒则（其）味招魔。饮茶杂以牛乳和咸（盐）少许。牛乳菁华谓之酥油，其渣滓谓之曲拉，多下茶饮之。（玉树）地（瘠）确而田少，青稞亦不易得。贫民多食牛羊肉及曲拉，时掘脚麻食之。亦有种蔓菁而食，其根叶以饲畜。”③ 这里值得指出的是，玉树藏

---

① 民国·佚名氏：《玉树县志稿》卷七，风俗，民国间抄本影印本，见《中国方志丛书》西部地方，第 26 号，第 133 页，台湾出版社。

② 民国·佚名氏：《玉树县志稿》卷七，风俗，民国间抄本影印本，见《中国方志丛书》西部地方，第 26 号，第 134 页，台湾出版社。

③ 民国·佚名氏：《玉树县志稿》卷七，风俗，民国间抄本影印本，见《中国方志丛书》西部地方，第 26 号，第 135 页，台湾出版社。

民之发饰与整个时代倡导的风俗有关。如在蒙古贵族统治的蒙元时期，俗人多蓬首，但在有清一代，则多留有辮发。由此可以看出，藏民习俗的形成与国家整体习俗亦不无关系，至少说明不是一成不变的。

该地居民在招待客人时具有一定特色。“客来则进木匣一，中区为二：一盛糌粑，一盛曲拉，上覆以酥油，奉茶请客随意和食。接迎官长则以圆漆盒盛糌粑，上覆酥油少许，食时各有碗及（餐具），不相乱也。无箸以手抟之。碗多用桦木及葡萄根为之，富者包以银。”[①] 这段记载反映出藏民招待客人时亦区别对待，其招待器物亦有差别。该地居室建设用材和形式不一，其本质是由贫富状况决定的。其中“有庐居者，有插帐者，室庐多据山麓。（玉树之地）林（木较少），以牛自他处运木至者，皆短小，故规模狭隘，结构粗（陋）。多楼居，有四层者，墙壁皆用天然石板甃（zhou 用砖砌）砌，凿壁以受天阳。屋宇皆平无瓦，有漏以出烟。屋顶四周皆有短垣若垛墙然，盖（玉树）无城郭堡寨，有事则据屋而守，颇不易攻”[②]。建筑一方面反映出藏民敦实的风格，另一方面亦是由高寒的地理气候决定的。“屋上以木为井干，悬五色绢印番文，名摩尼达雀。”[③] 这个习俗是藏民特有的风俗，据说“摩尼达雀”数量多者表示其家庭亦较富裕。“屋内席地而卧，以木为栏，有茵（yin 垫子或褥子）无被，寝则解带拥袍而卧。富者多铺藏织绒毯，或以氆氇裹麝毛为垫；贫

① 民国·佚名氏：《玉树县志稿》西部地方，卷七，风俗，民国间抄本影印本，见《中国方志丛书》西部地方，第26号，第136页，台湾出版社。

② 同上。

③ 民国·佚名氏：《玉树县志稿》西部地方，卷七，风俗，民国间抄本影印本，见《中国方志丛书》西部地方，第26号，第137页，台湾出版社。

者但用羊毛氈而已。灶突多在卧室中。”①

藏民为适应游牧之需要，另一种居住方式是扎帐盆。帐篷之设置亦有许多说法。“插帐多就地势避风、水草丰美处。帐用牛毛所织毯为之，撑以木格，维以皮绳，方形若覆斗然。大者宽广至三丈。帐外四周堆石为短垣，以闲牛羊马匹。中帐为灶出灰处，为主人卧所添薪处，为厮养卧所。帐脚排列牛羊浑脱，中储食物。门右堆粪为小圈，以藏牛犊羊羔。帐外有犬三四，以警不虞。（玉树）生活程度（较）低，而帐居较庐居尤（艰）……然（玉树）之人习而安之，不知为苦云。”② 因为庐居不利于移动，故藏民多采取帐居方式，这也是由生产方式决定的。“（玉树）之人行役不携卧具，以马鞍为枕，马屉为褥，故习俗男子鞍马，妇女不得乘之。（玉树）之人繇役贸易，驱策牛只，男子率乘马，女子皆徒行。（玉树）之人见官长，以粗绢色呢为贽，名曰‘哈达’；亦无跪拜礼，但鞠躬吐舌而已”③。进献“哈达”的风俗在藏区、蒙区多有，这种礼仪是自古留传下来的文化行为，是藏民、蒙民文明进步的标志。

藏民之娱乐亦具有一定特色。如（玉树）“社演剧，有扮龙虎狮象者，有被古甲胄、挟弓矢刀剑者，有着黄马褂、蓝顶花翎如满清大员者。或曰：‘此年羹尧也。’盖清初年大将军之威颇震于西番云。其乐器有金勃如平簷帽对敲，其声勃勃然。有喇叭，长者至丈，二人舁之乃举。社剧皆寺僧为之，亦有驱除疠鬼

---

① 民国·佚名氏：《玉树县志稿》西部地方，卷七，风俗，民国间抄本影印本，见《中国方志丛书》西部地方，第26号，第137页，台湾出版社。

② 民国·佚名氏：《玉树县志稿》西部地方，卷七，风俗，民国间抄本影印本，见《中国方志丛书》西部地方，第26号，第138页，台湾出版社。

③ 同上。

之剧。束草和面为人，投之水中，鸣枪诵经以禳之"①。从藏区驱除疠鬼的剧式可以看出，藏民是厌恶疠鬼的。这里的疠鬼可能一方面包括干扰人民正常生活的魑魅魍魉，一方面包括疫疠之气。总之，这类社剧的宗旨是企盼驱除邪恶，带来吉祥。

玉树藏民之习俗多种多样，只有较全面掌握，才有可能准确理解。"（玉树）之俗，每值令节则有童男女数辈，衣鲜衣，至内地委员寓所，列为一行，投足而歌，提顿马铃以为节奏，曲折周旋似内地之舞佾（yi 古代乐舞的行列），所唱之歌乃习闻内地之曲调，肖其声而不知其意。间有失误之处，则以番音足成之。亦有夫妇二人，挈其手，鸣琴参立而歌。（玉树）之童戏博有弹骨、掷骨、踢毽、射覆等类。又有象棋，阳刻汉文，阴刻番文。"② 这些习俗较为全面地反映了玉树地区的风俗，也折射出该地居民长期营造出的社会氛围。值得指出的是，玉树地区在度量衡方面也与汉人有不同之处。（玉树人）"量布，随幅之宽狭折角等方为一方；量以内地十升为一升；衡以二十四两为斤，计数以念珠为算具。以木烟为墨，和水盛小（容器），削竹为笔。（玉树）有医多用针灸，有巫有历（即循内地所颁布者，上具汉番文），有干支八卦，有属相，亦信堪舆，盖皆传自内地者也。（玉树）之民许神牛羊，名曰'才保'。不剪毛，不杀，听其自死。汉人购食牛羊，番若不愿，辄藉口才保以拒之。盖见汉人刀

---

① 民国·佚名氏：《玉树县志稿》西部地方，卷七，风俗，民国间抄本影印本，见《中国方志丛书》西部地方，第 26 号，第 139 页，台湾出版社。

② 民国·佚名氏：《玉树县志稿》西部地方，卷七，风俗，民国间抄本影印本，见《中国方志丛书》西部地方，第 26 号，第 140 页，台湾出版社。

杀流血，以为残忍，故多不愿售也”①。这些习俗，看起来是支离破碎的描述，但在整体上却彰显出玉树这个藏、蒙、汉等族杂居的地区，综合营造构建出的文化氛围。这个氛围既是多民族文化交流激荡的结果，亦是玉树特殊的自然地理气候影响于该地人民而反馈出的精神面貌。人与自然的相互作用是文化面貌产生的终极原因。

（五）物产和实业

自然生态环境不仅与人类健康密切相关，而且对该地居民体质有重要影响，同时对该地医药知识的产生、体系的形成亦有一定关系。“玉树各族之地，西北一带荒寒广漠，积雪千里，其民皆以游牧为业。插帐而居，岁时迁徙无定。东南各族地势较低，高山深谷蔽风蓄热，虽土质石脊确而阳坡奥湾，往往可田。其民耕牧相杂，结庐而居，有土著之风焉。统观各族生活程度，盖由游牧社会进而为耕稼社会之时也，其于工商实业（较为简）陋，无甚可道。”② 但了解其生态、物产、实业等梗概对了解其医药卫生亦具有一定作用。

玉树原始森林多，花草丛生。其“地风高气寒，地多斥卤植物，鲜少童山荒谷，所在皆是古人所谓铁围者是也。囊谦苏尔莽地间有森林，皆天然松柏，可供建筑。（玉树）人不务种树，亦谓有碍风水噫。（玉树）迷信堪舆、家言，步武恐后（内地），

---

① 民国·佚名氏：《玉树县志稿》西部地方，卷七，风俗，民国间抄本影印本，见《中国方志丛书》西部地方，第26号，第141页，台湾出版社。

② 民国·佚名氏：《玉树县志稿》西部地方，卷八，实业，民国间抄本影印本，见《中国方志丛书》西部地方，第26号，143，台湾出版社。

何其值也"[1]。其地矿产资源亦很丰富。"娘磋滨河之区多产沙金，土著及客户欲往采者，皆须纳贿于娘磋百户。其淘拣之法，亦较简陋。扎武产铅及雄黄，格吉杂曲河滨产翠玉石，又往往为酋（长）封禁，不得采取，谓其凿地脉也。"[2] 这种传统习俗一方面使当地矿产等资源得到保护，另一方面亦对自然环境的维护发生着作用。

渔猎业是该地居民主业之一。当然对珍稀濒危物种的保护，他们亦严格遵守着国家法律。（玉树）"人信仰宗教，忌食鱼。然通天河流域每当春水泮涣之时，鲨鲤极多。有长二尺，围径三、四寸者，土人辄渔而售之客。客少则无渔者，盖不视为生业也。其取鱼，罕用钩网，或以石击之，或以木刺之。盖（玉树之）地渔者甚罕，故鱼亦忘机而易得也"[3]。狩猎亦是该地居民生活资料来源之重要渠道。（玉树）"地多野牲，而鹿茸、麝香、猞猁等兽皮之价值亦高，故从事猎业者甚多。其具多用鸟枪，枪背皆有扠，用以瞄准。（猎）人视觉亦甚敏，能于数百步外别草间伏兔之动耳者。酋（长）往往封断山林，禁部民采取"[4]。这个措施就是对国家法律认真维护的表现。

---

① 民国·佚名氏：《玉树县志稿》西部地方，卷八，实业，民国间抄本影印本，见《中国方志丛书》西部地方，第26号，第146页，台湾出版社。

② 民国·佚名氏：《玉树县志稿》西部地方，卷八，实业，民国间抄本影印本，见《中国方志丛书》西部地方，第26号，第145页，台湾出版社。

③ 民国·佚名氏：《玉树县志稿》西部地方，卷八，实业，民国间抄本影印本，见《中国方志丛书》西部地方，第26号，第144页，台湾出版社。

④ 同上。

畜牧业和农业是该地的主业之一。（玉树）“族十九皆从事畜牧，家有牛羊马匹，而牛最多，羊次之，马又次之。问人之富，数畜以对”①。在蓄牧之同时，农业稼穑亦作为重要补充。该地“田多沙砾，掘地数尺皆然。粪田以马矢。犁田之法，以横木缚于两牛之角，中属长木引犁。知用头力而不知用肩力。岁二月晦、三月朔为播种青稞之时。五月草生，始耘；八、九月收获；四、五月种蔓菁。农事亟则寺僧多请假归家，协力南亩，亦犹内地村塾之忙假也”②。因长期地质和气候环境影响，其“地独宜青稞，唯拉布寺附近有种麦者”③。

因交通不便之故，该地工商业不太发达。辖地多“有木工、铁工、皮工、抟埴之工、设色之工、缝衣之工，多川边客民为之”④。商业活动不及内地频繁。“居民往往以实物相交易。结古为玉树二十五族走集之地，然商贾多川边客番及川陕甘汉人，土人经商者甚少。各族亦无常设市场。其交易也，约有一定之时间、地点，略如内地乡镇之集会焉”⑤。

该地物产门类较多。“野畜则有狼、狐、鹿、麝、猞猁、马

---

① 民国·佚名氏：《玉树县志稿》西部地方，卷八，实业，民国间抄本影印本，见《中国方志丛书》西部地方，第26号，第146页，台湾出版社。

② 民国·佚名氏：《玉树县志稿》西部地方，卷八，实业，民国间抄本影印本，见《中国方志丛书》西部地方，第26号，第147页，台湾出版社。

③ 同上。

④ 民国·佚名氏：《玉树县志稿》西部地方，卷八，实业，民国间抄本影印本，见《中国方志丛书》西部地方，第26号，第151页，台湾出版社。

⑤ 同上。

鹿、黄羊、青羊、马鸡、野马、野牛、兔；羽族止有鹘鸟、雀、鸽；水族仅有鲨、鲤而已。”① 因地处边远，工业亦不发达，故其它日用品供应都由邻省供给。其商货输入品有来自西藏者，如与医药卫生有关者：“藏红花、靛、阿味（魏）、石劳砂、鹿茸、麝香、茜草、野牲皮生、藏糖桦木碗、藏枣、乳香、藏香、雪莲、蜡珀……”②。其特别输出土产有：“鹿茸各族皆有，玉树娘磋格吉最多。麝香各族皆有。冬虫草扎武、苏尔莽、囊谦、格吉产。夏则为草，冬则为虫。其根类虫而有角。知母扎武、苏尔莽、格吉、囊谦皆产。贝母同上。野牲皮各族皆产。豹、熊、狼、鹿、猞猁、马鹿、野牛等皮皆有。羊毛、金出娘磋，皆沙金也。色航寺附近出金矿，采者多固察、安冲之人。每矿丁一名，岁纳地租金一分”③。其未经大量开采之物产有：“铅扎武产。雄黄扎武产。翠玉石产格吉杂曲河滨。煤产苏尔莽、格吉、中壩一带”④。药材石膏、车前子也属多产而未大量开采的品种。其仅供土人所用之产，“盐有红白二种。产囊谦、苏鲁克、格吉”⑤。

---

① 民国·佚名氏：《玉树县志稿》西部地方，卷八，实业，民国间抄本影印本，见《中国方志丛书》西部地方，第26号，第155页，台湾出版社。

② 民国·佚名氏：《玉树县志稿》西部地方，卷八，实业，民国间抄本影印本，见《中国方志丛书》西部地方，第26号，第156页，台湾出版社。

③ 民国·佚名氏：《玉树县志稿》西部地方，卷八，实业，民国间抄本影印本，见《中国方志丛书》西部地方，第26号，第157页，台湾出版社。

④ 民国·佚名氏：《玉树县志稿》西部地方，卷八，实业，民国间抄本影印本，见《中国方志丛书》西部地方，第26号，第158页，台湾出版社。

⑤ 同上。

野蒜也是该地特产之一。

茶叶是牧民生活之必需品。“结（古）过载货以茶为大宗。茶产四川，故雅州府六属销售西藏及海南各番族贩茶者多系川边伙尔族人。番中通称伙尔巴，又称伙尔喀奄。按：番谓地方曰‘喀’，谓数之五为‘奄’。伙尔喀奄，译言伙尔五族地方也，即今章谷、倬倭、甘孜、白猁狨、壩擦等地方。其资本皆出自寺（院），寺（院）财产由喇嘛推择所信之人管理。每三年或二年一易，名曰‘会首’。会首得以财作资本，营业所得花息，除分给寺僧外，余以自赡；唯不得亏本，亏本则籍没其家财以为偿。川边海南之寺皆然。”①

（六）掌故和考证

藏民族具有悠久的历史和优秀的文化传统。“（藏）文皆经典，罕历史。自来番案本末具详，西宁档册以保存无法，多放佚不完。长老所传，皆近世以来之事，著其略可道者，为掌故计”②。因掌故多需经过考证而成，故藏民在考证方面亦多所建树。如：“玉树各族之栖息于海南也，谅非伊朝夕乃入。前清而后著于图志，何哉？诸家所载，又人人异辞，其称名也互歧，其为数也屡迁。是以陇蜀争执，逾年而不能决。余至结（古）访

① 民国·佚名氏：《玉树县志稿》西部地方，卷八，实业，民国间抄本影印本，见《中国方志丛书》西部地方，第26号，第158页，台湾出版社。

② 民国·佚名氏：《玉树县志稿》西部地方，卷九，掌故，民国间抄本影印本，见《中国方志丛书》西部地方，第26号，第163页，台湾出版社。

问长老，参以图志，然后知其异同，分合之故，述考证记”①。值得指出得是，虽然前人有过志书的编撰，但不一定全部真实地记载了实情，所以，围绕地方志编纂的工作，仍然具有很大空间。

（七）附录

青海蒙番每岁进口相关货物数目价值一览表

货目	进口总数	价值	总计
茸	四百架	平均每架五十两	二万两
角	二万斤	每斤一钱五分	三千两
香	三百两	每两二十两	六千两
菇	三千斤	每斤三钱	九百两
金	五百两	每两三十换	一万五千两
硝硫磺	二千斤	每斤二钱	四百两
（矾）	一万斤	每斤五分	五百两
盐	三百万斤	每斤一分	三万两

统计表中原来全部货物共七十余万两②，今只列出相关的一部分供参考。另外，据以上史料分析，玉树地区的基本情况已经有了一个概要，但这个概要不一定能够反映实情，对把握该地医药卫生实态也许无助，但只要我们认真理解其中的内容，或许能够从中得到启发，尤其是对理解医药卫生习俗方面的启发。

① 民国·佚名氏：《玉树县志稿》西部地方，卷十，考证，民国间抄本影印本，见《中国方志丛书》西部地方，第 26 号，第 181 页，台湾出版社。

② 民国·佚名氏：《玉树县志稿》西部地方，附录，民国间抄本影印本，见《中国方志丛书》西部地方，第 26 号，第 255～256 页，台湾出版社。

第四节　蒙古地区医药卫生史料分析

一、概要

蒙古地区主要包括现在的内外蒙古地区、新疆甘肃青海西藏等部分地区。历史上尤其蒙元时期所属的四个汗国所辖地区之辽阔是古今任何一个国家所没有过的。对蒙元时期四个汗国的医药史料要安排在民族迁徙交流等有关章节中讨论。由于蒙元时期历史地域不断扩大、行政区划不断变迁等原因，蒙古地方志书较少，存世者更寥寥无几。明清以来，各地修志成风，反映蒙古民族史实的地方志陆续增多。现存《蒙古志》、《蒙古律例》、《乌里雅苏台志略》、《西北垦务调查汇册》等就是其中的一部分。上述四部地方志中有关蒙古民族政治、经济、宗教、文化、风情、物产、医药卫生、生活习俗等记载在前三部中已有较详细的记载，《西北垦务调查汇册》中的内容基本包含在前三部中，是故，重点对前三部加以研究，虽然看起来可能史料细碎，但可使我们从宏观背景下了解蒙古民族医药卫生之历史实态。为什么将蒙古地区的史料分析加以讨论呢？是因为现存亚洲的绝大多数人属于蒙古人种，考明蒙古人种代表民族蒙古族长期居住地留下的医药史料是十分必要的。这既可以从人类学角度反映作为蒙古人种分布的历史地域内医药卫生之概要，又可以重点反映作为代表民族的蒙古族其具体的医药卫生知识体系。

二、清《蒙古志》中的相关内容分析

清代学者夏日盏、姚明辉从古代汉文史籍中记载蒙古民族史实的许多史料辑出后编成《蒙古志》，被台湾出版社出版的《中国方志丛书》收录，这是比较珍贵的材料，是我们研究蒙古民族医药卫生史的重要资料。因此，我们有必要对其中与医药卫生有关的内容进行分析，以见蒙古民族历史上医药卫生情况之一斑。

（一）居地变迁

近年，考古学家认为：蒙古民族是一个来源于远古扎赉诺尔人的古老民族，其发展谱系在史前不够清楚，有史以来较为清楚，是蒙古人种的代表民族。自成吉思汗和他的子孙们创建蒙元王朝及其所属汗国以来，对改变世界格局产生了重大影响。如果详细讨论蒙古民族的谱系源流确实是一个大课题，需要相当篇幅，但我们根据目前所掌握的材料，简略地加以梳理的话，对全面理解本书内容还是有益的。据考古资料和现存汉文资料分析，蒙古民族直接来源于秦汉时期雄踞草原的和匈奴民族并存且互有胜负、相互融合的东胡民族。在唐代的汉文史籍中，所记载的蒙兀室韦是其直接先祖。蒙元时期，蒙古民族的乞颜部落在成吉思汗及其子孙的带领下，先后打败蔑尔乞、塔塔尔、金、西辽、西夏等直至灭南宋而一统中国。公元1368年朱元璋灭元建明，元顺帝逃往漠北，大一统政权宣告失败，但其在漠北、西域、中亚的统治和影响并没有完全消失直至清代。尽管如此，顺治入关后，毕竟建立起清朝，是为中华统系中最后一个封建王朝。

有清一代，蒙古大抵分为七大部：“曰内蒙古，曰外蒙古，曰西套蒙，曰科布多，曰乌梁海，曰青海蒙古，曰内属游牧蒙古。内外蒙古以大沙漠为界，漠南为内蒙古，漠北为外蒙古。西套蒙古在河套西，亦在漠南。科布多在外蒙古西北，乌梁海在科布多北，皆在漠北。青海蒙古者，环青海而居。内属游牧蒙古，在长城附近”①。之所以引用上述这一段文字来说明蒙古民族在清代的分布和称谓，其原因，一是由于从历史地理区划定位比较符合客观历史实际；二是由于从人种学类型角度或民族谱系角度细分时学说较多，不利于理解或易引起混乱；三是有清一代蒙古民族区划较为稳定，所以作如是界定和描述。上述七大部之下，每大部又以辖区大小为据细致划分，“大区之为部，小区之为旗。部以氏族分，旗以政治分。或合数部数旗而为盟，或合一部数旗而为盟”②。盟旗制度是蒙古民族在清代形成的政治制度，至今仍然因袭。这说明，由游牧生产经济方式决定的政治制度是符合生产力发展需要的。

晚清时期，清廷开放对蒙地的禁垦政策，内蒙古靠近山西省的蒙地不断开垦成农田，从而，适应农耕经济基础的地区渐称“县”，其管理制度也与盟旗制度有所差别。而在辽阔的草原上，“各部游牧分定地界，不得越境。其界均以山脉、河流定之。若平原、沙漠无山河可界者，则叠石为志，谓之鄂博。蒙古户口，或谓有四百五十万，然出于臆算，非确数也。盖其人民皆逐水草而居，转徙无常，莫从调查耳。按蒙古未尝无核计户口之政，每三岁则一编册送理藩院。然所登者惟十八岁至六十岁之壮丁，若老疾则无之，故亦不足为据”③。可见直至清代，蒙古地区人口统计是不太确切的。十八岁至六十岁青壮年之外，尚有十八岁以下、六十岁以上的人口不在统计数字之内。这样看来，历史上蒙古民族人口远远比登记在册人口数量要多，这是一个非专门研究

---

① 夏日盏、姚明辉辑：清《蒙古志》卷二，区分，第1～2页，总第137～138页，见《中国方志丛书》塞北地方，台湾出版社，光绪三十三年刊本影印本。

② 同上。

③ 同上。

人员作专题研究必然不能够知晓的基本历史事实。

（二）住民政体

关于人类的种族问题，这既是一个古老话题，又是一个尖端课题。因为对这个问题的回答，一方面需依靠考古以及文物文献，另一方面需要遗传基因层面的科学研究论证，但不论以何种方法解析，结论肯定是宏观概略的，不可能十分精确，所以，东西方各个名家意见目前亦不尽一致。美国人类学家孔恩教授认为："大约在35000年前，世界各人种已初步形成。"那么，这一结论是否意味着在此前没有形成种族倾向呢？我想这也不是绝对的，只不过是一估约而已。到15世纪哥伦布发现美洲新大陆前，孔恩等世界多数学者又将人类划分为5大人种，即"高家索（亦称欧罗巴）人种、蒙古（亦称亚美）人种、刚果（亦称尼格罗）人种、澳大利亚人种、好望角人种。其中蒙古人种又分北亚、东亚、南亚、北极等亚种和若干族系"。也有的人类学家认为这种分法比较繁琐，他们较简单笼统地将人类分为蒙古人、高家索人、黑人等三个人种。不论是五分还是三分法，无非是依据一定标准为了认知方便进行的学术性界定，并非严密的数理定义。就上述人种分类可以看出，蒙古人种都是其中的一个没有争议的人种。蒙古人种从广义角度包括亚洲汉族在内的大部分民族。从狭义角度看，蒙古人主要指北亚聚居的内外蒙古辖境内具有民族文化认同的蒙古族人群。

根据政治区划不同和宗教信仰、文化传统之细微差异，直到清代，蒙古人种的代表性民族蒙古族，如前所述又略分为五个分支即喀尔喀，额鲁特，乌梁海，唐古特，突厥。其中约三分之二人口属于喀尔喀。满人入主中原后，清廷"抚驭蒙古之政策，以任用喇嘛教为要点。盖蒙古土地辽阔，人民剽悍，习骑射，耐劳苦，喜动善战……。因其崇信喇嘛，而以神权治之也。自蒙古奉喇嘛教以来，好斗嗜杀之性除，喜动善战之风替。高宗纯皇帝既平准噶尔，而蒙古各部帖耳俯首，奉令惟谨者，驭之在此策耳”①。上述引文只是一个历史资料，主要是想简洁地说明清廷对待蒙古民族的统治方略是历史造成的，与现行民族政策是不同的。

（三）宗教卫生

蒙古民族勤劳纯朴求实，在与大自然抗争中积累有丰厚的知识和智慧。“蒙古昔无宗教，自明初以降，而喇嘛盛行。人民奉之维谨，……政府利用之以抚驭蒙古也。不然，以二百余旗、数百万之众，土地辽阔，民俗强悍，岂一二驻防大臣所能镇服哉。回教素行于西部；耶稣希腊，欧人亦极力传布，然终未能盛行。”② 由此段引文可看出，在蒙古地区，虽然各种教派都在争夺教徒，但明以来，蒙古民族多数人信仰喇嘛教。这不仅与他们长期探索实践认同有关，亦与藏传佛教的强大影响有关。因此，在辽阔的蒙古草原，分布着许多喇嘛寺院，其中僧徒多至数千的寺院在多伦诺尔库伦地区为最。“疾病则延僧祈祷，不知医药为何物。或至倾家以捐于喇嘛，家二男者，一为僧。其为僧者，十岁左右入寺；初学藏语，后习佛教；不得娶。妇女或亦入僧籍，

---

① 夏日盏、姚明辉辑：清《蒙古志》卷二，政体，第 77 页，总第 213 页，见《中国方志丛书》塞北地方，台湾出版社，光绪三十三年刊本影印本。

② 夏日盏、姚明辉辑：清《蒙古志》卷三，宗教，第 1 页，总第 265 页，见《中国方志丛书》塞北地方，台湾出版社，光绪三十三年刊本影印本。

剃发守规，一如男子”①。明代以来，喇嘛教在蒙古广大地区流传，因此可以说该教是其主要的宗教。蒙古民族的医药卫生，当然亦具有悠久的历史和所形成的传统，后有专门论述。蒙古地区药材资源十分丰富。蒙药材中包括有许多中药材，它们虽然名称不同、功能有别，但同种药材本身的成分是一致的，如中药材中的“枸杞、黄芪、甘草、黄芩、车前、泽泻、蒲黄、木贼、艾蓬、大黄、蒲公英、白蒺藜”② 等，在蒙古地区亦大量存在，但名称都是蒙语名，其功效有蒙医自己的诠释。牧民有病，常从当地曼巴扎仓请喇嘛医诊治。尽管上述材料仅是《蒙古志》中的记载，但正是这种志书，才较为客观真实地记载了蒙古民族政治、经济、宗教、文化、医药卫生等方面的实态。

三、《蒙古律例》中的相关内容

《蒙古律例》一书，其作者不详。该书记载不少与医药卫生律例相关的内容。尽管其不是医药专书，但对与医药卫生制度相关内容的集中讨论，亦可以帮助我们更好地理解蒙古医药之大概。即使对理解蒙医药学术无大帮助，但对了解蒙医药文化肯定是有所裨益的。

（一）禁偷捕貂参私相买卖

在辽阔的蒙古草原，生存着一种珍稀飞禽谓之貂参。其皮可制成高档的貂皮大衣，其血肉可滋补身体，被蒙古人视为地区宝

---

① 夏日盏、姚明辉辑：清《蒙古志》卷三，宗教，第 10 页，总第 274 页，见《中国方志丛书》塞北地方，台湾出版社，光绪三十三年刊本影印本。

② 夏日盏、姚明辉辑：清《蒙古志》卷三，物产，植物类，总第 306 页，见《中国方志丛书》塞北地方，台湾出版社，光绪三十三年刊本影印本。

物。因大貂飞翔高度比其它飞禽高且体格矫健，非膂力过人且射击技艺高超者不能射获，所以，自古以来，就有英雄射大雕（貂）之传说或诗句。蒙古民族对貂参十分珍重，这是保护珍稀濒危物种的具体表现。清朝曾规定："凡将私捕之貂参私相买卖，被旁人拿获，首告将貂参交户部。买者、卖者各鞭一百，罚一九牲畜，赏给拿获首告之人。"① 这样一来，貂参得到了较好保护。那么，在清以前各朝有无类似规定呢？目前还没有发掘出来，所以，亦不能轻易否定明朝、元朝等朝没有类似规定。我们根据这条史料，可以肯定地说，清朝已有这样的规定，那么，当今就更应该以史为鉴，制定保护珍稀濒危物种的制度，以使具有药用价值的物种得到保护和适度利用。

（二）保护行人生命财产

蒙古草原地广人稀，离家出行食住御寒均不便利，和北京王府井人口密度相差较大。针对这样的生活环境，蒙古人出行时，在方向上常以敖包为标志，在补给和休息方面常遇到具体困难，故历代积淀留存有约定俗成的热情待客习惯。时至清代，满蒙联姻频繁，政事兵务常有，牧民贸易增多，故《蒙古律例》规定："凡不容行人仹宿致被冻死者，额暗罚一九牲畜；不死者罚两岁牛。若令歇宿，其财畜被窃者，令家主赔补。"② 这一规定，既保证了行人生命财产安全，又对营造蒙古草原人民热情好客风俗提供了法律支撑。上述这一规定，既是蒙古民族医药卫生文化习俗的写照，又是对人类生命尊严的保护或曰人权的捍卫，对今日人类规范自身职责义务仍具有启迪作用。

---

① 无名氏：清《蒙古律例》卷五，边境卡哨，十七条，总第105页，见《中国方志丛书》塞北地方，年代不详，影印本。

② 无名氏：清《蒙古律例》卷十，杂记，十八条，总第200页，见《中国方志丛书》塞北地方，年代不详，影印本。

（三）禁出痘病人卧人家内

卫生防疫问题是人类较早遇到的问题。因为人所以称为人，是指他们具有区别于动物智能的出现。卫生问题自不必说，就防疫问题而言，疫病恐怕是人类最先关注、集体组织应对的一类疾病。蒙古民族对防疫是十分重视的。如清代天花流行猖獗，蒙古草原人民也难逃其灾。为了有效遏制天花流行，除减少对清廷朝觐以避痘外，还防止在草原范围内交叉传播感染。《蒙古律例》规定："出痘之病人卧人家内，若此病人禳病，由此传染，以至死人者，罚三九牲畜；痊愈者罚一九牲畜；不出痘者，罚马一匹。"① 蒙古草原因人口密度低但自然环境良好，加之定有蒙古律例，二者所产生的双重作用，使天花流行远不如内地人口稠密处猖獗。这一观点，在笔者《中国古代医政史略》中已经有所结论，其证据是以辽、金时期疫病发生频次和汉族聚居区的北宋、南宋辖地发生频次比较后，辽金较两宋稀少。《蒙古律例》中的上述规定，对蒙古地区人民的卫生防疫起到了重要作用。

（四）看守疯人

蒙古草原虽然地广人稀，客观上人员磕碰引起的争端较少，但由于某些不良刺激，如孤独、狂躁或压抑等不良因素也可导致少数精神异常患者产生。这些患者有时亦会损害邻近牧民的利益。为防止疯人对草原人民造成伤害，《蒙古律例》规定："凡疯病之人，交伊祖父伯叔兄弟子侄至近亲戚看守；无亲戚者，交邻舍乡长看守。若疏脱，致令杀人者，鞭八十。"② 这一规定，不仅对维护草原人民正常生产和生活秩序起到了重要作用，而

① 无名氏：清《蒙古律例》卷十，杂记，十八条，总第200页，见《中国方志丛书》塞北地方，年代不详，影印本。

② 同上。

且，亦对精神卫生疾病患者的管理提供了经验。

（五）管束喇嘛例

蒙古民族自明以来信奉喇嘛教。满人入关后，清政府根据蒙古民族的宗教传统，也把支持喇嘛教作为抚驭蒙古人民之政策重点，同时对喇嘛教徒也严加管理。在支持方面，重点是修建喇嘛寺庙，提高喇嘛的社会地位。在管束方面，则明确规定禁止喇嘛班第等私行，即使为人治病也有相应约束。如《蒙古律例》规定："凡人欲请喇嘛班第等治病念经者，将缘由禀明该管大喇嘛，准其带往，带往之人送回，特交付大喇嘛。若喇嘛班第等宿于所去之家，不告知大喇嘛，私自行走；请喇嘛之人不告知大喇嘛，带往令宿其家内者，将擅行住宿之喇嘛班第罚三九牲畜存公，私自带往之人交院治罪。"①由此可见，清廷既支持喇嘛教发展，又对喇嘛教徒实施有效管束，这一举措对建立蒙古地区良好社会秩序具有一定作用。蒙古律例中的罚则较多，但为了增强可行性，每项罚则或合计应罚的牲畜品种也有具体规定，如"罚罪九数乃马二匹，犍牛二只，乳牛二只，三岁牛二只，两岁牛一只"②。这一规定，改变了既往由争端双方临事协商、悬而不决的状况，对解决草原民事诉讼亦积累了较好经验。

四、《乌里雅苏台志略》中相关内容

（一）风俗

蒙古地区以大漠为界，漠北地区习惯称外蒙古。而漠南广大

---

① 无名氏：清《蒙古律例》卷十一，喇嘛例，总第212页，见《中国方志丛书》塞北地方，年代不详，影印本。

② 无名氏：清《蒙古律例》卷十二，断狱，总第221页，见《中国方志丛书》塞北地方，年代不详，影印本。

地区称内蒙古。漠南河套西部的蒙古部落习惯称“套西蒙古”。以上述划分为据，因乌里雅苏台在外蒙古地区，所以《乌里雅苏台志略》所记内容侧重于外蒙古地区。就蒙古整体习俗而言，“蒙古赋性淳朴，好佛戒杀，最重呼图克图，惟其言是听；遥望见之，免冠叩首，呼图克图手摩其顶，不胜忭舞。即寻常喇嘛，人人亦皆敬服。男女有病，辄求喇嘛诵经医治”①。这样一个风俗是内外蒙古所共同具有的。如上文所述及到的，内外蒙古因地域等稍有差异，故在风俗方面亦有一定差别。在地理方面，内蒙古靠近南边较温暖的汉族聚居农耕区所谓内地，多受到内地汉族文化习俗之影响，汉化程度比外蒙古快，语言亦蒙汉兼用，部分地区不断开垦耕种。就外蒙古而言，因其“地处极边，时令暖迟寒早，虽盛暑不热，冬令则遍地霜雪，气候严寒，行动作喘。不谙播种，不食五谷；毡房为家，游牧为业，分布散处，人户殷繁。牲畜遍满山谷，富者驼马以子（千）计，牛羊以万计；即赤贫之家，亦有羊数十只，以为糊口之资。冬则食肉，夏则食乳；以牛、羊、马乳为酒，以粪代薪，器具用木（制品），至（于木屑则可）代煙（烟）。砖茶尤为要需，家家时不可少。男女皆一律冠履皮靴皮帽，冬用皮裘，夏著布衣；富者间或亦用绸缎”②。由此可看出，在靠近南俄之外蒙古，因居地纬度之增加，气候明显寒多暖少不宜耕作，所以属于纯粹的草原游牧区，其生产和生活习俗是蒙古族传统经典的行为范式。

除上述因地理因素导致内外蒙古习俗稍有差别外，其他综合的政治、经济、文化习俗均趋同。如“不使钱文，鲜需银两，

---

① 无名氏：《乌里雅苏台志略》风俗，总第65页，见《中国方志丛书》塞北地区，年代不详，抄本影印本。

② 无名氏：《乌里雅苏台志略》风俗，总第66页，见《中国方志丛书》塞北地区，年代不详，抄本影印本。

至日用诸物，均向商民以牲畜皮张易换。最忌痘症，然一生不染此症者十有八九……故其王公等新袭爵位，若未经出痘者，例不进京引见，必候圣驾巡幸热河之年，始行调赴热河引见，以示皇上矜恤蒙古臣仆至意；但其王公札萨克以及呼图克图等有时进京陛见，蒙恩赏赐珍馔，无物不食，因而出痘者反觉更稀，即有一二，亦不为忧。至其忠悃诚笃，殊属可嘉，最重天朝。试看黄童白叟，如有言及皇上，即举手加额，虔称伯克达额真（译言）"①。这段引文从多角度立体勾划出蒙古民族综合的风俗习惯，折射出蒙古人民豪放的秉性、坚强的毅力，在记述中亦自然反映出他们对朝廷的信赖，同时也自然反映出该民族医药卫生以及生活环境实态。

（二）物产

蒙古高原地势辽阔，山川绵远，处处各有土产。正如《乌里雅苏台志略》所谓："若遂（逐）一细载，则诸般草木、禽兽、异物类数繁多，恐有舛错，误写反为讹谬。仅将各处常有之物，著写数类，以为土产，以备壮观也。"② 因志书篇幅有限，蒙古之地物产种类之多又不可尽写，本书只列举与医药卫生相关的内容，由此反映其一般状况。以药材为例，蒙药材数量是相当可观的，但多与中药材名不同而实同，其功用主治稍有差别。为通俗起见，我们以中文或中药材名称切入举例如："金莲花（性凉医病）。雪莲花（生雪山，性热医病）。灵雀（在河旁树枝垂处，以马尾系窝，在水面上浮之。其性最热，其窝可用医病，或曰善治下寒）。雪鸽子（冬夏住雪窟，性热医病）。水雀（黑身

① 无名氏：《乌里雅苏台志略》风俗，总第67页，见《中国方志丛书》塞北地区，年代不详，抄本影印本。

② 无名氏：《乌里雅苏台志略》蒙古土产，总第70页，见《中国方志丛书》塞北地区，年代不详，抄本影印本。

白额，冬住水窟，夏住雪窟；冬则下蛋出雏。性最热，医病)。"① 上述例子中，金莲花、水雀等都是蒙药，当然蒙医对它们的命名以及对它们功效的认识与中医是不尽一致的。乌梁海等地也有各色草药和多种土产。卡伦土产以石盐为最著名。"石盐在汗达盖图卡伦西南山孔中取之（似石，性温医病）"②。包括乌里雅苏台在内的蒙古各地的各色药材性味不一一详列。

（三）分析

根据上述有关蒙古地区风俗以及物产之记载，我们可以看出这个民族所居处的环境是地大物博，所形成的风俗是赋性淳朴。由于这些淳朴的人民依靠大自然赋予他们丰厚的自然资源而生存发展，所以其生活环境和医药卫生习俗基本上是绿色的，因而，他们的身体普遍健壮，社会心态普遍热情好客，秉性豪爽勇敢，不计较小利，群体凝聚性和个性都极强。

第五节　绥远医药卫生史料分析

一、概要

漠南蒙古部分地区又称绥远。雍正以后增设归绥道各厅，含归化厅、萨拉齐厅、五原厅、宁远厅（凉城县）等 12 厅。1913 年撤销绥远省归绥道，设置绥远特别区。1928 年改置绥远省，省会后为归绥市（今呼和浩特市）。1954 年撤销绥远省，并入内蒙古自治区。所辖归绥、五原、临河、集宁、清水河、和林格尔、土默特有志。凉城县近年亦编有志书。这些志书中有的记载

① 无名氏：《乌里雅苏台志略》蒙古土产，总第 70 页，见《中国方志丛书》塞北地区，年代不详，抄本影印本。

② 同上。

了医药卫生情况，有的尚未记载。今将有医药卫生记载的志书相关内容摘出并作适当分析，可反映这些地区历史上医药卫生实态，从而以这些点可看出漠南之概貌，又可和漠北进行比较，也可看出该地区医药卫生事业的发展变迁情况。

二、归绥

（一）基本情况

归绥地区在历史上其称谓以及隶属多有变化。据谭其骧《简明中国历史地图集》所示，“夏商时属冀州，周时属并州。秦汉时为云中郡中部，东汉时为并州地。三国初属曹魏，后入鲜卑。北魏属云中郡及盛乐郡。西晋属拓拔氏，隋属榆林郡及定襄郡。唐为榆林郡金河县地。辽金隶丰州。元属大同路之丰州。明为西土默特地。清初设归化厅，属山西朔平府，后改属归绥道。1912 年撤销归化厅，改为县，治归化城（今呼和浩特市城区西南部）。1914 年更名为归绥县”；1954 年撤销，并入土默特旗。1930 年设归绥市，隶绥远省；1954 年改名呼和浩特市，改属内蒙古自治区。归绥地处大青山南麓，河套平原东北部。大黑河等河流均注入黄河。属中温带半湿润气候，为中国毛纺织工业重要基地之一。名胜古迹有王昭君墓、五塔寺、大召、小召、清真大寺、将军衙署等。高等院校有内蒙古大学、内蒙古师大、内蒙古医学院（含中医学院、蒙医学院）等 10 余所。是夏季避暑的绝好地方。

（二）清代医药慈善事业

归绥地区自古以来属于民族迁徙、战事争端、文化交流融合的重要地区。在这一地区现生存着蒙、汉、满、回等民族，在更古的时期，匈奴、东胡、鲜卑、突厥、契丹、女真等民族先后都在这块土地上生存居住过。因为该地远离中原，历代统治者为保持边境安宁，常有驻军建置。在医药慈善事业方面，古往今来均受到政府重视。如在清代，塞北绥远“八旗孀孤虽有半俸之给，不足于养，甇甇无依者多矣。将军贻谷防（仿）各省养济院、敬节会、孤贫所之立，择洁净地筑室以居孤嫠、贫妇，官给衣食；俾习缝纫纺织之业，学制军衣，以充其费。现已收四十余名。命曰‘恤纬堂’。（按《归绥县志》载，恤纬堂于光绪三十年设，民国时废。）”① 从这条史料可看出，在被养济的人口中，并没有说明其养济对象的民族要求，笔者认为其中既有汉族，亦有满、蒙、回等族。养济院等机构中实施的医药卫生措施，既有中原汉族的医药卫生传统，亦有蒙、满、回等族的医药习俗，所以，多具有民族医药文化交流融合的特征。

反映社会医药慈善事业善堂创建的历史，在绥远也多有记载。如明代以降，随着中原慈善事业的发展，边疆慈善事业亦有零星端倪。顺治入关后，更加重视民族地区的医药慈善事业，相继发布谕旨提出要求。在归绥所设之“善堂曰养济院，清乾隆元年归化城副都统丹律、同知永恒奉旨创设，经费由副都统拨发。光绪六年重修。入民国（民国以降）经费由土默特总管支给。十九年停办”②。养济院之外，归绥还积极兴建牛痘局、育婴堂、济生店等慈善组织，广受百姓欢迎。这类机构最早创设时间现无确考。光绪三年（1877 年），归绥道阿克达春以医药慈善机构经费不足，立志支撑续办，以彰慈善理念，自己“捐廉五

---

① 高赓恩等纂修：清《绥远全志》（全）卷五，经政略，五司所职类记，教义各所，第 30 页，总第 311 页，《中国方志丛书》塞北地方，第 9 号，台湾成文出版社，清光绪三十四年刊本影印本。

② 郑裕孚纂，郑植昌修：《归绥县志》（全）经政志，赒恤，第 23 页，总第 254 页，《中国方志丛书》塞北地方，第 10 号，台湾成文出版社，民国二十四年铅印本影印。

百两；并劝由宝丰社等捐集银一万一两一钱五分；历年继续筹款。迄光绪八年共得银二万一千二十两。提出四千两，充启秀书院膏火经费；中间建修文庙、义学及牛痘局、育婴堂、济生店，用银四千二百二十两。余银一万二千八百两，加入所存息银，综为一万四千两，交由归化厅署发商生息，作为牛痘局、育婴堂、济生店经费。九年又得息银一千两，亦发商生息”①。阿克达春之行为举措使濒于瘫痪的慈善事业重新振作起来。从上条史料亦可看出，在古代社会中，官员的责任意识十分关键。清廉且有使命感的官员可以捐廉成就慈善事业、造福一方，而贪腐之官员则往往造成相反的社会效应。光绪十九年（1893 年）春，因多种原因，“抚局裁撤，余银三千五百三十两，以之重修济生店；余款作为经费。民国十年后，牛痘局并入育婴堂；今隶省会公安局，经费由善举生息项下拨给。济生店停办，店址设省立小学”②。上述记载虽反映清末民国间事，但由此可窥见边疆民族医药慈善事业维系之艰难。

归绥城医药慈善事业尽管如此艰难，但毕竟在上述慈善机构影响下，周边地区政府和开明绅士亦纷纷捐集款物效仿之。据笔者初步考察，在清代全国医药慈善事业的影响下，民国期间，归绥城周边地区又建有不少慈善机构，举例如“察素齐有育婴堂，天主教会设。曰恤老救孤院，曰妇女救济院，俱民国设，不隶县。曰难民救济会，民国二十二年县长郑植昌设。”③ 这些慈善

① 郑裕孚纂，郑植昌修：《归绥县志》（全）经政志，赒恤，第 23 页，总第 254 页，《中国方志丛书》塞北地方，第 10 号，台湾成文出版社，民国二十四年铅印本影印。

② 郑裕孚纂，郑植昌修：《归绥县志》（全）经政志，赒恤，第 24 页，总第 255 页，《中国方志丛书》塞北地方，第 10 号，台湾成文出版社，民国二十四年铅印本影印。

③ 同上。

机构，在济贫救疾等方面都发挥出很大作用。围绕创办医药慈善机构之事，清朝皇帝曾发布谕旨，故地方亦为之立碑纪念以示皇恩，现举例说明，以见一斑。

清高宗拨款收养贫民上谕碑文：

上谕："各省、郡、县、州邑皆有养济院，以收养贫民，此即古帝王哀矜茕独之意。朕闻归化地方接壤边关，人烟凑集，其中多有疲癃、残疾之人，无栖身之所。日则乞食街衢，夜则露宿荒野，甚可怜恤。查彼□（原件如此，应为地或处）旧有把总官房三十余间，可以改为收养贫民之所。每年于牛羊税内拨银二、三百两，米粟百余石，为饘粥、寒衣之费。着该处同知、通判拣选诚实乡耆经理其事；仍不时稽查，以杜侵蚀之弊。倘地方有乐善好施者，听其捐助，共成善举；但不得稍涉免（勉）强。着该都统会同该同知、通判妥帖办理，务令穷民均沾实惠。特谕钦此。乾隆元年丙申月立"。

由上述碑文内容可看出：乾隆继位后，对边疆地区慈善事业是十分关心的。这既体现出顺治入关后实施"北不断亲"政策的延续，又反映出乾隆帝仁爱之心。时在清代，一位封建皇帝能如此关心并具体地谕示边疆养济院建设，这也是难能可贵之事。在乾隆帝关心下，归化城都统牵头负责、同知和通判协助，在原有把总官房基础上筹建养济院，当年建成。之所以认为在当年建成，是根据下面碑文关于重修养济院牌坊序中记载的"始自乾隆元年"句而断。因为养济院牌坊建于乾隆元年，那么养济院也必然于同年建成，不可能先建牌坊后建养济院。为使这一考订更加证据确凿，我们还是将其碑文内容分若干段列于下面并作分析：

重修养济院牌坊序碑文：

"考兹牌坊之建，始自乾隆元年至道光十年。因久残缺，为之重修，迄今复五十余年矣。兼以地处下湿，地基不固，易于倾歆；渐又丹漆剥落，砖瓦凋零，若不及时修葺，诚恐一经颓毁，厥工益繁。爰为筹款重修，易其枯朽，补其残缺，轮奂（换）为之一新。犹望后之守兹土者，同切民瘼，共成善举，随时补葺，无虞废坠，以仰体国家矜恤茕独之至意，实为幸甚。光绪六年八月重修，署归化蒙古民事府同知德”。

上述牌坊序文比较明确地说明养济院牌坊之建始自乾隆元年，但就“始自乾隆元年至道光十年”句字面看，其文理是不通的。这是因为“始”字是开端概念或曰“点”的概念，怎么能持续修建至道光十年呢？这在逻辑上是不通的。故应理解为开始修建于乾隆元年（1736 年），至道光十年（1830 年）时，该牌坊仍然存在，无非残缺而已。其次，“迄今复五十余年矣”句，应指道光十年（1830 年）以来牌坊残缺至光绪六年（1880 年）历经 50 年矣。正是这个原因，才产生出光绪六年重修之行动。由上述考订明确了三个问题，即一是该养济院始建于乾隆元年（1736 年）；二是该院以及牌坊至道光十年（1830 年）时仍然存在但已经残缺；三是因为道光十年（1830 年）至光绪六年（1880 年）50 年间该院残缺损毁严重，故于是年（1880 年）进行了重修。这一考订虽不免有推测成分，但因无其它文献作为佐证，故权且如此理解。

因归化城养济院的规模较小，故收养贫病之人数有限。这一事实的依据是下面所引的一条史料。“查归化原有养济院，惟专收养孤贫残废，又限于百名定额，而此外之老疾穷苦尚复不少。每至冬春之际，饥寒交迫，沟壑堪虞。”① 这样一种规模很不适应救助贫疾之人之需要。鉴于这种情况，当地政府和绅士不断产

---

① 郑裕孚纂，郑植昌修：《归绥县志》（全）金石志，补遗，第 1 页，总第 504 页，《中国方志丛书》塞北地方，第 10 号，台湾成文出版社，民国二十四年铅印本影印。

生出再建类似机构、扩大收养范围的想法。除养济院之外，比较有名的机构是“济生店”。济生店始创于何时，已无确考。目前查到的资料也可说明大概情况。现据归绥道更定济生店章程示谕碑文中部分内容进行考察。碑文曰：“本城曾设济生店，向于冬季收养贫老无依之人。奈乏一定经费，每致有名无实。前于光绪二、五等年，经各官商先后捐助银两，将济生店扩充、修理、推广，收养嗣于九年秋。”① 这条史料表明：归化城原有的济生店因缺乏经费而有名无实。光绪二至五年曾进行扩建，其收养贫病之事持续到光绪九年（1883 年）秋。由此可知，归化城中的济生店直至光绪九年（1883 年）时，其经营状况是不太理想的。正是这个原因，政府以及社会精英于光绪十一年（1885 年）又进行了较大规模的扩建修葺，把归化城养济事业又向前推进一大步。

关于光绪十一年（1885 年）重修济生店之背景及其事实，我们还需要借助碑文所记。该碑在归化城省立第一小学校发现，高五尺，阔二尺四寸，附刊济生店章程八条。现对碑文有关内容作一分析，以此可看出当年济生店之情况。

归绥道更定济生店章程示谕碑文部分内容如下：

归绥道阿示：“遵于旧店西院，增建房屋十一间，约计东西两院可容贫民五百名。应即以此定为收养贫民额数，并将原立章程更定八条，刊嵌门壁。计开养（济）生店支发钱米等项均责成值年乡耆悉心经理。每届开店收养之时，着写赈人，查明贫民籍贯、姓名、年岁，或系年老，或系残疾，分别登簿，听候司事查实、知照。乡耆按各支粮，如有开除，随报停支。其收养贫民

① 郑裕孚纂，郑植昌修：《归绥县志》（全）金石志，补遗，第 1 页，总第 504 页，《中国方志丛书》塞北地方，第 10 号，台湾成文出版社，民国二十四年铅印本影印。

并支给粮米，各数目由乡耆按月开摺，呈送道厅。查考事竣，造具清册，送由归厅报销”[①]。由上文可看出，济生店在光绪十一年（1885年）扩建重修后，规模已经扩大至可收500人的水平。与此同时，济生店制定出详细的管理办法，使这项事业不断规范起来。

大凡慈善事业，在实施过程中难免出现一些投机冒滥现象，这是不足为怪的。济生店为防止出现投机冒滥事件，事先在章程中就有防范稽查和罚则的规定，如“至店内人数有无浮冒，粥米有无偷减及店内人夫有无凌虐，需索贫民各情弊，应由四乡耆督同十五社总领轮流逐日，早晚亲身到店，协同司事认真稽查。仍责成司事随时查察该乡总等，如有稽查旷误不到者，立即禀知道厅。每误一次，罚米五石，以充济生店煮粥之用”[②]。这些防范措施和法则，有效地防止了漏洞的出现。

济生店除按照章程办事外，还根据其济贫救助宗旨临事处置，绝不机械死板而忽略本质。“济生店仿照旧章，仍专收贫苦、年老之人……如有实系患病者，亦准暂为留养；病痊即令其出店，自行营生”[③]。这就可以看出，济生店以收养残疾贫老之人为主，但遇有患病之人，也不拒绝。“济生店每年自秋季霜降之日起，至来年春季谷雨前一日止，共计收养贫民六个月。其开店日期由厅先为条示，俾众周知。店内贫民每名每日各给粥米……。其米由值年乡耆计口核算，送交该店，早晚两次，均眼同司事及轮应稽查之乡总过斗盘量，看令火伕下锅煮熟，盛粥散给

① 郑裕孚纂，郑植昌修：《归绥县志》（全）金石志，补遗，第1页，总第505页，《中国方志丛书》塞北地方，第10号，台湾成文出版社，民国二十四年铅印本影印。

② 同上。

③ 同上。

至店内食粥贫民”①。由上文可知，济生店收养贫民的时间是前一年秋季霜降起至第二年春季谷雨前一日止。这是为什么呢？因为按农历在清明前后点瓜种豆，谷雨是清明后的一个节气，大量农作物都开始播种，故鼓励济生店收养的有劳动力的人参加劳动以自食其力。之所以在每年霜降之日开始收养贫病之人，是由于此时天气变冷，农作物收获业已结束。

济生店一般收养500余人，这是由其规模设施决定的。尽管如此，但特殊情况总在发生，也给济生店提出具体问题。“嗣后如须额外酌加收养，仍以人不得过陆百五十名，米不得过壹石叁斗为度。店内每日煮粥两次，烧炕十盘，煤炉八箇，统共发给柴炭制钱一千八百文；连烧土、担水帮夫以及抹布、笤帚、簸箕均在其内，不得另行支销。每日又给灯油二觔”②。上述措施是济生店的应急举措。所以有这样的补救措施，是因为归绥地区人口密度稀疏，相应的居处村落间距离亦较远，遇有严寒风雪，投奔济生店的贫苦人如果不能妥善安置，这些贫病者在走投无路的情况下容易因饥寒交迫而死亡，所以济生店预设的应急功能，有效地解决了特殊情况下遇到的棘手问题。

济生店内设有专门管理人员。各类人员也有较为明确的待遇规定。“店内自开店之日起，至撤店之日止，雇用写帐人一名，每月工资制钱一千五百文；共用火夫八名，每名每月各给工资制钱一千文。即于火夫内拨充东西两院院头各一名，每名每月于火

---

① 郑裕孚纂，郑植昌修：《归绥县志》（全）金石志，补遗，第1页，总第505页，《中国方志丛书》塞北地方，第10号，台湾成文出版社，民国二十四年铅印本影印。

② 郑裕孚纂，郑植昌修：《归绥县志》（全）金石志，补遗，第2页，总第506页，《中国方志丛书》塞北地方，第10号，台湾成文出版社，民国二十四年铅印本影印。

夫工资外加给制钱五百文。以上所用人夫每名每日各给油面一觔。倘该人夫等有尅扣粥米、需索贫民等情弊，一经查出，从严惩办，斥逐更换。又自撤店之日起至开店之日止，雇用看店二名，每名每月各给工食制钱一千五百文。自撤店以后如实有老病贫民及偶遇风雪、阴雨之天，贫民无钱不能投店者，仍准暂投该店住宿，断不准该看店人索取房钱”①。

对于患病之人，济生店亦有相应的对策。“店内贫民遇有患病，应由院头随时报明司事，拨给医药调治。如在店病毙，除有人领埋者，应毋庸议外；倘无人领埋，该院头即报由乡耆，传知地保掘坑深埋。不准随便抛弃，致令暴露”②。这些措施，对彰显济生店之慈善理念起到了重要作用。

济生店一般不收年壮之贫民，但在特殊情况下亦有例外。“当口外天气严寒，每至日暮无钱投店，亦实有僵冻堪虞者。如果济生店实在人满，无地可容，拟另于济生店外包赁宽敞店所作为官店，准其贫民投宿，不取房火钱文。以每屋煤炉一箇，热炕两盘，能容百余人为度。即令店家照料，月给房租、人工及柴炭、灯油等项制钱二百文。”③ 综上所述，光绪十一年（1885年）三月二十五日泐石之碑文，较为全面地记述了济生店从创办到重修的历史过程，尤其记述了所制定的八项管理章程，由此使我们看到清代归绥地区济贫救助之梗概，也使我们看到，边疆与内地在医药慈善活动方面基本上是相似的。

归绥地区除有养济院、济生店等设置外，围绕环境卫生内容

---

① 郑裕孚纂，郑植昌修：《归绥县志》（全）金石志，补遗，第2页，总第506页，《中国方志丛书》塞北地方，第10号，台湾成文出版社，民国二十四年铅印本影印。

② 同上。

③ 同上。

亦有许多建树，如义地在绥远就有设置。“义地有三：一在西龙王庙村西南，凡四十八亩。道光时归绥道惠征捐置。光绪十一年归绥道阿克达春定规条勒石，责成寺僧并村中甲会经理，费用由三贤庙乡耆支给。一在旧城西南隅，长六十五丈，宽五十五丈。光绪十九年归绥道文保在春抚局余款项下用银一千七百三十两购置。一在新兴板申村东南凡四十亩，光绪十一年天津商人顾文翰捐置，曰漏泽园。在大召南口外，凡四十亩；乾隆四十五年复置三十余亩，曰瘗骸所，在漏泽园侧，凡砖洞三，道光中十五社商民捐建”①。这些义地和漏泽园一方面体现出仁及朽骨的慈善理念，另一方面对环境卫生改善亦起到重要作用。

在医药税收管理方面，归绥地区亦有较为独特之处。“清代杂税，归化城同知征解，含药商坐票课银。票十二张，每张岁纳课银二十四两，共银二百八十八两，解交山西筹饷局。又有洋药税等俱由归化关设局经收，尽征尽解”②。这些税收对支撑清廷财政收入亦起到一定作用。

归绥地区盛产药用植物，绥远“有黄芪、大黄、罂粟、野参、赤芍、防风、肉苁蓉、甘草、蒲公英之类，每岁行销于津埠各地，豫鲁商人亦有来购之者”③。虽然没有形成较大药市，但内地药商来此地从农民手中采购药材者却络绎不绝。

---

① 郑裕孚纂，郑植昌修：《归绥县志》（全）经政志，赒恤，第24页，总第255~256页，《中国方志丛书》塞北地方，第10号，台湾成文出版社，民国二十四年铅印本影印。

② 郑裕孚纂，郑植昌修：《归绥县志》（全）经政志，赋役，第12页，总第232页，《中国方志丛书》塞北地方，第10号，台湾成文出版社，民国二十四年铅印本影印。

③ 同上。

（三）民国时期归化城中的医药卫生实态

民国时期，归绥地区医药卫生事业亦有一定发展。“公医院在新城西门外。省会平民医院在旧城小北街十王庙内。协和医院在旧城舍力图召前。首善医院在旧城小东街。宝九医院在旧城小东街。民生医院在旧城腻旦街（需要继续考证）。塞北医院在旧城大南街。共和医院在旧城大召前”[①]。这些医院虽成立早晚不同、规模大小不等，但在救死扶伤方面都起到了一定作用。

在正规医院之外，医药慈善机构亦有不少设置。“省会妇女救济院在旧城十王庙巷。省会恤老院在旧城县府后街。中国红十字会绥远分会在旧城太官巷。禁烟稽查处在旧城二道巷。归绥市屠宰检验厂在旧城召头道巷。省立育婴堂在旧城民政厅西牛痘局旧址”[②]。这些机构各司其职，在保障人民健康方面都作出应有贡献。有些机构因多种原因尚未持续，最后废止停办。“牛痘局在民政厅西；济生院，在官店巷。以上两机关民国俱废”[③]。

民国时期归绥地区药材贸易具有一定发展。“药材业 33 家，资本总额 40000 元，资本最多 10000 元，最少 50 元，营业总额 125400 元；西药业 5 家，资本 3700 元，资本最多 1000 元，最少

---

① 郑裕孚纂，郑植昌修：《归绥县志》（全）建置志，城市，第 3 页，总第 139 页，《中国方志丛书》塞北地方，第 10 号，台湾成文出版社，民国二十四年铅印本影印。

② 《绥远省各机关名称及所在地一览表》，见郑裕孚纂，郑植昌修：《归绥县志》（全）建置志，廨宇，第 5 页，总第 144 页，《中国方志丛书》塞北地方，第 10 号，台湾成文出版社，民国二十四年铅印本影印。

③ 《旧城已废各机关一览表》，见郑裕孚纂，郑植昌修：《归绥县志》（全）建置志，廨宇，第 10 页，总第 153 页，《中国方志丛书》塞北地方，第 10 号，台湾成文出版社，民国二十四年铅印本影印。

200元，营业总额24000元；兽医业11家（兼售药材），资本总额550元，资本最多100元，最少30元，营业总额5800元”①。虽然药材业规模不算大，但对当地人民用药起到了支撑作用，同时对拉动省内外药材交流贸易亦起到一定作用。这里需要指出的是，当地开展的药材贸易，多数为草药材。这些药材本身是没有民族标记的。只是不同民族的医生按照所掌握的中医或者蒙医等理论，依据一定配伍原则，分别治疗不同类型疾病或不同病证而已。

（四）教会医药情况

归绥地区自古即为东西南北文化交流融合之地，教会中亦有规模大小不等的医药设施。“归绥天主教，地址在新城西门外大教场，民国二十年设置，主教费怀永。教会财产有：羊五只；马一匹；骡一匹。土地：教堂院落一顷余。房产：房三百间。财产总值：五十万元。其他事业：归绥公医院，看护医学校。教民：九户，三十二名，信仰天主教。教民与教会关系：（1）教民均在医院有职务，并无其他组织。（2）教民尚无租种教会土地办法。（3）教民与政府关系：教民纯属中国国民，遵守政府法令。教民生活概况：教民均在天主堂及医院工作。备考：该教堂及医院同在一处”②。在这一史料之后还有一个注：调查表中的教会（名称）还有：回教市支会、救世军、耶稣教堂、中国内地会、

① 《归绥工商业概况表》摘引，见郑裕孚纂，郑植昌修：《归绥县志》（全）产业志，工商业，第7页，总第337页，《中国方志丛书》塞北地方，第10号，台湾成文出版社，民国二十四年铅印本影印。

② 《绥远省会教会调查表》摘引，见郑裕孚纂，郑植昌修：《归绥县志》（全）神教志，宗教项后附表，总第320页，《中国方志丛书》塞北地方，第10号，台湾成文出版社，民国二十四年铅印本影印。

基督复临安息日会、天主教堂、清真寺等，其中只有归绥天主教会设有医院及医学校。这些医院或医学校虽然规模不大，但对教民医疗和当地人民医疗亦起到了一定作用。至于教会中医疗的详细情况，因材料缺乏，不能作出细致描述。

三、清水河

（一）基本情况

"清水河在黄河东岸，邻接山西省。西汉置武城县，治今县址北，属定襄郡。东汉改武成县，后废。金正隆三年（1158 年）置宁边县，治今县西南为宁边州治。蒙元初废入东胜州。清乾隆元年（1736 年）置清水河协理通判厅，二十五年（1760 年）改为理事通判厅，属归绥道。光绪十年（1884 年）改为抚民通判厅（1912 年厅改清水河县，县名始此）。清水河地处吕梁山北麓，该河和浑河等河流注入黄河。清水河属中温带半湿润气候。特产瓷器、大理石、党参、当归、生地等。喇嘛湾为黄河航运段东端起点。古迹有汉代及北魏古城遗址、古长城、烽火台、古墓、圣泉寺、雷音寺等"（据阿克达春等《清水河厅志》摘要概述）。

（二）医药卫生

清水河山大沟深、林草茂盛、药材丰富。当地主产药材有"甘草、荆芥、酸枣仁、薄荷、黄芪、远志、芫花、益母草、枸杞、野参、地黄、黄精、车前子、槐角、泽兰、瞿麦即石竹花苗也、旋覆花即六月菊也、茵陈即白蒿也、黄芩、麻黄、柴胡、防风、知母、艾即野艾、细辛、桔梗、二丑即牵牛花子也、粟壳、大戟、蒺藜、野菊、三棱、地肤子、猪苓、蒲公英、马兜铃、大小蓟”①。这些药材尽管都以中药名列出，但蒙医亦以此入药，无非名称、功效诠释有别而已。

该地区清代以来有“义塚地一区，约七十余亩，俗谓之一十八垧，在厅署南平顶山底南沟村梁上，距署五里而遥，若由小路大约不过三里许。查此地原系时里祁家沟甲逃户牛通名下荒地，应征银一两一钱九分。经前任通判定福将此地施作义塚矣”②。民国以降，义塚地不断有所扩大。

该地区“地处高寒，四时多风，飘振劲烈，盖地气然也。顾以地界蒙古，俗尚质朴；椎野顽钝，尚气少通。无论贫富，总以勤俭为主；或农或商，不事奇技淫巧。……乃嗜利孳孳，锱铢必较。且疾病信祈祷，不贵医药，此其弊也。民既多贫安其服食、物用之陋，故列市无几，亦无异物奇货”③。民国以降，该地民风日趋开放，医药卫生习俗亦日益趋同于社会主流。

（三）罂粟禁约

1. 左宗棠禁种罂粟四字谕

清水河历史上（元朝或以前）多隶属内蒙古。明朝早期，其地归属于山西省又毗邻陕西省。宣德八年（1433年）地图可明示；随着明朝北边蒙古瓦剌部的不断南进，该地渐被瓦剌占

---

① 阿克达春、文秀等纂修：清《清水河厅志》（全）卷19，物产，第8页，总第351~352页，《中国方志丛书》塞北地方，第14号，台湾成文出版社，光绪九年刊抄本影印。

② 阿克达春、文秀等纂修：清《清水河厅志》（全）卷4，市镇村庄，第31页，总第164页，《中国方志丛书》塞北地方，第14号，台湾成文出版社，光绪九年刊抄本影印。

③ 阿克达春、文秀等纂修：清《清水河厅志》（全）卷16，风俗，第1~2页，总第304~305页，《中国方志丛书》塞北地方，第14号，台湾成文出版社，光绪九年刊抄本影印。

据。万历十年（1582 年）地图可示其地又归属于蒙古鞑靼。满族贵族于 1644 年入关，逐步底定北疆并重新划分政区界限并改变名称，到嘉庆二十五年（1820 年）时所绘地图显示，其地已归属山西省绥远厅管辖；光绪三十四年（1908 年），其地又单设山西省清水河厅。民国十五年（1926 年）根据政区重新划分后的地图所示，清水河隶属绥远特别区；民国三十五年（1946 年），绥远特别区改称绥远省，清水河仍属其辖地。综上所述，因清水河在历史上常变换隶属关系，所以，在该地张贴广告或刻制碑文的官方落款名称时有变化。这一是因为行政区划不是一成不变的，常有变动；二是邻近行政村落间不管政区隶属有何变化，它们之间都存在着互相影响，这是需要事先说明的。如晚清时期发布禁烟的布告，陕甘总督左宗棠批准发布的告示，在邻近的清水河地区也有张贴。

恪靖侯、大学士左宗堂任陕甘总督期间所发布告示如下（标点是笔者所加）：“谕尔农民，勿种罂粟……蔓延秦晋，施于陇蜀。……小贩零沽，蜷聚破屋。……罂粟拔除，祸根永劚。张示邮亭，刊发村塾。”① 从上述告示内容可看出两个问题：一是告示反映出左宗棠为朝廷办事的敬业精神；二是可看出陕甘之地以及毗邻地区栽种罂粟已经普遍，民众已经受到鸦片毒害，非严禁而不能停止之实态。

2. 曾国荃严禁罂粟四字告示

清水河地区广泛张贴左宗棠禁烟告示之同时，山西省官方也有类似的告示在该地区张贴，如前工部右堂阖山西爵部院曾国荃对禁种罂粟亦布文告示（下文标点是笔者所加）：“三晋奇荒，

① 阿克达春、文秀等纂修：清《清水河厅志》（全）卷 20，艺文，第 11～12 页，《中国方志丛书》塞北地方，第 14 号，台湾成文出版社，光绪九年刊抄本影印。

苦少黍稷。……罂粟遍野，烟瘾满床。……始躭宴乐，后鬻妻子。”① 从以上告示的部分语句如“罂粟遍野，烟瘾满床”句可看出，山西省是时栽种罂粟以及吸食鸦片也较为普遍，地方官吏已经发现这一严重事实并设法加以禁限，因其决心及措施均体现在告示中，故摘录于此，以供进一步研究。

3. 张之洞禁种罂粟告示

在举国上下禁限栽种罂粟吸食鸦片的行动中，山西巡抚张之洞（癸亥探花）也发表禁烟文章，劝谕告示百姓，因其文告深刻有力，故摘录于下：

“照得山西二十年来烟土日多，……光绪三、四等年，猝遇奇荒，……加以种者愈多，吸者愈众，士农工商因此戕生、失业，大率尫瘠蓝缕，……不准再种罂粟。”②

左宗棠、曾国荃、张之洞等都是清廷重臣，曾任陕甘或山西等地要员。他们在任期间都以强国富民为己任，殚精竭虑履行自己的职责，确实具有为官一任，造福一方的精神。在陕甘、晋绥地区禁限鸦片的活动中，他们千方百计宣传教育，开启民智，对禁种罂粟禁止吸食鸦片起到积极作用。从上述告示内容也可看出，有清一代陕甘、晋绥等地栽种罂粟吸食鸦片之风盛烈，由此造成这些地区人民体质受到严重危害。尤其一些纨绔子弟，因吸食鸦片造成倾家荡产、妻离子散后果的亦有许多实例。鸦片危害在是时不仅引起官员的重视，而且，社会上有识之士已经普遍认

---

① 阿克达春、文秀等纂修：清《清水河厅志》（全）卷20，艺文，第12～13页，《中国方志丛书》塞北地方，第14号，台湾成文出版社，光绪九年刊抄本影印。

② 阿克达春、文秀等纂修：清《清水河厅志》（全）卷20，艺文，第14～15页，《中国方志丛书》塞北地方，第14号，台湾成文出版社，光绪九年刊抄本影印。

识到这是国破人亡的祸根，故亦积极宣传告诫世人禁限之，以下列出几则文人小吏劝诫告示，以反映当时的社会实态。

4. 高崇基禁种罂粟告示

高崇基（癸卯举人），他目睹三晋等地人民吸食鸦片所带来的危害便撰文大声疾呼，因其文言辞激烈，今天读来亦有教益，故而摘录于下：

“照得罂粟之害，戕生破家，蛊人败俗；譬之造毒药以迷人，……丁丑、戊申（寅）之年荒疫并作，死人无数；……若地方官不肯查禁拔毁，岂有不将道府州县严参之理；……回忆道光年间，各处并无种罂粟之事……惟闻某县种烟数百顷，某县销烟数百驮，某镇吸烟者有数百家，某村吸烟者有数百人。”①

5. 左儁禁种罂粟告示

冀宁道宪兼署山西臬宪左儁（乙未进士），他在任期间，目睹鸦片之危害，故亦撰文告诫百姓。其文内容虽然和高崇基之文类同，但有关鸦片危害和历史上有名的“丁戊奇荒”、因荒而疫联系起来讨论，折射出当时因旱荒和疫病流行死亡人数众多的重要原因还有荒民吸食鸦片的基础体质。鉴于此文和上文在证实“丁戊奇荒”期间之所以流行疫病，之所以死亡甚众，多与荒民吸食鸦片体质有一定关系。这个事实中具有二重证据作用，故亦摘录于下：

“照得罂粟之流毒，迷人害己……自种罂粟以后，日穷一日；至丁丑、戊寅之岁，一遭荒旱，室如罄悬，束手待毙。兼以天降之疫，死亡相枕，庐井萧条，为千古罕见罕闻之变，其祸皆

---

① 阿克达春、文秀等纂修：清《清水河厅志》（全）卷 20，艺文，第 391～395 页，《中国方志丛书》塞北地方，第 14 号，台湾成文出版社，光绪九年刊抄本影印。

由于栽种罂粟。”[1]

综上所述，在清代的内蒙、山西、陕西、甘肃等地，鸦片危害是相当严重的。吸食鸦片导致民众体质下降，遇有灾疫，更是雪上加霜。发生在山西的“丁戊奇荒”而造成的大疫便是例证。在这个有名的荒灾中，恐怕不分蒙古族体质还是汉族体质，其受害之程度虽没有作专门比较，就目前所掌握的情况大体上是一致的。这个事实告诉我们，形成疫病的原因与吸食鸦片、大旱具有一定关系，应引起今人足够的重视。

（四）重修财神庙药王殿碑记

“清水河，古外夷地也。”[2] 该句话是站在中原立场上而讲的，说明清水河在历史上多属于北方蒙古贵族之辖地。但在事实上，多数时间属于边关拉锯地带，尚没有固定的隶属，或有时属于双向隶属。正是由于这样，在医药卫生习俗方面，该地既有中原汉民族的医药卫生传统，亦有蒙满等北方民族医药卫生的踪影。举例来说，药王庙在中原是非常兴盛的，但在北疆游牧地区少见。因为清水河地处蒙汉民族文化交流融合地带，所以，历史上其地仍然有药王庙建设之记载。现将其地药王庙之建设修葺史实碑文列于下，以此可窥见该地医药卫生实态之一斑。

“古圣王之制，祀典也。功利于民，则祀之；德被于世，则祀之。……至若药之神，施灵丹以济世，运妙饵以活人。诚哉！仁术昭彰千古；允矣！大德广被群生。其与财神之默锡人福，灵

---

① 阿克达春、文秀等纂修：清《清水河厅志》（全）卷20，艺文，第399～401页，《中国方志丛书》塞北地方，第14号，台湾成文出版社，光绪九年刊抄本影印。

② 阿克达春、文秀等纂修：清《清水河厅志》（全）卷20，艺文，第39页，总第434页，《中国方志丛书》塞北地方，第14号，台湾成文出版社，光绪九年刊抄本影印。

感相为遥映也。……清水河，古外夷地也。自我朝定鼎以来，中正一统，始设官建祠，安商置农，夷也而复华矣。援考财神庙药王殿创设之初，始于乾隆十有五年。本街商民感神灵之祜（祐），苦基址之维艰，因于三官大殿正殿之东西建盖祠宇。……迄今三十余年，垣围金碧不无残缺。……栽培倾覆，理固然也。用是勒之于石，以垂不朽，使后之人知庙之所由重修而戴舒公祖之德于勿替也。是为志。乾隆五十二年冬月偏关县学廪生乔作柱撰。"①

上述碑文中所谓"夷也而复华矣"句，反映出满族入关后和中原汉文化交流融合之实态。满人在关外时亦祭祀先医，如每年祭祀医巫闾山是为证。但满人祭祀先医并没有固定的指向，多包括在历史上为民族健康做出过贡献的医家；而汉族祭祀的先医一般是有指向的，如扁鹊、孙思邈等。至于象清水河这样蒙、满、汉、回等多民族聚居之地，庙里祭祀的医家是何人，需要具体考明，然后才能判断出民族医药文化融合的情况。据"夷也而复华矣"句推测，该药王庙祭祀的先医很大可能是历史上的中医名家。

四、集宁

集宁市原称乌兰察布盟，其治所集宁距首都北京约 500 公里，路经山西大同、河北张家口等地。集宁市现辖地之隶属和称谓在历史上多有变化。其地在清代多属于山西省归绥诸厅。"雍正元年（1723 年），清廷曾将集宁至呼和浩特一带置归化城厅，隶大同府。雍正七年（1730 年）改变其隶属关系，属朔平府。乾隆六年（1741 年）重新设置归绥道，原归化城厅隶属之。乾

① 阿克达春、文秀等纂修：清《清水河厅志》（全）卷 20，艺文，第 433~438 页，《中国方志丛书》塞北地方，第 14 号，台湾成文出版社，光绪九年刊抄本影印。

隆二十五年（1760年）新置和林格尔、清水河、托克托城、萨拉齐四个理事通判厅。光绪十年（1884年），上述四个通判厅和归化城均改为直隶厅。丰镇厅、宁远（凉城）厅亦隶属于归绥道，并改为直隶厅。光绪二十二年（1896年），改丰镇直隶厅之二道河巡检司为兴和直隶厅。光绪二十九年（1903年），改宁远直隶厅之科布尔巡检司为陶林直隶厅，又置武川直隶厅。民国三年（1914年），原拟设省的绥远特别行政区包括乌兰察布盟的大部分地区。民国十七年（1928年），撤销绥远特别行政区，改设绥远省，辖地变动不大”（据《集宁县志》摘要概述）。上述涉及到的地方都曾久暂不一隶属于乌兰察布盟，现称集宁市。

集宁地区是蒙汉回等多民族聚居之地。各民族都有自己的用药传统。就当地常见的药材而言，据民国期间编成的《集宁县志》不完全统计有：“甘草、赤芍、白芍、大黄、柴胡、紫苏、麻黄、防风、仓（苍）术、远志、葶苈、疾（蒺）藜、杏仁、茵陈、薄荷、公丁香”① 等。上述草药之名称都是中草药名，个别是当地的称谓。这些草药又大多属于蒙药，但其称谓明显不同，蒙医对这些药的功用诠释和中医的诠释亦不完全相同。由于存在这样一个事实，所以，不同民族的草药虽然名称主治不同，但往往是同一种植物。尽管如此，同一种植物因各民族用药部位和功能不同，亦不能轻易混淆或忽略。

集宁地区原来称乌兰察布盟。这个地区历代建置辖地不太一致。靠近山西省的县，除清水河外，还有和林格尔县、凉城县、丰镇县等。其中凉城县双古城乡参合坡，初考为北魏道武帝拓拔珪之出生地。和林格尔县城关镇北原是北魏早期的首都“盛

① 杨葆初撰：民国《集宁县志》（全）卷二，物产，第12～13页，《中国方志丛书》塞北地方，第13号，台湾成文出版社，民国13年抄本影印。

乐”，后由此地迁往“平城”即今大同市。凉城县辖境内有“岱海”，海边有温泉，对风湿病、皮肤病等有一定疗效。崞县窑乡饮牛沟曾发现有原始人类居住过的遗址，其西北邻村圐圙村东西两个土坡的古旧窑洞亦有考古之必要。环岱海考古曾发掘出大批彩陶文物和半地下居室遗址。崞县窑乡后德胜村曾发现元代壁画墓。举出这些例子是要说明，集宁一直是人类生存发展的一个重要地区。在这个地区，曾留下汉、匈奴、鲜卑、突厥、契丹、女真、蒙古等许多民族的医药文化遗产。

五、土默特

土默特泛指呼和浩特周边广大的平原地区。这个地区曾经是匈奴、突厥、鲜卑、回回、契丹、女真、蒙古等民族驰骋发展的一块沃土。该地草药有“党参、黄芪、甘草之类，产此者良；大黄、枸杞、芍药亦随在而生”①。土默特现分左旗和右旗。该地人口组成较为复杂，除以上谈及的民族外，清代从山西省迁来的开垦蒙地的人口中，汉族居绝大多数。历史上在这里生存的民族较多，自辽代以来，契丹族在该地广建佛塔，如呼和浩特市东之白塔等，使佛教盛行起来。该地的地方志中对辽金元时期的情况记述较真实，如概括此地为“风气刚劲，狃习劳苦，不见纷华，异物而迁，故家给人足，戒备整完(《辽史》)。朔漠以畜牧、射猎为业，生生之资于是乎出(《辽史》)。俗无室庐，随水草以居，迁徙不常(《金史》)。塞外蒙古氊帐房最佳，风不能动，日不能透，寒不能入(《奉使日记》)。贵者褥被皆以皮为之，或貂或狐、羊，从便(《奉使日记》)。蒙古游牧为生，初多肉食，近

---

① 无名氏：清《土默特志》（全）卷8，食货，第1页，总第146页，《中国方志丛书》塞北地方，第16号，台湾成文出版社，清光绪年间刊本影印。

以汉民北耕，亦甘食五谷，然仍不习农业(《筹边举要》)。疾病、灾祲多延喇嘛。以修禳之出布施钱，以供香火，盈千累万不惜(《筹边举要》)"①。

土默特地区因多民族聚居，在医药卫生习俗方面则呈现有多元传统。其中主要的传统是中、蒙医传统。因清代中后期开垦蒙地的政策是"但垦不问，藏富于民"，所以山西垦民大量涌入。民国年间因山西多遇灾荒，许多农民"走西口"到此，这样，该地人口比例甚至汉族超过蒙族。

第六节　新疆医药卫生史料分析

一、概述

新疆自古以来就是一个神奇的地方。其特殊的地理位置留下许多民族生存发展的足迹，是中原通向中亚、西亚、欧洲的陆桥，是多种文化交流激荡产生新的思想火花的发源地。"新疆省之设置，则在前清光绪之初，平定回民起义而后始创设；然'新疆'之名，此前已经存在，或曰：'甘肃新疆省即甘肃省新开地之意，往时本省之一部属于甘肃之故耳'。新疆古称西戎，汉以降则称西域。史书记载，秦汉间有匈奴西北之月氏，更西北有乌孙（伊犁），乌孙之南有焉耆（喀喇沙尔）、龟兹（库车）、莎车（叶尔羌）、疏勒（喀什噶尔）、于阗（和阗）等国，即所谓西域三十六国。"② 张骞出使西域，途经许多国家，很不方便。

---

① 无名氏：清《土默特志》（全）卷8，风俗，第2~3页，《中国方志丛书》塞北地方，第16号，台湾成文出版社，清光绪年间刊本影印。

② 民国·张献廷：《新疆地理志》第一章总说，总第11页，见《中国方志丛书》新疆省，民国三年石印本影印。

三国两晋时期，乌孙和鲜卑两个民族先后强盛。后周时期，则突厥铁勒鄯善最盛。由上述记载可以看出，由于上述民族在新疆地区先后或同时强大起来，对内地时有威胁，所以，中原王朝必然采取一些措施加以防范，包括政区设置方面的考虑。如新疆与甘肃在政治地缘上就具有密切关系，所谓“新疆”即以甘肃为本土新开辟的疆土之意。古代中原统治者为防止北方各民族联合进犯，在领地和行政建置方面亦采取一定措施。如设置甘肃省，其辖地极狭长直至边界，据说古代是防止内蒙与新疆军队之直接联系和调度。

中原王朝对新疆的管理自唐代以来随着情况变化而有所变迁。“唐置大都护府于南北两路，其一建后廷县（乌鲁木齐），一建龟兹（库车），统各督抚。宋之乾德四年，喀什喀（噶）尔有布格特以回教率兵超葱岭，征撒尔干地方，得大胜而凯还，迁其人民来而置之天山南路，该人民皆回回教徒也”[①]。根据这一记载可知，唐代回教徒入西域多是持续分散的，而宋朝乾德四年（966 年）的迁入是大批量的。回回教徒在天山南路定居以后，不断发展生产，人口不断增加，医药亦有所发展。

古代对新疆地区影响最大的王朝是蒙元王朝。“元时太祖起兵，征服西域，以子弟为君长，第二子察合台封于土耳其斯坦，所谓西域之察合台。国子孙数世代相传，至图克尔克帖木耳（第十四世即明代之中），蒙古人政治盛世，此地之文明隆盛今古未尝有也”[②]。依据这个记载，我们可以看出，朱元璋于 1368 年在南京建立明朝之时，元顺帝（妥懽帖睦尔）逃至漠北，史

① 民国·张献廷：《新疆地理志》第四章历史，总第 131 页，见《中国方志丛书》新疆省，民国三年石印本影印。

② 民国·张献廷：《新疆地理志》第四章历史，总第 132～133 页，见《中国方志丛书》新疆省，民国三年石印本影印。

称北元。这个政权虽退出中原，但在漠北和西域仍然实行着统治。直到明末之世，领有新疆南北两路的统治者为苏尔且齐笃，是成吉思汗之后世子孙。所以，元明两代，实际统治西域的民族是蒙古族。是故，新疆地区经过元明（1206～1644）四百多年蒙古贵族的统治，其所受到的影响是巨大的。这种影响除政治经济之外，尤其表现在思想文化方面，亦包括医药卫生方面。

有清以来，“康雍乾三世均曾对新疆用兵征讨，平定了叛乱，维护了国家的统一和领土完整。至清末民初，新疆的行政区域共分六府、二直隶州、八直隶厅。天山之南塔里木河流域有焉耆、温宿、疏勒、莎车四府，库车、和阗二直隶州，英吉沙尔、乌什二直隶厅；天山之北有库尔喀喇乌苏、塔尔巴哈台、精河三直隶厅，及伊犁、迪化二府；本省之东南部有镇西、哈密、吐鲁番三直隶厅。”① 记载各府、州、厅、县的地方志很多，如台湾出版社出版的《中国方志丛书》之《回疆志》（四卷）、《西陲要略》（四卷）、《新疆舆图风土考》（五卷）、《新疆山脉图志》（六卷）等数十种。

新疆之地四面环以高峻之山峰，若依天山之山脉为界，北即天山北路，南即天山南路。北路一称准噶尔部，南部即回疆。北路多蒙古人，南路大半属于回回等突厥种人。新疆气候寒暑较为酷烈，空气干燥，春季则风沙较大。

二、医药卫生

新疆的主体民族是信仰伊斯兰教的维吾尔族、回族、哈萨克族等。这些民族的医药卫生习俗有共性亦有个性。对这些民族医药卫生情况如何考察概括呢？一般来说，“欲观人民之疾病，先

---

① 民国·张献廷：《新疆地理志》第四章历史，总第133～134页，见《中国方志丛书》新疆省，民国三年石印本影印。

观其饮食住居。南路缠回之家屋，概系中央亚细亚风之构造，阴气多而阳光少。屋内掘以土台，上敷毛毡，于此卧起；食物皆鸟兽及谷物，酒类一切不用，爱食者则果实也。该民族比满、汉、蒙古……颇清洁，衣服住民亦注意于洗濯扫除，部落之地稍为清洁。……民族之人口状态……其详不可得而知，而增加之率决不少。最近年间不见增加者，盖以战乱之续发，流行病殆绝迹，两路病者绝少”①。这个记载所反映的主要是生活环境问题。由环境决定的人口和健康问题是内地人口密度大的地区所不能比拟的。民国年间，虽然战乱续发，但“流行病殆绝迹”，这是为什么呢？笔者认为主要原因是人口密度小，环境卫生较好。

或问这个地区的主要病种又是什么呢？我们还是从相同的文献记载中寻找答案吧！此地区“若风土病不免常有耳，盖生活状态简单，疾病亦自简单，其风土病有左（下）之数种：气管支病、眼病、疟、疥癣等，在新疆为风土病。今老（考）其疾病之原因：气管支病者，一因气候之剧变，寒气之酷烈；眼病则尘埃多，暑气盛；疟疾基于气候之激变；……瘰疬病则在饮料之不良。叶尔羌住民饮用河水，其河水平素混浊，先引之入溜池澄清，之后饮用。抑比较对照，其住民之生活及疾病状态，与其风土之利害（有）关系。② 这里给出的几种常见病，都与当地的气候、水源、土质等有关。那么，这些民族的医药卫生自然主要针对这些属于地方性的常见病而开展防治，因其卫生习惯方面十分考究，故对疫病的防治都产生着十分重要的作用。

---

① 民国·张献廷：《新疆地理志》第三章人文地理，疾病，总第 45 页，见《中国方志丛书》新疆省，民国三年石印本影印。

② 同上。

三、居住民族

新疆之住民成分较为复杂，这是历史因素造成的。具体来说，“新疆之住民，就其先天之性质（容貌、体格、性情）及后天之性质（言语、风俗、习惯）而言，可大致分为六种：曰缠回；曰哈萨克；曰汉回；曰汉人；曰满人；曰蒙（古）是也”①。这种划分，虽从人类学角度没有普遍意义，但是就局部而言，大体上进行区分，有助于我们加深对该地居民种族的认识。上述几个类别的居民人口总体上有一个统计约数，并非精确。在民国年间，“其总人口约二百万人，（其）中缠回约百万人，汉回三十万人，汉人三十万人，哈萨克二十五万人，蒙古十万人，满人五万人。虽非确定之数，然亦相差不远也”②。“缠回者，即奉回教之民礼拜之时，头缠白布，故有此名也。我国回族和维吾尔族，有一部分人习以白布缠头，清代官书或文籍中常称为‘缠回’。现代已将‘缠回’、‘缠民’等统称‘维族’；‘回教’、‘回回教’改称‘伊斯兰教’；‘回民’、‘回回教民’改称‘伊斯兰教徒’；‘回教堂’改称‘清真寺’；‘迪化府’改称‘乌鲁木齐’等等”（据《新疆地理志》46、47页小字注释概述）。上述这些变迁，都具有一定根据，但都不是惟一标准。晚清时期，左宗棠进疆；新中国成立后组建新疆生产建设兵团等，都使人口和住民的民族比例发生了很大变化。

---

① 民国·张献廷：《新疆地理志》第三章人文地理，住民，总第46页，见《中国方志丛书》新疆省，民国三年石印本影印。

② 民国·张献廷：《新疆地理志》第三章人文地理，住民，总第47页，见《中国方志丛书》新疆省，民国三年石印本影印。

四、饮食卫生

因为新疆的主体民族是维吾尔族（简称维族），故就维族的饮食卫生状况略作介绍如下："维族日用之饮食，鸟兽肉、谷物、野菜，不食豚肉，而爱用者，古尔茶吉饭，学尔巴汁，此为普通人之所食。至于贫者，一日食数块之面包，饮水而已。古尔茶吉饭者，以言米、羊肉、素油、（蕪）干葡萄混合煮之；学尔巴汁者，羊肉与野菜加以盐水而制者也。至于饮料，平素爱吃牛乳粉茶，而用酒者少。只一般人之嗜好者，则果物也，其中以甜瓜、西瓜、葡萄、梨、林檎［lin qin 花红（植物）］等为最"①。这一记述，反映出维族基本的生活习性，至今，这些习惯仍保持着。维族在饮食原料方面之配剂，野菜之调和，富于营养。维族多用果物而助消化，调助血行。维族不主张饮酒，认为酒有害健康。这个观点和汉族、蒙族等饮酒较多的民族相比是一个特点。

维族之外，哈萨克民族、蒙古民族亦是新疆的几个主要民族。"哈民以羊肉、牛乳、粟粥为常食，不食豚肉，确守宗规。饮料物用牛乳、砂糖、茶、马乳；马乳带酸味，用人工制之一种酒也。蒙古族其饮食大略同于哈民，只哈民用面粉甚少，蒙族反之，而且有好酒之癖。汉回即东干人之饮食物，普通者同于汉人；又有与维族用同样之饮食者，不食豚肉，一般同于伊斯兰教"②。除上述维、哈、蒙等民族外，尚有塔塔尔族、俄罗斯族、乌孜别克族、塔吉克族、柯尔克孜族等人口较少民族，他们各自都有一些饮食卫生习惯。

---

① 民国·张献廷：《新疆地理志》第三章人文地理，饮食，总第73页，见《中国方志丛书》新疆省，民国三年石印本影印。

② 民国·张献廷：《新疆地理志》第三章人文地理，饮食，总第74页，见《中国方志丛书》新疆省，民国三年石印本影印。

五、居处卫生

新疆各民族总体上在居处卫生方面兼具有中亚特点。就其主体民族而言，“维族富者之家屋炼瓦，又土瓦为之屋，上横以材木，上布芦苇，涂以草泥，稍为倾斜，殆为平盖，无雪压雨漏之忧。从外面观之，方窗二三，围壁共涂泥垩，外面虽不扬，而室内陈列种种之物品。壁间揭以书画、扁额、轴物，其余诸种配列，亦极美丽精巧。又如豪商大贾，城外亦有别庄园，内植各种树木，任人观览，充公众之娱乐场，恰如文明国一小公园之观”①。因新疆土地辽阔，气候偏寒，风大，所以，民居特点自古是屋宇敦实厚重。举例如“罗布淖尔地方土人总以芦苇作家屋，更不见有高厦。有稍大之家屋，往昔为亚拉伯之领地时建筑，现今之一记（纪）念物也。新疆之家屋，概系平屋，官衙、商店之外，有二层之建筑物盖稀，而教会堂及学校之大家屋，以炼瓦为之。回部到处有教会堂之设，虽七八户之小村落无不有一教堂；巨镇、大市皆有二三之大教会堂及七八之小教会堂，大概（似）以炼瓦土瓦建筑者”②。维族这种建筑风格是在长期的生产和生活实践中形成的。这样的居处条件，其营造出的卫生氛围是田园式的、原始自然绿色的。尽管维族亦有游牧生活方式，但总体上是相对定居的。

新疆另外两个著名民族是哈萨克族、蒙古族。“哈萨克者，游牧生活之种（民）族也。故土着（著）之人民，皆住居数层毡幕。富者内饰罗纱、五彩之孙（丝）及金银丝等，地敷以毛毡，列数个之木匣其上，装置马鞍；一方隅掛鞭、刀斧类；下设

---

① 民国·张献廷：《新疆地理志》第三章人文地理，家屋及庭园，总第76页，见《中国方志丛书》新疆省，民国三年石印本影印。

② 同上。

圆炉，上掛大锅以供食物之烹煮及暖室，而夏季移于户外。如此之幕有二三或七八，一个之装饰约在千金以上。贫者及普通之毡幕仅有用具之设备，不施装饰。蒙古族之毡幕，其构造略与哈萨克同一…其幕之大者，大概（似）喇嘛庙；佛像、佛坛供具等极美观，且幕内清洁”①。上述两个民族因多游牧，故其居处方式适合游牧生产特点，其卫生习惯亦大同小异。

六、保健卫生

“维族妇女分娩之时，不请他人之扶助，产妇自处理之。唯难产之时，招类于移婆者扶助之……出生之子产后始触母目，拟物以命名：见犬足则名犬足，见马头则名马头，皆随母定之。伊斯兰教民有名无姓，尊男儿……。依伊斯兰教之定则，男儿达七八岁诵哥（古）兰经，行势皮破之礼式，招亲族朋友张祝贺之宴。”② 维族的这些风俗是依据教规长期以来约定俗成的，这些风俗虽然有些汉人不解，但在维族看来，这是正常之事。尤其男孩行皮破之礼式，对生殖保健具有重要作用。

七、祝祭礼节

“回部各地方例年三大祭，其内岁末之祭最重。此祭至三周间，男女口中不食，察戒、诵经、礼拜最易；其间或诣平日崇信之陵庙，有自刺头项之皮肤，流血而祭神灵者。此外每周（全）曜日为祭日；又每日行五回之礼拜：一日出前，二午后，三日没前，四日没后，五午前；向亚拉比亚麦加之方读经叩头。以上之内日没时之一度最重，然闲时诣教会堂，或自宅行云，唯女子不

① 民国·张献廷：《新疆地理志》第三章人文地理，家屋及庭园，总第76页，见《中国方志丛书》新疆省，民国三年石印本影印。

② 民国·张献廷：《新疆地理志》第三章人文地理，家庭，总第83页，见《中国方志丛书》新疆省，民国三年石印本影印。

登教会堂。”① 这个习俗是各地维族共同遵守的教规。随着现代社会的发展，某些地区个别人有所变通。

在有关男子方面的风俗，维族具有区别于其他民族独特的风俗。“儿生时，其文诵经，招亲近朋友开祝宴。男子长至七八岁，行势皮破之礼，及于三日间亦重要之祝事也。”② 这个风俗看似没有什么神秘之处，其实对于男孩来说，对于防止包皮太长或炎症而引起的各种病症都能起到预防作用。

“维族当祝祭日，同游牧民与商家之子弟男女，以舞蹈唱歌表祝意。农夫冬季集于富者之大厦，商人夏季则集于城外之園囿，……或女子得意之舞踏（蹈），男子以乐器唱歌以和之。游牧民迁徒（徙）游牧地时，亦一祝日也。男女悉着英服，众皆讴歌出发，其状况甚奇。又彼等之最愉快者，冠婚弔祭祝贺之宴会，敬有事时，不问知与不知，近邻皆来会受飨。为例宴席上众皆贵长老，必以牲畜之头骨供，是亦表敬意也。此时长老以手取其肉片，分左右之子弟；子弟膝行进于长老之前，且开口受之，即谢恩之礼如斯。之后众客团坐幕内饮食，食后必有余兴，如竞马、竞吉角力等。胜者受之以赏品，而最愉快者，男与女之竞马戏也。”③ 除上述这些风俗外，维族在具体的生活中还有一些礼仪细节，在此我们不作展开。

八、伊斯兰教

“中国之伊斯兰教徒，当以新疆为首，其余各省无不有伊斯兰教徒。陕甘宁地区早已盛行，属于中国伊斯兰教徒数量仅次于

① 民国·张献廷：《新疆地理志》第三章人文地理，祝祭礼节，总第85～86页，见《中国方志丛书》新疆省，民国三年石印本影印。

② 同上。

③ 同上。

新疆之地区。广西省伊斯兰教徒与苗族杂居。湖北省该教亦盛行，武昌附近有六十多个清真寺。云南省古来甚盛，江苏次于云南，南京约有四十八个清真寺，苏州有两个寺，上海只一个寺。河南、直隶伊斯兰教徒甚多，通州有二万以上之信徒；其他多住于白河一带”（据《新疆地理志》等记载概述）。北京市的伊斯兰教徒，一方面经陆路或海路到达中国后与当地人或通婚定居或继续迁徙后到达北京。比较集中到达北京的是元代蒙古大军西征时从西域或波斯、两河流域等伊斯兰教徒聚居地带回的侍卫亲军。

九、资源分布

迪化府名乌鲁木齐，俗名红庙子，为本省之首府。在古代，“此地之商业输入者，有四川之绢；甘省之水烟、砂糖；杂货从天津、北京方面来之；外国货从俄国来之。线布更纱绒西洋杂货输入品，以羊毛、羊皮、虎皮、鹿角、石炭、石膏、硝石、盐为主品”①。由此可见，新疆本区的生活用品从来就有部分从外省输入，这是由新疆的特殊地理位置决定的。“物产谷物之外，有石炭、岩盐、毛毡等。孚远县即故城，商业繁盛之地，与中国本部（内地）有交通之便，与归化城（呼和浩特旧城）之间贸易尤盛。砂糖、茶、磁器、绢布从本部来，玉及毛皮输出焉；家畜之卖买亦盛行”②。因为呼和浩特靠近新疆，故与新疆的贸易往来自然要频繁些。

在与医药卫生相关的地方如镇西厅“出毛毡、马匹、畜产

---

① 民国·张献廷：《新疆地理志》第五章地方志，第一节迪化府，总第165页，见《中国方志丛书》新疆省，民国三年石印本影印。

② 民国·张献廷：《新疆地理志》第五章地方志，第一节迪化府，总第165～166页，见《中国方志丛书》新疆省，民国三年石印本影印。

及诸种之药品”①。其中药品亦多由外地辗转购进，以备各地应急购买。哈密“有葡萄、盐、羊毛、羊及瓜类。惟甜瓜形大味佳，其名甚著，前清时代以之为贡品”②。吐鲁番“以棉花为主；其他有蚕孫（丝）、岩盐、玉石等。又富于葡萄而造葡萄酒……往时为回鹘之中心，佛教之盛行地，亦回鹘文明之中心，东方史上不可看过之要地也”③。其所以如此，是因为佛教是国际上很有影响的宗教，佛教隆盛之地，必然为后人景仰。另外，回鹘是在历史上留下政治痕迹的民族，其文明中心自然不会一下子消失。

库尔喀喇乌苏厅“物产以谷物牧畜为主外，出曹达、金沙。住民蒙古人（多为土尔扈特族），汉人及维族人”④。精河厅“出曹达、硝石、硫黄、盐等，牧畜亦盛大。（驿）道有四十九桥，成吉思汗西征时命（三）子窝阔台所筑”⑤。伊犁府，“察哈台汗国之都城。明入准噶尔，至清设伊犁府……林檎最美。矿物有石炭、五金之类”⑥。焉耆府“谷物之外，以毛毡、岩盐为

① 民国·张献廷：《新疆地理志》第五章地方志，第二节镇西府，总第167页，见《中国方志丛书》新疆省，民国三年石印本影印。

② 民国·张献廷：《新疆地理志》第五章地方志，第三节哈密府，总第169页，见《中国方志丛书》新疆省，民国三年石印本影印。

③ 民国·张献廷：《新疆地理志》第五章地方志，第四节吐鲁番，总第169～170页，见《中国方志丛书》新疆省，民国三年石印本影印。

④ 民国·张献廷：《新疆地理志》第五章地方志，第五节库尔喀喇乌苏厅，总第171页，见《中国方志丛书》新疆省，民国三年石印本影印。

⑤ 民国·张献廷：《新疆地理志》第五章地方志，第六节精河厅，总第171～172页，见《中国方志丛书》新疆省，民国三年石印本影印。

⑥ 民国·张献廷：《新疆地理志》第五章地方志，第七节伊犁府，总第172～173页，见《中国方志丛书》新疆省，民国三年石印本影印。

主；又多畜产（马最良）”①。库车州“谷物之外果物最著名（葡萄、瓜等）。矿物出产硫、硝石、硇砂等”②。和阗州“谷物之外，棉花、毛织物、兽皮、玉石最著名外，有绢、生丝、纸、葡萄、梨、瓜、沙金、麝香及诸种之畜产甚多”③。其中和田玉是中外文明的软玉，清代许多皇帝曾以此玉篆刻过许多御玺。另据无名氏《回疆志》记载：“龟兹正东至洋萨尔中途有柳树一丛……树孔间有清泉流出，……谓其树为神树，谓其泉为灵泉”（126、127 页）。

第七节　宁夏医药卫生史料分析

一、概述

宁夏自古就是一个移民较多的地区。“秦置宁夏郡，汉、晋属北地郡。西魏置宏化郡，后周始置怀远郡。隋置朔方郡、灵武郡。唐灵武郡属灵州，朔方郡属夏州。五代置怀远县、保靖县。宋咸平中西夏置兴州，寻建国，升兴庆府，又曰中兴府。元属宁夏路。明置宁夏卫。……清顺治二年（1645 年）置宁夏道，辖宁夏一府地；……宁夏府、朔方道本身有志；所辖州县中灵州、中卫、平远、豫旺有志”（据张金城等《宁夏府志》等摘要概述）。宁夏 1958 年成立回族自治区，但历史上回、汉、蒙等民族在这里融合聚居，其医药卫生习俗也表现出多元属性，而以汉族

---

① 民国・张献廷：《新疆地理志》第五章地方志，第九节焉耆府，总第 188～189 页，见《中国方志丛书》新疆省，民国三年石印本影印。

② 民国・张献廷：《新疆地理志》第五章地方志，第十节库车州，总第 189～190 页，见《中国方志丛书》新疆省，民国三年石印本影印。

③ 民国・张献廷：《新疆地理志》第五章地方志，第十五节和阗州，总第 195～196 页，见《中国方志丛书》新疆省，民国三年石印本影印。

医药传统为主。

二、药材

宁夏主产药材有“荆芥、防风、苁蓉、枸杞、桑白皮、柴胡、甘草、黄芪、远志、牛旁子、地骨皮”① 等。这些药材，不仅属于中药材，而且亦属于回药材。这些药材与内蒙、新疆出产药材大同小异，惟枸杞子最为著名，属于该地的道地药材。

三、养济院

宁夏的医药慈善事业虽然不如内地部分省区兴盛，但也不是空白无善之地。产生这个问题的原因，一是该地在历史上属于移民聚居地区，同时亦是多民族文化交流融合之地区，人口迁移不定导致医药慈善投入不足。二是该地区因自然环境条件较差、资源不足、经济发展速度不快，政府和社会投入医药慈善的财力有限。尽管如此，在历史上仍然建有一些济贫组织。如“平罗县养济院，在县城北门外，养济孤贫二十名，每名月支粮三斗。灵州养济院，在白衣菴街，养济孤贫二十八名，每名月支粮三斗。中卫县养济院，在城西门外，乾隆二十三年署。西路同知富斌、知县黄恩锡捐建，养济孤贫二十名，每名月支粮三斗”②。这几个养济院都属于养济孤贫院，其规模亦不太大，但亦能起到一定作用。除上述几个养济院外，“宁夏县养济院，旧在预备仓北，后移破车市东。(夏、朔二县合建，养孤贫一百三十二名，每名

---

① 张金城修，杨浣雨辑：清《宁夏府志》（全），卷四，地理，物产，第8页，总第79页，见《中国方志丛书》塞北地方，第3号，台湾成文出版社，清嘉庆三年刊本影印本。

② 张金城修，杨浣雨辑：清《宁夏府志》（全），卷五，建置，公署，总第101~103页，见《中国方志丛书》塞北地方，第3号，台湾成文出版社，清嘉庆三年刊本影印本。

月支粮三斗，在二县支拨。)”[1] 这个养济院较大，支撑两个县孤贫之人的养济，这在清代亦是一个了不起的事业，这对当今社会亦有一定的启发作用。

四、药王洞

宁夏府药王洞“在永通桥东，明万历时建，地震后残毁。乾隆二十八年医学官吴开至创募重修”[2]。其他地区的药王祭祀之地由于没有进行详细考察，所以没有资料。据宁夏府药王洞的记载，我们至少可以认为在宁夏地区，对医圣药王的崇敬和祭祀活动还是存在的。

五、医官

“宁夏府阴阳官、医官各一员；宁夏县阴阳官、医官各一员；宁朔县阴阳官、医官各一员；宝丰县、中卫县阴阳官、医官各一员”[3]。这个记载反映出有清一代宁夏医官设置的大概情况，但不能反映民间医生活动的实态。

六、中卫县情况

“中卫在宁夏西路，春秋时羌戎杂居，秦为北地郡地，汉置旬卷县，属安定郡。后魏为灵州地，隋唐为灵武郡地，置鸣沙

---

① 冯福祥等修，王之臣纂：民国《朔方道志》（一）卷四，建置志上，公署并图，总第226页，见《中国方志丛书》塞北地方，第3号，台湾成文出版社，清嘉庆三年刊本影印本。

② 张金城修，杨浣雨辑：清《宁夏府志》（全），卷六，建置，坛庙，第34页，总第121页，见《中国方志丛书》塞北地方，第3号，台湾成文出版社，清嘉庆三年刊本影印本。

③ 张金城修，杨浣雨辑：清《宁夏府志》（全），卷九，职官，今官制，第37页，总第200页，见《中国方志丛书》塞北地方，第3号，台湾成文出版社，清嘉庆三年刊本影印本。

县。五代迄宋，没于西夏。元置应理州，属宁夏路，鸣沙亦置州，各自为治。明洪武中州皆废。初考应为嘉靖或万历年间建宁夏中卫，属陕西行都司，裁鸣沙州与之合并。清雍正二年（1724年）裁卫改县，属宁夏府”（据黄恩钖《中卫县志》等摘要概述）。近年在县改市过程中，升设中卫地级市。属中温带大陆性干旱气候。名胜古迹有沙坡头风景区、中卫高庙、鼓楼等。其中高庙的建筑风格以及庙内有关医药卫生的记载碑刻需深入研究。

药材有“甘草、枸杞（宁安一带家种杞园，各省入药甘枸杞皆宁产也。）兔丝子、茴香、麻黄、苍耳、蒺藜、蒲公英、柴胡、锁阳、苁蓉、车前子、薄荷、艾”①。中卫县“养济院在城西门外，乾隆二十三年署。西路所富斌、知县黄恩锡捐建”②。

七、灵州情况

“灵州，汉惠帝四年（公元前191年）置，……后魏置薄骨律镇，孝昌中改置灵州。西魏又为盐州地。北周置带普乐郡及回乐县。隋大业三年（607年）改灵武郡。唐为灵州，亦称灵武郡；开元中置朔方节度使，天宝初复改州为灵武。五代为朔方军治，北宋咸平时入西夏，改西平府，又名翔庆军。元复称灵州，属宁夏路。明弘治年间置守御所千户，正德元年（1506年）改宁夏后卫，仍以千户摄之，属宁夏道。清因之，雍正三年（1725年）改州，并省守御所，附入属宁夏府”（据杨芳灿《灵

① 黄恩锡纂修：清《中卫县志》卷一，地理，物产，第3页，总第85页，见《中国方志丛书》塞北地方，第5号，台湾成文出版社，乾隆间刊本影印本。

② 黄恩锡纂修：清《中卫县志》卷二，建置，公署，第7页，总第106页，见《中国方志丛书》塞北地方，第5号，台湾成文出版社，乾隆间刊本影印本。

州志》等摘要概述)。灵州“养济院在白衣庵街，养济孤贫二十八名，每名月支粮三斗”①。由此可看出该州医药慈善机构设施的大概情况。

八、豫旺县情况

“豫旺，古羌地。秦属北地郡。汉武帝析属安定，晋仍之。北周属原州。隋别置平凉郡以属之。唐复属原州，元和中陷于吐蕃；北宋元符二年（1099 年）收复，置安西州，随陷于西夏。元为平虏所，亦为平远所。明设固原卫，以安西、平远、镇戎三所隶之。清为固原州辖地；同治十三年（1874 年）因乱后且距州过远，置平远县（即今豫旺)，割固原州（今固原县）属之”(据朱恩昭《豫旺县志》等摘要概述)。

豫旺县药材有“甘草、枸杞、苦参、沙参、肉苁蓉、锁阳、知母、贝母、远志、黄芩、升麻、柴胡”② 等。另有记载该县还产“苍术、芎琼、羊须草、半夏、莳萝、马兰蕤、仁地榆、芒硝、香薷、即吉草、金银花”③ 等。这些药材，同样既是中草药，又是回药，还在蒙医药中普遍使用，只不过名称和功用有别而已。

---

① 杨芳灿、郭楷等纂修：清《灵州志》卷一，公署，第 18 页，总第 54 页，见《中国方志丛书》塞北地方，第 4 号，台湾成文出版社，嘉庆三年抄本影印本。

② 朱恩昭著：民国《豫旺县志》卷之一，疆域志，物产，药类，第 20 页，总 49 ~ 50 页，见《中国方志丛书》塞北地方，第 7 号，台湾成文出版社，民国十四年抄本影印本。

③ 陈日新撰：清《平远县志》卷六，物产，药，第 30 页，总 67 ~ 68 页，见《中国方志丛书》塞北地方，第 6 号，台湾成文出版社，光绪五年抄本影印本。

第三章　民族医药学术源流

第一节　医史学方法论

一、概述

胡锦涛总书记2008年春访问日本期间电视讲话指出："历史是现实的基础，是对未来的启迪"。笔者初步理解这一观点，认为只有以史为鉴，才能开创未来。毛泽东主席指出："指导一个伟大的革命运动的政党，如果没有革命理论，没有历史知识，没有对于实际运动的深刻的了解，要取得胜利是不可能的"。中国是治史大国，也是用史大国。史学自古以来就受到朝野上下的普遍关注。史官历来也最受人们尊重。清代黄宗羲（浙江余姚）是王阳明的同里后学，是清代王学唯一大师。他的父亲黄尊素被魏阉所害入狱时告诉他一句话："学者最要紧（的）是通知史事，可读《献征录》"①。医学是人类探求自身生命规律以祛除疾病增进健康的学问，当然也是人类生存发展必不可少的知识。所以，保障人类健康的医学的史学研究，乃生命史学之主干，是21世纪生命科学发挥领军作用时最基本的、最重要的学科之一。要探究民族医药源流，必须从民族医药史入手。要编撰出民族医药史书，必须懂得医史研究和著述的基本要领。

① 梁启超：《中国近三百年学术史》，第87页，太原：山西古籍出版社，2001年版。

简单地说，医学的历史（或称源流）谓之医学史；研究编纂医学史的系统学问谓之医史学。展开些说，医史学具有医学和史学的交叉学科属性，是医学的基础，是史学的分支。医史学是为构建医学发展历程、揭示其规律而有关史料、史观、类型结构、表述范式等的系统学问，简言之，即有关医学史料、观点、方法的学问；其应用特征则是以医史学方法构建各种医学史及其相关副产品。“史”字在殷墟甲骨文中便有载。《说文解字》解释为“记事者也”。刘勰《史传篇》曰：“史肇轩辕，体备周孔”，可见史之发端久远。其实，结绳记事乃至口耳传说叙事可以溯及更早。商周秦汉史籍中多见太史、小史、内史、外史等词，尚未见“史”字和“学”字连用。初考“史学”一词，至晚在三国归晋后便已出现。《晋书》石勒载记有“崔浚为史学祭酒”句可证。史学具有原始母学之性质。周公制定“周礼”，孔子整理“六经”，可谓对史料的系统考订；“孔子观书于周室，得虞、夏、商、周四代之典，乃删其善者，定为《尚书》百篇”①，继而又修《春秋》，可谓是史学之实践。司马迁继其父业，广集史料，秉持“究天人之际，通古今之变”的历史观，以纪传体方法著就《史记》，上至天文，下至地理，中括人事及医药卫生等，无所不包。章学诚评价其“范围千古，牢笼百家”。鲁迅先生称其为“史家之绝唱”。罗素（Bertrand Russell）指出：“历史学是有其价值的，首先因为它是真实的；这一点尽管不是它价值的全部，却是所有它的其它价值的基础和条件。”②由此可见，史学的价值，首先在于其客观真实，这里不单是指史

---

① 唐·刘知几：《史通》内篇，卷一，六家第一，见姚松、朱恒夫译注：《史通全译》，第3页，贵阳：贵州人民出版社，1990年版。

② 罗素著，何兆武等译：《论历史》，第2页，北京：三联书店，1991年版。

料本身客观真实之价值，而且还包含有考订求真、联系比较、甄别采择、归纳提升之价值，同时亦有史观价值和史学产品所揭示的规律对后人的启迪价值等，医史学更不例外。

二、关于史料

“广义地说，史料是人类社会在历史发展过程中遗留下来的一切痕迹。”① 狭义地说，史料是研究历史、编纂史书所用的资料。其包括范围甚广。虽然《隋书·经籍志》对文化典籍有经、史、子、集正式的四部分类，但后世史学家或有非议。李贽认为“经史一物”。章学诚认为：“六经皆史也……六经皆先王之政典也。”② 章氏所谓六经指《诗》、《书》、《礼》、《乐》、《易》、《春秋》。“古之所谓经，乃三代盛时典章法度见于政教行事之实，而非圣人有意作为文字以传后世也。”③ 古人本有先王崇拜观念，三代典章自然成为他们遵循的法度，久而久之演成所谓“经学态度”。就整个文化典籍而言，将某一特定历史阶段作为经典的文献放在大历史时空中衡量看待时，大部分便可作为史料被引用治史或作为思想资料被后人提升发挥以资政育人。既然经部资料可为史料，那么子、集两部本源自史部，就更应成为史料的组成部分。史学的对象是史料，史料覆盖面又如此之广博，所以北大前校长傅斯年说：史学就是史料学。关于整理史料的方法，他讲了三条，但都是强调史料比较。他主张史料整理比较的标准是以司马光《通鉴考异》为范本。傅氏强调史料真实重要

---

① 北京师范大学史学研究所编：《历史科学与理论建设》，第 344 页，北京：北京师范大学出版社，1999 年 4 月版。

② 清·章学诚：《文史通义》卷一，内篇一，易教上，见《文史通义全译》，第 1 页，贵阳：贵州人民出版社，1997 年 12 月版。

③ 清·章学诚：《文史通义》卷一，内篇一，经解上，见《文史通义全译》，第 108 页，贵阳：贵州人民出版社，1997 年 12 月版。

这是可以理解的，但说史学就是史料学，笔者认为这忽略了史观、史书结构、史语或称表达范式等在治史中的作用。史观是史书的灵魂，尽管其具有不可避免的主观性，但毕竟是治史的基本立场和观点。忽略了史观的指导作用，那么史料和丧失灵魂的行尸走肉无大差别。再说，原始史料生成时本身也包含着原作者的主观认识，利用史料说明问题时常带有作者的主观意志，这是不可避免的，所以《史记》也是一家之言。既然承认史和史料中都夹杂着主观意志，那么，治史时发表史家观点亦为情理之中事，正所谓有述有作，否则，便是“述而不作”。另外，除史观运用外，史学还包括史书体裁分类及各类史书的结构研究，根据史书体裁不同，其文字表达方式也有差别。笼统地说史学就是史料学，笔者认为这有失偏颇。史料学仅是史学的基础而不是其全部。因史书包含学术领域广泛、内容全面，故从这个意义上说，中国古代史外无学，这是一个事实。

在讨论史学时必然引出史料学概念，也必然联系到文献学概念。史料学和文献学的研究方法基本上是一致的。文献学以文献为研究对象。何谓文献？孔子《论语·八佾篇》首先提出“文献”一词。马端临将文献进一步分为两类，即“文”指文字记载史料，“献”指贤人口碑史料。围绕文献研究所关涉的目录、校勘、版本、辨伪、辑佚、注释、训诂、考证等内容形成的系统学问谓之文献学。史料学以史料为研究对象，而史料不仅包括文字史料、口碑史料，而且也包括遗址实物史料和民俗调查史料，近现代还生成许多计量数据史料。所以，文献虽然是史料的大宗，但不是其全部。文献学研究的内容虽是史料学研究内容的主体，但亦不是其全部。史料学以治史为目的，在史观指导下开展有关联的系列性史料考订，而文献学不受这些限制，它突出体现资料收集整理研究之个性或基础方法特征，就单个独立文献或一本书便可从某一角度开展研究。既然文献学仅和史料学在内容、方法等大量层面上互相重合，但不是史料学的全部，那么文献学就更不僭越史学关于史观、史书体例结构、史语或称表达范式等问题的回答和高端统驭包容史料以治史之任务，相对来说，史学是上位概念性的引领性大学科，文献学是从史学的史料收集考订基础工作中分化发展逐步独立且与史料学相近的紧密学科。史学必以史料学为基础，还包括史观的斟酌使用、史书体裁分类和结构的研究确立、因史书类型不同其文字表述方法亦有不同选择等。这就说明，史料学是史学必不可少的工作，但只是史学的一部分。而文献学是史料学紧密关联的相邻学科，除能在治史中起到史料学的文献考订作用外，不治史时还和史料学一样，可在史学性副产品生产、文献资料整理、图书报刊编撰出版等工作中发挥作用。

除史料的上述一般性质外，医学史料具有特殊性质。这个特殊性概而言之，即多具有双重价值。医学本来是研究人类生命规律以求健康的学问，所以，历史上的医药记载，既可以作为史料构建医学史，又可以不断利用发展着的科技手段证实并彰显自身价值。如马王堆汉墓出土的帛书《五十二病方》，既可以作为史料说明汉或汉以前中国的医学成就，又可将这些方剂用于目前临床或开展实验研究（现有人称实验医史），实现其价值。由此看来，古代医学史料中有关生命认识、医理、学术思想争鸣、方药配伍使用、技术、方法手段等材料都具有双重价值，从这个意义上说，医史学比一般历史学更多一份责任，同时也更具有拓展空间。

三、关于史观

史观即历史观点，亦即思想认识方法，是史家观察认识并客观真实地反映历史的视角、镜子或律度量衡。史观的理想标准是鉴空衡平，即原是什么模样，照出来就是什么模样；原有多重，秤出来的分量就多重。真实的社会历史是一去不复返的，我们要真实描绘这不复返的历史，一般来说是比较困难的。即使有人留意记录了某事之发展历程，但由于记录者个人学识水平和经验能力之局限，也不一定能够做到客观真实，何况我们面对的大都是不同历史阶段的人们留下的记载、实物或口耳相传的内容，绝对客观真实是难以做到的。不过，既然史学的属性要求我们客观地再现历史，那么，我们在分析甄别史料时，就要坚持历史主义原则，不以现代人之观念衡量古代人。考订史料必须作到“去粗取精、去伪存真、由此及彼、由表及里”。以确凿的史实构建客观历史时，史观在其中发挥着重要的指导作用。

中国传统的历史观，以司马迁开创的联系通变史观为主流。联系通变史观的本质用司马迁的话说是“究天人之际，通古今之变”。这里所谓天人之际，是指人与自然的联系，反映历史的空间性质，即现代所谓历史生态学的范畴。“历史上的人文色彩必然与其周围的自然环境具有微妙的适应呼应关系。”① 所谓通古今之变，一是指历史的时间性质，一是指历史的变迁性质。传统主流史观注重史鉴作用的体现。所谓史必“神以知来，智以藏往”②，是指“记注欲往事之不忘”，其宗旨是客观真实，故藏往似智；“撰述欲来者之兴起”，其宗旨是资鉴启迪未来，故知来似神。历史如前车，前车之鉴必须考明前车稳健快速或翻覆的时空因素，为后车提供可资借鉴的经验教训。古代除上述主流史观外，偶有循环史观夹充期间。所谓循环史观，是指社会历史发展是按一定规则循环往复的且多理解为是闭环式的，如孟子认

① 汪荣祖：《史学九章》，第243页，北京：三联书店，2006年3月版。

② 《易·系辞上》，见吴哲楣主编：《十三经》，第54页，北京：国际文化出版公司，1993年12月版。

为：五百年必有王者兴。《三国演义》开场便说合久必分、分久必合。当然，循环史观不仅在中国古代存在，西方古代也存在。直到近代，西方历史学家汤因比还是文化循环论者。

然而，中国近代主流史观并非循环史观。戴逸先生认为："中国近现代学术肇始于严复翻译西方的学术名著。19 世纪末，他翻译了赫胥黎的《天演论》，向中国人介绍了进化学说。"① 以进化学说和进步观为核心构建成的非闭环式的进化史观逐步被史学界运用。传统史观体现出的"先王观念"、"贤人作风"、"经学态度"、厚古薄今思想受到进化史观之冲击。20 世纪史学的主流史观是实证史观和唯物史观。具体来说，前半叶以实证史观为主，尚有进化史观存在；下半叶以唯物史观为主，尚有实证史观存在。体现实证史观兼有进化史观的代表作是美国社会学家摩尔根所著并于 1877 年出版的《古代社会》。当然，若溯及实证史观及方法之源头，也可追寻至古希腊哲学家亚里士多德那里。他所著的《雅典政制》、《政治论》，体现出对具体事实的观察、比较和归纳的实证方法。中国近代实证史观的学者众多，如梁启超、章太炎等。唯物史观由马克思、恩格斯创立，其标志性著作是《德意志意识形态》。然而，在唯物史观的孕育时期，马克思治史也采用实证方法。换句话说，关于历史的实证研究，是唯物史观创立的先声。1842 年，马克思在《莱茵报》时，就指出："世界史本身，除了通过提出新问题来解答和处理老问题之外，没有别的方法。"（《马克思恩格斯全集》中文 1 版，第 40 卷，第 289 页）所谓历史的新老问题，就是解释"历史之谜"，其办法不是依赖逻辑作出判断，而是对实际问题进行考察分析研究。这是唯物史观的微观研究方法。当然，马克思、恩格斯不仅运用

---

① 戴逸：二十世纪学术概论，见戴逸主编：《二十世纪中国著名学者传记丛书》代序言，第 1 页，北京：北京图书馆出版社，2000 年 1 月版。

实证方法，而且也运用逻辑方法，使二者互补，形成辩证的统一。逻辑方法则是唯物史观的宏观研究方法。中国唯物史观的史学家要数李大钊、郭沫若、范文澜等。

医学史观是医史学的精髓。因为医史和历史有其共同属性，所以，传统史观、进化史观、实证史观、唯物史观等在观察反映医学发展历程时都有其应用价值。但是，医学和其它学科又有不同的特性，这就是她的工作对象是患病的人，而人又是有情感的，情感又是可变化的。所以，在分析研究历史上的医学史料时要注意三点：一是各个历史阶段的患者都是有情感的，观察诊治患者疾病并分析记载这些经验的医家也存有意会因素，故患者的表述和医家的记述中都带有主观因素；二是患者情感是由其个性和所受时代观念影响参伍决定的，而医家情感亦如此；三是患者和医家的情感是互动的，因而，医药文献史料背后亦暗含着医患互动的情感意会因素。医学既然包含有情感意会因素，那么，我们在分析医学史料时就要注意这一实际，不能一概唯物或机械教条，而要历史地、辩证地对待，才能较准确地把握史实，客观地构建医学史。现代著名中医学家邓铁涛老先生提出应坚持临床史观，即判断理论、技术的真伪要以临床疗效为依据，这一观点应引起重视。

四、关于方法

医史学是历史学的分支学科，因而历史理论和方法论对医史学也具有较为普遍的适用性。具体来说，历史分期、史书分类、各类型史书体例结构、各类史志书话语表述范式、史书注释方法等都对治医学史具有基础性作用。然而，由于医学史是描述医学发展历程、揭示其规律的专门史，和以政治军事经济为主的综合性正史有不同特点。尤其医药学术发展不受帝王纲纪、王朝更替之影响，所以，在历史分期、体裁结构等方面不需模仿正史，应根据实际内容决定其形式。传统的纪事本末体、近代西方兴起的章节体等，目前被医史界普遍采用。医学史在描述历程、揭示规律的同时，史鉴方面的作用不能忽略。史鉴作用至少有下述三点：即一是历史上医药事业对现实的资鉴作用；二是历史上医药学术亮点对现实的启迪作用；三是历史上医药政策失误的教训对现实的警示作用。史鉴作用虽由具体内容决定，但这也应是医史学必须关注的一种方法。

自古“史无定法”，但有基本要求。这个要求就是章学诚所谓“事增文省”，或换句话说是后人评价刘知几的所谓“法严词约”。因具体治史方法不同，其作品彰显出的功能也有一定差异；反过来说，按医史学科具有的基本功能分别按相应方法开展研究，则可编写出多种医学史或形成不同类型的作品和成果。那么，医史学科有哪些基本功能呢？我以为主要有收辑考异保存史料、树碑立传、构建传承体系、编纂医药卫生史志、辨彰学术、考镜源流、资政育人、鉴古导今、史料引用计量分析、引文耦合和同引聚类结构分析、史料亮点实验证实，为理论研究提供基础，为临床提供服务等功能。围绕这些基本功能的发挥，不仅能够拓宽其应用领域，而且还可不断发展医史学的理论。

五、综合思考

梳理民族医药源流的方法一般来说多用医史学方法。医史学科既是一个古老学科，又是一个年青学科。之所以说其古老，是指自有人类以来就产生了医学知识。各历史时期医学知识产生积累过程和应用情况纵向关联起来便形成医学史。史前虽无记载，但大量实物如砭针、骨针等已说明医学的客观事实，也不能否认先民口耳相传的医学史不存在。在甲骨文之前还有多少刻划符号存在？结绳之前还有何种表达方式？我们只能说现还不大知晓。不知晓不能说不存在，胡适、顾颉刚还说过东周以上无史呢！夏商周断代工程不已作出这三代的年代表吗？漫长的人类进化史自然留下许许多多不为今人所知的医药史实，既然在口传或文字编纂医学史漫长的历程中形成的一系列学问谓之医史学，那么，医史学也应是十分古老的学科，只不过先民不如是区别表述、后人没有适时归纳提升而已。刘勰《史传篇》曰："史肇轩辕，体备周孔"，这是指历史而言。但有历史必有医史，无非繁简不同而已。以历史理论为指导编纂的医学人物传记可见《史记·扁鹊仓公列传》。之所以说她是年青学科，一是因为医史学理论、方法探索有一个发展过程，二是因为以"医史学"规范命名该学科并开展各项工作还是近现代学科分类命名细化后的事（具体考证另文再论）。以前有不少学者发文论述医学史、医史学，概念多混淆。作为一个名词术语约在 20 世纪 20 年代首先在欧美使用，后在中国渐有使用。如意大利医史学家卡斯蒂寥尼（Castiglion）《医学史》（1927）的中译本便使用了"医史学"之名。陈邦贤先生 1945 年也使用这一概念，并作了初步诠释。作为一个学科名固定下来，早限需要医史学科史研究后加以确定，但至晚也应该从中华医学会刻制使用医史学分会图章之日算起吧。当然这是一个具体细节，需要在今后开展的学科史研究中加以准确回答。

既然医史学的关键亦是史料、史观和方法，那么，围绕史料收集考订、开发服务便可开展许多拓展性工作。或有人问，史料如何开发？笔者认为：具有生命力的医药史料，既可治史，又可编书，方药可实验开发，技术史料可改造提升成新技术，实物史料可复制销售，遗址史料可修葺展陈，口述史料可申报非物质文化遗产，史料数据可建数据库、网站等为社会提供服务。掌握了医药史料，便掌握了医药的支撑性基础，可开展多项工作。至于史观研究，这属于认识论的范畴，可围绕医药史观开展深度的思维领域的研究，亦可开展多角度多层面的医药文化创意活动和产业营运。根据国家中长期发展规划和可持续发展战略，我们还可以中央倡导的科学发展观为指导，对医药卫生事业发展、医药卫生体制改革等出谋划策。王国维说："持书者谓之史，治人者谓之吏，职事者谓之事。"(《观堂集林》卷六，"释史"。) 史官为官吏提供决策依据，官吏授权他人办事，这是古来的传统，不是什么创新。医史学者为政府提供医药卫生决策报告应成为一个制度向各级领导建议。至于方法研究，不仅可完善史书体裁分类、体例、结构、表述范式等编纂学方法，而且也可借鉴历史创建医学乃至整个生命科学研究新的方法。医史学研究领域不宜狭窄局限，而应纵横拓宽，应在多层面多角度综合研究基础上，为医学乃至生命科学以及史学出思想、出方法。

20 世纪 20 年代以来，随着史学研究的不断深入，作为史学分支学科的史学史研究方兴未艾。所谓史学史，就是史学发生、发展的历史。史学家逐步跳出往日史部目录学窠臼，构建起中国史学史学科体系。医史学界也有学者正为之努力。另外，随着科学史研究的深入，学科史研究也正悄然兴起。学科史不单包括学科知识的进步内容，而且还包括学科、学术制度的确立，学术共同体的形成，学术传统、研究纲领的传承构建和文化运作模式等。其实，医史学界这些方面的研究还很簿弱，各历史阶段著就的论著和真正属于史学史、学科史的论著有限，因而研究有一定难度，但总要搞起来并坚持下去。笔者认为医学史学史研究的重点，一是怎样认识医学史作品的发展过程；二是怎样认识医史学理论和实践价值以及她的社会作用（限于篇幅不再展开）。学科史则要紧紧抓住学科制度化进程这个编史线索，描述学科产生、发展过程及社会文化运作模式（不再展开）。总之，民族医药源流的梳理主要运用医史学的各种方法多角度、多层次展开。

第二节　藏蒙傣佛教医药文化圈

一、藏族医药学术源流

（一）概述

公元7世纪中叶，在青藏高原上崛起一个民族政权称吐蕃王国，自称为“蕃”。汉文献《通典》、《旧唐书》、《新唐书》等称其“吐蕃”，说其族源是“西羌属”。据藏文文书和传说推算，公元前350年左右，青藏高原有17个土著部落，第一个赞普是聂墀赞普。公元600年左右，雅隆河谷泽的六牦牛部落酋长囊日松赞和其子松赞干布通过征服和团结，统一了西藏地区，文成公主入藏和亲。670年前后，相继征服羌、氐、吐谷浑、党项、突厥、回鹘、沙陀等民族，到赤松德赞赞普时（755～797），疆域已包括青藏高原、甘肃新疆大部、四川云南部分、尼泊尔印度缅甸部分，成为当时中亚的大国。

17世纪初，青藏高原嘎玛王朝取代帕姆竹王朝，信奉白教而压制黄教，在日喀则曾创建藏医讲习班。五世达赖阿旺·洛桑嘉措联合四世班禅洛桑曲吉坚赞迎请信奉黄教的蒙古固始汗带兵入藏助灭嘎玛王朝，在拉萨建立甘丹颇章王朝。顺治十年（1653年），阿旺·洛桑嘉措接受国朝封号，称为“西天大善自在佛所领天下释教普通瓦喇怛喇达赖喇嘛”，下设执事官称“第巴”。第巴·桑吉嘉措重视医学，因“汤卡”传统，在北方学派伦汀·堆孜居美“曼汤”基础上，据其著《蓝琉璃》内容，请洛扎·诺布嘉措绘图，黑巴格涅着色，于康熙二十七年（1688年），绘制出60幅曼汤。嗣后据《月王药诊》等书内容补绘，于康熙四十三年（1704年），绘制出全套79幅曼汤。十三世达赖时期，又命钦绕诺布新增1幅历代著名藏医画像，使曼汤总数达 80 幅。钦绕诺布创办“门孜康”，不断完善了藏族医算制度。

五世达赖执政初期，命尼汤·仲钦·洛桑嘉措在拉萨西郊哲蚌寺甘丹颇章宫西侧创设“医学利众寺”，从西藏各地选拔青年入寺学习《四部医典》。他还恢复日喀则藏医讲习班活动并易名为“神仙云集寺”。五世达赖圆寂之后，桑吉嘉措在布达拉宫对面的铁山建立“药王山医学利众寺”，学习书本知识与实践结合，每在采摘季节带领学员采药。嗣后，桑吉嘉措在布达拉宫内设立高级进修班，聘请名医讲学，选部分学员深造。藏医教育的主要机构是曼巴扎仓。曼巴是藏语医生的音译，亦有医学涵义。扎仓系学院、学府之意。康熙五十年（1711 年），塔尔寺创建曼巴扎仓，乾隆二十二年（1757 年），正式取名为“塔尔寺医明利他摩尼昌盛洲”。乾隆四十九年（1784 年），甘肃拉卜楞寺曼巴扎仓建成，名为“曼巴扎仓索日央盘琅”。寺院最高组织形式为活佛领导的上下议会，曼巴扎仓归上议会领导。每一扎仓设法台 1 人管宗教；执法司 1 人执行规章戒律，维护采药秩序；经头 1 人领导学僧诵经；大财务司 2 人管财经事务；小财务司 2 人，分别管采集药物和法会财务。曼巴扎仓还设门诊部和制药厂，僧医分住定诊所和流动牧区两种形式开展诊疗。

曼巴扎仓一般分初、中、高三个学级。初级学僧必须记诵《皈依经》、《绿度母经》、《观音心经》、《根本医典》、《后续医典》；中级学僧必须记诵《论述医典》、《秘诀医典》、《药王经》、《马王白莲经》、《佛赞》80 卷、《总药王经》；高级学僧主要研究《四部医典》和《菩提道次第广论》。每年二、三、四月，从高级学僧中选优秀者对初、中级学僧教学，四月底考核奖惩后，全院学僧采药 3 天并听授人体解剖挂图知识。七、八月，选优秀高级学僧向初、中级学僧传授藏药剂型和炮制知识。冬季，各学僧除学习规定的经典外，还广泛学习其它课程。曼巴扎仓教学受寺院经学教育影响，亦实行以“问难”为基本方法的辩经学习考试制度。辩经包括集体学习和业师授课两种制度。集体学习分早、中、晚会3次，有诵经聚会和学习研究性聚会两种形式。学习研究性聚会藏语名“曲惹”，早会名“学禾曲惹”，午会名“拱次曲惹”，晚会名“葛瑞姆”。一般内容和方式为：经头引领念经，法台讲经，学僧背诵经文，低年级学僧向高年级学僧请教或问难，同年级学僧两人一对相互问难辩经等。每年二月，法台听各年级代表讲经辩论。四月，学僧互相问难6天，每次1人立宗申论主题，他人问难辩论。每周三、五临床实习。每年采药1次并举行1次辨认药材考试，合格者予以奖励。每年十一月十九日升级考试，所有老师到会问难，学僧作答，不合格者降级或被开除。曼巴扎仓建有学位制度，能完成规定学业并圆满通过僧医大会的《四部医典》考试答辩，可获取曼然巴（医学博士）学位。除曼巴扎仓培养僧医外，师带徒一直是培养民间藏医的恒久制度。

（二）外来影响

藏医药学的发展，其主流是藏族人民在与疾病作斗争中总结和发展起来的。但在漫长的发展过程中，也受到了外来医学的影响，尤其是中医学和印度佛教医学的影响。印度毗邻中国西藏，自古以来，中印文化交流频繁，与西藏地区的交流更著。印度与中国同属文明古国，尽管语言不同，但都经历过传说时代，因而，也都留有充满想象力的神化故事。马克思说：“想象力，这个十分强烈地促进人类发展的伟大天赋，这时候已经开始创造出了还不是用文字来记载的神话、传奇和传说的文学，并且给予人类以强大影响。”[①] 中医药对藏医药发展产生的影响或曰二者间

---

① 马克思：“摩尔根《古代社会》摘要”，见《马克思恩格斯选集》，第55页，北京：人民出版社，1965年版。

的相互关系，目前有不少著作已经作了较深入的论述。文成公主、金城公主进藏带去医书、医生，这是十分确凿的证据。当然，也不能说由于这些医书、医生的入藏就对藏医药产生多大影响，但至少可以说明，中医药学说在藏区确有传播。下面我们着重对中医学、印度佛教医学以及藏医学等有关问题略作考察如下。

中国和印度同为文明古国，自农业文明以来形成的重男轻女思想根深蒂固。之所以重男，是因为农业生产劳动力和兵源之需要。由于重男思想的存在，所以，在胚胎医学问题上自然会作相应的研究。湖南马王堆出土的《胎产书》载："月朔已去……三日中从之，有子。其一日男，二日女也。"[①] 这个文献内容看起来是男单女双之意，但严格说来，月经是按三天计算的，三天过后，再加一天正好是偶数属双，所以，其本质亦是男双女单。而藏医也有胎孕方面的论述，如《四部医典》之中的《论说医典》第二章，对受精时间与胚胎形成时性别的关系亦有相应的论述，其中主要观点即男双女单的观点与中医学相同，这个问题，大概与藏医受中医影响或藏文汉译有关，或本来就是同样的认识。但藏医同样受到印度佛教医学的影响，那么，下面我们看看印度医学是怎么阐述的。印度古典医籍很多，但主要的有《遮逻迦本集》、《妙闻本集》、《八支心要方本集》等。这些医籍中有关受精时间与胎儿性别的关系认识亦较一致，概括起来叫做"男双女单"。由此看来，要么中印藏医各自在实践中摸索出了受精与胚胎性别的关系，要么是三种医学互有影响，难分伯仲。无论我们怎样理解区别这几个医药知识体系，就基本认识上都反映出了惊人的相似性。

---

① 马继兴：《马王堆古医书考释》，第785页，长沙：湖南科学技术出版社，1992年版。

既然藏医和中医、印度医乃至西方四体液病理学之间有所关联，那么我们考察其外来影响时还要重点考察印度医学对藏医的影响。印度医学对藏医的影响或说是相互影响这是肯定的。为了说明这个问题，我们举出几个特别的例子。古印度生命吠陀认为人体由风、黄（胆汁）、痰（痰涎）等三种体液构成，而藏医则认为人体内有龙（气）、赤巴（胆）、培根（涎）等三种因素。佛教认为众生之体皆由“地、水、火、风”四大元素组成，“西方医学之父”希波克拉底认为身体由气（风）、土（地）、水、火四元素构成，因而创四体液病理学说，而藏医对于疾病的分类亦套用这一思想，将疾病按性质分为四类，即身体内部疾病、外疮、热病、零星杂病。在整理编纂藏医文献时亦采用四的概念如《四部医典》等。当然，汉文典籍亦早有四的概念，如“《易》有太极，是生两仪，两仪生四象，四象生八卦。”① 对于这个问题，我们也不能绝对地认为四的概念是由印度传来，只不过说明印度佛教用“四”这个数的概率较大，如康僧会翻译《六度经集》卷三中有“四大各离，无能保全”（《大正新修大藏经》第3册，16页上）。又说：吴月氏优婆塞支谦翻译《佛说维摩诘经》卷上有“是身非有，四大为家”（《大正新修大藏经》第14册，521页中）。另外人们常引用的佛教用语“四大皆空”等都是例证。综上所述，藏医受到印度佛教医学和古代西方四体液病理学说影响这是不争的事实，但不能将其固定格式化，有些内容则是互相影响后形成的。

（三）发展成就

藏医药学和中医药学一样，不仅是中国传统医药学的代表

① 《周易·系辞上》，见吴哲楣主编：《十三经》，第54页，国际文化出版公司，1993年12月版。

作，也是世界传统医药学的代表作。藏医药学不仅具有浓厚的雪域高原风土人情特征，而且具有多种文化交流整合的特征。正是这种从本土实际出发，我主人随、交流整合的品质，导致其形成博大精深的理论体系，从而在生命科学领域和思维领域独树一帜，大放光彩。

何为从本土实际出发？这是一个人与环境关系的命题。藏医药学的本土实际就是雪域高原实际。青藏高原被称为“世界屋脊”，这是公认的事实。既然是屋脊，那就是海拔最高的地区。海拔高必然寒冷缺氧。寒冷必然导致积雪，积雪必然使温热带动植物不能存活。缺氧必然使人体产生一系列应激代谢反应，长期在缺氧状态下生存的人们，抗缺氧能力必然增强，这些实际情况，想必就是青藏高原的本土实际吧！

何为我主人随、交流整合？这是人际间、文化间相互关系的命题。藏医药学数千年持续发展而不衰退的原因，正是坚持了这种理念，才有了今天这样巨大的成就。具体来说，我主人随、交流整合即坚持发扬藏医药学的优势特色，不断吸收外来优秀文化养分提升突破的过程。

之所以认为藏医药学博大精深，不仅因为她从雪域高原生态环境出发，创立和不断完善了自身的诊疗保健体系，而且，还不断消化吸收多种外来文化养分，不断改造提升了思想理论体系。数千年临床实践经验的支撑是藏医药学不断发展的基础；数千年思维领域持续推动的研究提升是藏医药学理论不断完善的过程；数千年广泛吸收其他民族优秀成果不断进步是藏医药学持续发展而不衰的不竭动力。在当今科学技术飞速发展的条件下，多学科研究藏医药学为我们呈现出美好图景。

新中国成立以来，在党中央国务院民族政策的指引下，藏医药学医教研产贸各个方面都取得长足发展。藏医院、藏医学院、藏医药研究所、藏药开发和销售企业陆续增多，其规模不断扩大，从事藏医药工作的队伍不断壮大，藏医药产生的直接经济效益和社会效益越来越大，藏医药在广大民众中的公信力越来越强，相信在21世纪，藏医药学必将取得新的更大的成就。

二、蒙族医药学术源流

（一）医事制度源流

蒙医药制度牵涉许多具体问题，比如，在宋和宋以前，往往和北方其他民族的制度交织并存，很难理清哪一个具体制度是蒙古人创造的，故本书暂时不作牵强的分辨。自元明以来，蒙医药制度和中医药制度交叉融合、互鉴提高，形成了中华民族大家庭中共有的制度，本章还有专门讨论，此处不展开。自清朝太祖、太宗灭成吉思汗后裔察哈尔林丹汗，内外蒙古已成藩属，但其医药制度仍有明显的传承脉络。清朝建立之时，蒙古大抵分为七大部："曰内蒙古，曰外蒙古，曰西套蒙，曰科布多，曰乌梁海，曰青海蒙古，曰内属游牧蒙古。内外蒙古以大沙漠为界，漠南为内蒙古，漠北为外蒙古。西套蒙古在河套西，亦在漠南。科布多在外蒙古西北，乌梁海在科布多北，皆在漠北。青海蒙古者，环青海而居。内属游牧蒙古，在长城附近"①。蒙古人又分为五个分支："曰'喀尔喀'，曰'额鲁特'，曰'乌梁海'，曰'唐古特'，曰'突厥'。喀尔喀为最多，殆占三分之二"②。"蒙古昔无宗教，自明初以降，而喇嘛盛行……回教素行于西部；耶稣希

---

① 夏日盏、姚明辉辑：清《蒙古志》卷二，区分，第1~2页，总第137~138页，见《中国方志丛书》塞北地方，台湾出版社，光绪三十三年刊本影印本。

② 夏日盏、姚明辉辑：清《蒙古志》卷二，人种，第73~75页，总第209~211页，见《中国方志丛书》塞北地方，台湾出版社，光绪三十三年刊本影印本。

腊，欧人亦极力传布，然终未能盛行”①。在蒙古地区，虽然各种教派都在争夺教徒，但蒙古民族多数人信仰喇嘛教。因此，中央“抚驭蒙古之政策，以任用喇嘛教为要点”②。“喇嘛寺院所在有之，其大者多伦诺尔库伦为多，皆壮丽无匹。僧徒寺或数千，或数百，自王公至庶民尊敬之如神。疾病则延僧祈祷，不知医药为何物。或至倾家以捐于喇嘛，家二男者，一为僧。其为僧者，十岁左右入寺；初学藏语，后习佛教；不得娶。妇女或亦入僧籍，剃发守规，一如男子”③。蒙古地区主要产“枸杞、黄芪、甘草、黄芩、车前、泽泻、蒲黄、木贼、艾蓬、大黄、蒲公英、白蒺藜”④ 等药材，牧民有病，常从当地曼巴扎仓请喇嘛医诊治。

底定蒙藏，因俗而治，其医事制度亦不同于内地行省。以正骨为主的上驷院绰班处设于皇宫。以曼巴扎仓设于喇嘛寺庙中开展教育和医疗的形式构成其主体医事制度。内蒙设有哲里木、卓索图、昭乌达、锡林郭勒、乌兰察布、伊克昭等6盟。盟下共设24部，部下共设49旗。外蒙即乌里雅苏台设汗阿林（土谢图汗

---

① 夏日盏、姚明辉辑：清《蒙古志》卷三，宗教，第1页，总第265页，见《中国方志丛书》塞北地方，台湾出版社，光绪三十三年刊本影印本。

② 夏日盏、姚明辉辑：清《蒙古志》卷二，政体，第77页，总第213页，见《中国方志丛书》塞北地方，台湾出版社，光绪三十三年刊本影印本。

③ 夏日盏、姚明辉辑：清《蒙古志》卷三，宗教，第10页，总第274页，见《中国方志丛书》塞北地方，台湾出版社，光绪三十三年刊本影印本。

④ 夏日盏、姚明辉辑：清《蒙古志》卷三，物产，植物类，总第306页，见《中国方志丛书》塞北地方，台湾出版社，光绪三十三年刊本影印本。

部）、齐齐尔里克（赛音诺颜部）、喀鲁伦尔和屯（车臣汗部）、札克必拉色钦毕都哩雅诺尔（札萨克图汗部）等4盟（部），下设共84旗。曼巴扎仓系藏语“医学院”之意，蒙医鉴之。喇嘛寺庙中曼巴扎仓之设与各部人口分布相关，各旗牧民藉此接受诊疗。

蒙医的教育制度很多，但主要是建立医学校即音译成汉文称“曼巴扎仓”。17世纪后期，罗布桑丹金扎拉仓等在漠北喀尔喀地区建伊赫胡热（大库伦）曼巴扎仓、扎亚胡热曼巴扎仓。康熙四年（1665年），阜新建成“瑞应寺，亦称佛喇嘛寺，在县西六十里”①，康熙四十一年（1702年）在大雄宝殿东2华里山岭上建成曼巴扎仓。康熙三十年（1691年），多伦地区设库克苏木（汇宗寺），内设曼巴扎仓。康熙四十九年（1710年），绰尔齐召（延禧寺）建成，该寺第一世呼图克图达尔罕绰尔济，来自青海阿木多德格伦寺，医道高明。康熙允其在热河木兰围场行医。乾隆七年（1742年），哲里木盟建于顺治年间的迈达里葛根庙（寿因寺）设曼巴扎仓。乾隆九年（1744年），京师改建于雍正三年的喇嘛教寺院雍和宫设曼巴扎仓。乾隆二十五年（1760年），库伦旗建于乾隆三年（1738年）的额木齐音苏木（库伦僧学院）设曼巴扎仓。乾隆四十六年（1781年），锡林浩特建于雍正年间的贝子庙（崇善寺）设曼巴扎仓。乾隆四十九年（1784年），阿拉善左旗建于雍正九年的衙门庙（延福寺）设曼巴扎仓，嘉道间扩建房25间。乾隆五十年（1785年），科尔沁旗建于顺治年间的哈木莫力庙（集宁寺）重建时首先建成曼巴扎仓。乾隆五十五年（1790年），鄂托克旗建于顺治九年（1652年）的乌力吉希日召将曼巴扎仓分出并建置在阿尔巴斯

① 张遇春等修，贾如宜纂：《阜新县志》卷二，地理，庙宇，第28～29页，奉天正文齐印刷局，民国二十四年铅印本。

山。北票建于乾隆间的惠宁寺，将曼巴扎仓与大殿分开建筑。嘉庆三年（1798 年），科尔沁右翼前旗建于乾隆初年的葛根庙（梵通寺），在其广觉寺中设曼巴扎仓。嘉庆五年（1800 年），乌兰察布盟建于乾隆十二年（1747 年）的五当召（广觉寺）阿独会宫设两个学塾，其中之一为曼巴扎仓学塾，由绥远将军监理。嘉庆年间，昭乌达盟阿鲁科尔沁北建于康熙十三年（1674 年）的罕他本苏木，建成时赐名“祥乐寺”，康熙三十六年（1697 年）改为“诚恩寺”，其中设有曼巴扎仓。道光年间，鄂尔多斯左翼前旗建于明天启三年（1623 年）的准格尔召（宝堂寺）设曼巴扎仓。同治三年（1864 年），乌兰察布盟达尔罕旗建于康熙四十二年（1703 年）的百灵庙（广福寺）设曼巴扎仓。光绪二十六年（1900 年），苏尼特左旗建于康熙五十三年（1714 年）的查干敖包庙（福佑寺）设曼巴扎仓，宣统二年（1910 年），劳布僧敖日布扩建之。

曼巴扎仓隶属于寺院，受活佛和扎萨克喇嘛领导监督，其负责人称曼巴堪布（教授）喇嘛，由各寺庙喇嘛印务处或索干代会议任命决定。曼巴堪布必须由获得“曼冉巴”（医学博士）学位的喇嘛担任，同时还必须是寺庙管理委员会成员。曼巴堪布任期 5 年左右，可连任两届，御任后，仍可担任名誉职务，受到尊敬。其职责为总理该仓的教学事务。总经师，由扎仓堪布喇嘛亲自担任，或由协助堪布的经师担任。苏拉喇嘛（主讲老师），全权负责扎仓的教学任务。强斯达，总管本扎仓的财产、土地、房屋、牲畜和属民以及对外事务，设副手协助工作。格斯贵，即执法喇嘛，俗称“铁棒喇嘛”，主要负责本扎仓僧众的纪律，检查犯戒行为，处理纠纷，处罚犯规僧人等事宜。翁斯达，系念经领头人。另有高尼尔（总管事）、苏木沁（守寺喇嘛）等，负责殿堂清扫、料理香火、筹备法事供品等事宜。第巴（执事）、涅日巴（管家）等，负责扎仓行政和财务事项。扎玛、奇巴尔、根巴，负责法会和平时众僧茶饭。

曼巴扎仓一般下设 4 个班，每班学习 3 年，主要学习藏医《四部医典》以及其他藏蒙医学知识。学僧刚入门时称“曼巴”，此后必须经过考试达到升级要求后方能升级，成绩不合格，则要留读几年。升入高级班之后，学僧可考取“曼冉巴”职衔。医学院每 3 年在农历正月初六考试 1 次。考试规则以答辩为主，兼顾实际医疗水平。答辩考试在曼巴堪布指导下，在全院僧侣面前进行。答辩得胜、成绩优秀者获“曼冉巴”职衔，有权在医学院担任高级教师职务。医术超群、诊治技术极高者，本寺活佛赐予“道布切”（活佛侍医）医生职衔。获上述两种职衔之一者可以得到全套医疗器械、药品和用具。获“曼冉巴”资格后，可按级升补职任喇嘛缺额，亦可领凭照回归蒙古旗，充任念经治病的“喇嘛大夫”。朝廷禁止喇嘛班第等私自行医：“凡人欲请喇嘛班第等治病、念经者，将缘由禀明该管大喇嘛，准其带往，带往之人送回特交付大喇嘛。若喇嘛班第等宿于所去之家，不告知大喇嘛私自行走，请喇嘛之人不告知大喇嘛带往令宿其家内者，将擅行住宿之喇嘛班第罚三九牲畜存公，将私自带往之人交院治罪；若宿于无夫之妇人家内，革退喇嘛，鞭一百，外地妇人亦鞭一百，内地妇人交该部治罪；若齐巴汗察行奸者，将齐巴汁革退，鞭一百。该管大喇嘛罚三九牲畜，扎萨克喇嘛等二九牲畜，德木齐等各罚一九存公……盛京、锡勒图、库伦、归化城外四十九旗所有喇嘛等虽进贡来念经治病行走者，各禀明该管之大喇嘛。该管旗之王、贝勒等定期行走。”① 寺院规定：如有人请道布切看病，必须经过寺庙主管人同意，而且还让求医者准备车、马供道布切前去看病时乘坐。蒙古律例罚则较多，但每项罚则或合计应罚之牲畜品种也有具体规定，如“罚罪九数乃马二匹，

① 清（佚名）纂：蒙古律例·卷十一喇嘛例，清刻本，戌三。

犍牛二只，乳牛二只，三岁牛二只，两岁牛一只”[1]，并不由被罚者自定数量和品种。

曼巴扎仓管理财务的机构为曼巴仓，属寺庙仓。作为寺庙的二级机构，曼巴仓经济来源主要依靠寺庙仓维持，以每日或三、五日，按名额人数分配茶点、口粮，以季度或年终各扎仓收入情况，再行分配。政府经常对上层喇嘛赐封土地和大量礼品钱财。对京师、热河等地喇嘛实行薪金制，按照达喇嘛、副达喇嘛、苏拉喇嘛、教习苏拉喇嘛、德木齐、格斯贵、普通喇嘛等不同级别每月由政府拨给。具体做法是先由庙内德木齐造册呈报，从广储司国库支出发给理藩部，再由该部下发至雍和宫，雍和宫再下发至各寺院。普通僧众待遇为：每人每月粮米七斗五升以及数量不同的银钱；每人有进宫念经时穿戴的黄蟒袍等法衣 14 套，另有各种“特赏”、布施。蒙古各旗王公贵族布施僧人的土地、牲畜、钱财等，数目也相当可观。广大信众点灯拜佛时的布施和僧人外出念经做法、治病所获收入亦充寺院。一般请扎仓堪布之酬金约为普通喇嘛的 10 倍。

蒙古人饮食卫生习俗较有特点，“冬则食肉，夏则食乳；以牛、羊、马乳为酒，以粪代薪，砖茶尤为要需，家家时不可少。”当然这是主要食品，以这些原料为基础制成的奶制品种类很多，还有酸马奶、马奶酒等。至日用诸物，均向商民以牲畜皮张易换。在疫病预防方面，“最忌痘症，然一生不染此症者十有八九……故其王公等新袭爵位，若未经出痘者，例不进京引见，必候圣驾巡幸热河之年，始行调赴热河引见，以示皇上矜恤蒙古臣仆至意；但其王公札萨克以及呼图克图等有时进京陛见，蒙恩赏赐珍馔，无物不食，因而出痘者反觉更稀，即有一二，亦不为

---

① 无名氏：清《蒙古律例》卷十二，断狱，总第 221 页，见《中国方志丛书》塞北地方，年代不详影印本。

忧。至其忠悃诚笃，殊属可嘉，最重天朝。试看黄童白叟，如有言及皇上，即举手加额，虔称伯克达额真（译言）”①。皇帝对朝觐蒙古贵族亦悉心安排，时派大臣到张家口、代噶等地迎见以作适应，然后进京或在此正式朝觐。若赴承德觐见，“山庄左近如有出痘之人，暂令移于广仁岭西边远处回避”②。为遏制天花流行，《蒙古律例》规定：“出痘之病人卧人家内，若此病人禳病，由此传染，以至死人者，罚三九牲畜；痊愈者罚一九牲畜；不出痘者，罚马一匹。”③ 蒙古草原因其天然环境和律例所产生的双重作用，天花流行远不如内地猖獗。为维护生活秩序，“凡患疯病之人，该管台吉等官报明该扎萨克记档，交伊祖、父、伯、叔、兄、弟、子、侄至近亲戚看守。无亲属者，交邻舍、乡长看守。倘看守不严，以致杀人或自杀者，将看守之人鞭八十。被杀者在疯人名下追埋葬银十二两给付尸亲。疯人锁锢监禁”④。

喇嘛医生大多自己认药、采药、制药。到每年开花时，为示虔诚把旧花药在药师佛面前全部销毁，重新采花入药。植物药为主，动物、天然矿物亦入药。散剂为主，汤、丸、膏等剂型皆备。喇嘛出诊，称量药材后，加工为末装入皮囊，装在皮褡裢里备用。喇嘛医生常配合术疗、泉疗、浴疗等传统疗法。其中术疗又分为灸疗、罨疗和血疗。灸疗是将白山蓟绒点燃熏灼身体一定部位（穴位）的方法，常用来治疗寒性疾病。罨疗分为冷罨和

① 无名氏：《乌里雅苏台志略》风俗，总第65～67页，见《中国方志丛书》塞北地区，年代不详抄本影印本。

② 《清高宗实录》卷四百六十二，第1001页上，北京：中华书局，1985年影印本。

③ 无名氏：清《蒙古律例》卷十，杂记，十八条，总第199～201页，见《中国方志丛书》塞北地方，年代不详影印本。

④ 《钦定理藩部则例》卷四十六，（48）疏脱，修改七百三十，看守疯人，第1248条，第356页，天津：天津古籍出版社，1998年版。

热罨两种。疗热性疾病时用冷水、冰、露水、涧底石等作冷罨；疗寒性病时将石炭、砖、马粪、石英等加热后裹在油毡里作热罨。血疗是先将施术部位露出，如为四肢则用布束起阻止血液回流，然后用一粗大有管的铜针刺破关节处静脉，使血流出，至一定时间为止。对于有伤口和痈疮的患者，喇嘛医采用手术治疗，在施术前用酒和盐消毒伤口，并将手术刀剪在火上烤红。朝廷亦重视喇嘛精湛的医术。康熙四十四年八月初四日（1705 年 9 月 21 日）和四十五年七月二十八日（1706 年 9 月 4 日），帝曾两派御医喇嘛为直郡王福晋治病。康熙四十五年八月二十二日（1706 年 9 月 28 日），胤祉等据皇上批示，派察罕喇嘛庙的额木齐喇嘛携药及药方为包依摆牙喇甲喇章京莫尔洪治病①。咸丰三年三月乙丑（1853 年 4 月 28 日）谕：据“僧格林沁等奏，驻札南苑之察哈尔官兵，现值盛暑，请拨医调治。着理藩院，饬令医生喇嘛数名，前往南苑诊视，以示体恤”②。

（二）学术源流

蒙医药学是祖国传统医学大家庭中的重要成员，是蒙古族劳动人民在原有的医疗经验及理论知识基础上吸收和借鉴其他兄弟民族医药学理及相关内容逐步建立起来的，其中藏医和中医给予的影响最大。她形成于元、明两朝，成熟于清王朝，发展于 1949 年新中国成立以后。蒙医学历史悠久，内容丰富，独具特色。

1. 萌芽时期

众所周知，人类的历史是不断与自然界、与疾病做斗争的历

---

① 中国第一历史档案馆编译．康熙朝满文朱批奏折全译，第 385、446、460 页，北京：中国社会科学出版社，1996。

② 《清文宗实录》卷九七，第 391 页，北京：中华书局，1985 年影印本。

史。因此，有了人类就有了医疗活动。这就是说，蒙医学的萌芽是与蒙古民族起源紧密相连的。自古以来我国北方地区，大漠南北是蒙古人及其先民有关的诸部落的活动场所。大约公元前5世纪至3世纪，这里出现了匈奴、东胡等游牧部落，东胡“在匈奴东，故曰东胡”。由于还处在原始氏族社会发展阶段，各部落过着“俗随水草，居无常处”的生活。匈奴的首领冒顿取得政权后，出兵兼并东胡，统一了大漠南北，第一次把游牧在这片草原上的不同族源，不同发展水平的各部置于一个奴隶制政权之下，成为统一的匈奴族。公元1世纪末，匈奴分裂，北匈奴西迁，南匈奴入塞，接着鲜卑贵族主宰蒙古草原，柔然等也先后兴起。公元6世纪，突厥奴隶主政权又控制了大漠南北。

蒙古部出自东胡，原是这些部落和部族中的一个较弱小部落。《旧唐书》称作“蒙兀室韦”，居住在额尔古纳河以南的山林地带。约8世纪中叶，西迁至克尔伦河、斡难河沿岸及肯特山一带，尔后经过400年左右的时间逐步强大起来。13世纪初，成吉思汗为首的新兴封建势力将蒙古草原的几十个大大小小的部落统一起来，结束了各部落兴衰、更替的历史，形成了稳定的民族共同体——蒙古民族。可以说，蒙古民族是自古以来活动在蒙古高原上的各部族和部落的大集成。

在统一的蒙古民族形成前，蒙古草原生活的部落和部族的经济是以游牧为主，狩猎为辅，还有一定程度上能自给的原始手工业。他们在远古时期艰苦的自然环境中，在与疾病做斗争的长期实践中也积累了一定的、适合于当时经济、文化和生活习俗、气候条件及地理环境的初级医药卫生知识。据考古学者在锡林郭勒盟多伦县头道洼发现的医用“砭石”，可知早在6000年前的新石器时代，居住在这里的先民已经掌握了针刺疗法。在今伊克昭盟达拉特旗树林台发现的一支青铜针，据考证是公元前11世纪至公元前3世纪文物，表明这一时期不仅医疗工作有了改进，而且人们已经懂得采用放血疗法治疗某些疾病。

蒙古包至少有2000多年的历史。匈奴和北方其他游牧部落就居住在有哈纳（墙壁）、有盖顶的毡房里，《汉书》称之为“穹庐”。在东汉的史籍里，匈奴、乌桓随水草放牧、居无常处，以穹庐为舍。居住蒙古包不仅能防寒，而且最适合于游牧生活。因此蒙古包对北方游牧民族长期同大自然做斗争，保护健康，休养生息方面发挥了重要的作用。与此同时，自从有了火之后，北方各部落不仅将其用于取暖，熟食，而且还用其火烤身体某一部位来治疗疾病。秦汉时期成书的《黄帝内经・素问・异法方宜论篇》说“北方者，天地所闭藏之域也，其地高陵居，风寒冰冽。其民乐野处而乳食，脏寒，生满病，其治宜焫。故灸焫者，亦从北方来。”证明灸法历史亦相当久远。

在远古时代，人们以野草、野果和动物肉等为食物。他们在寻找食物的过程中逐步认识到吃用某些草根、树皮则引起中毒，吐泻，疼痛，甚至危及生命。而另一些野草、野果则有解毒或治疗效果，因而积累了不少药物方面的知识。有些还传入内地，对中医的发展产生了影响，如公元7世纪成书的《备急千金要方》中记载的“匈奴露宿丸”就是一个明显的例子。按道理，药物知识丰富到一定程度以后才能产生药方，因此匈奴人能够制成这种药方，表明他们药物知识的积累程度及历史长短。

蒙古族在古代的宗教信仰是萨满教。萨满教巫师的专职是跳神，但也掌握了当时北方游牧部落的一些医药技术，具备了一套治疗外伤的特殊方法。所以萨满教巫师经常给人看病治伤。如西汉天汉元年（公元前100年），苏武出使匈奴，事毕被扣留，匈奴单于多方威逼诱降，苏武持节不屈，曾引佩刀自刎。匈奴医人掘地为坑、内置温火、覆苏武其上，并轻轻击打其背以上瘀血的急救方法，半日使其苏醒。这段记载说明2000多年前的急救技术的成熟程度。

总之，公元12、13世纪统一的蒙古民族形成之前的漫长历史进程中，蒙古人及其先民们创造和积累了适合于地理环境和社会、经济、文化以及生活习俗的各种医疗方法和卫生保健知识。这是古代蒙古民族传统医药的萌芽和积累阶段。

2. 形成时期

到了公元10世纪，蒙古族部落逐渐强盛起来。12世纪末、13世纪初，成吉思汗为首的新兴封建势力统一了蒙古草原上的各部落，1206年成立了蒙古帝国，从而结束了历史上的蒙古各部落的此兴彼衰、相互更替的混乱局面，形成了统一的蒙古民族，进入了封建社会。在这个时期，随着蒙古民族与汉、藏、回鹘、西域等兄弟民族经济文化交流的增加，蒙古民族的经济支柱产业—畜牧业得到进一步发展，部分地区也开始有农业，出现了农牧并举经营的情况，手工业也较前有很大进步，蒙古文字正在此时创造，并得以推广。这些都为医药卫生事业的发展提供了良好的条件。

元朝统治者非常重视医药事业，采取了蒙医与汉医并重发展的政策。当时汉族医学已经处于较成熟阶段，理论完善，疗效好，对北方少数民族的影响亦较大。所以元朝承袭唐宋时期医疗制度，建立太医院、御药院等机构专管医药。也引进阿拉伯医学，建立“广惠司”和“回回药物院”，用阿拉伯医生配制的药物为京都守护人员治病。此时汉医到北方地区服务也是经常之事，有的汉医处于被动服务，如随军戍边的医生，或战争被虏在管制下的医生之类，多数还是出于主动自愿的，如应召去效力，或被邀北去传授经验和临证会诊等。不仅如此，蒙古族人民也积极学习、使用汉医，力争用汉医学理论武装自己。所以有的人在这方面取得了巨大成功，为汉医学的发展做出了贡献，如元代医生忽公泰学习、运用汉医学针灸术，著有《金兰循经取穴图解》一书，在原十二经脉的基础上，创造性地加上任督二脉，为后世针灸学确立十四经脉说开了先河。沙图穆苏于泰定年间（1324～1328）曾任建昌大守，他编撰的《瑞竹堂经验方》一书，记载了不少珍贵药方。忽思慧于仁宗延祐年间（1314～1330）任宫廷饮膳太医，他的《饮膳正要》是我国第一部系统论述饮食疗法的专著。

《圣济总录》是一部理论与临床兼备的汉医学全书。在元朝时期不仅将这部在内地“只闻其名，不得已见”的巨著进行梓版刊行，广为传播，而且还作为考试及医生的必读课本而被重视。这些均说明祖国大家庭中的各民族文化交流及互相影响的状况，也说明蒙古族人民在吸收汉族医药文化，使其与自身传统医药知识有机结合，创立自己民族的传统医药文化的努力情形。遗憾的是元朝统治未能持续太长时间，退回蒙古高原，成立北元政权后，不仅与明朝政府长期处于对峙状态，而且连年征战，内讧加剧，四分五裂，而此一进程未能继续。

13 世纪以后，蒙古传统医药知识比以往有了明显提高，内容愈加丰富，尤其是骨伤外科方面积累了相当经验。由于蒙古族人民日常生活中的骑马、射箭、狩猎以及长期的征战过程中，跌打损伤是常见之病，故而处理骨伤外科的技术日益提高。如“旺德尔头部受了伤，铁木真亲自上药，叫他在家养伤……”，说明当时已经有了战伤外科专用药物。在伤口流血不止的情况下还用烙治法进行止血，这在现代医学中也是常用之术，然而当时已经熟悉此术。《蒙古秘史》记载“因斡（窝）阔台颈上中箭，孛罗忽（勒）将凝住的血扎去。成吉思汗见了，潸然泪下，心里难忍了，便用火将窝阔台的箭疮烙了，就与（予）些止渴的物教吃……”。此术不仅解决伤口出血，更重要的是消毒伤口、防止感染的一种有效方法。为了外伤治疗的需要，蒙古医学 13 世纪或更早时期就注意解剖学知识。如：1263 年蒙古军队同南宋军队的一次战役中，“宋兵大败，匣剌亦被三创，镞中左肩不得出。钦差惜其骁勇，取死囚二人剖其肩，视骨节深浅，知可出，凿创拔镞出之，匣刺神色不动”。说明蒙古人当时已在进行局部解剖，注意这方面的知识积累。

随着战争的扩大、延续，急救医学也在不断地丰富，其中有些急救方法奇特且有趣，如牛腹浸热血急救法。据《新元史·布智儿传》记载“布智儿从征回回、斡罗斯等国，每临敌必力战，尝身中数矢，太祖亲视之，令人拔其矢，流血闷仆几绝，太祖命取一牛，剖其腹，纳布智儿于牛腹，浸热中移时遂苏”和《元史·谢仲温传》记“从攻西京，睦欢力战先登，连中三矢，仆城下。太宗见而怜之，命军校拔其矢，缚牛，刳其肠，裸而纳诸牛腹中，良久乃苏”，表明此法在抢救危急伤员时经常应用且疗效可靠。

药物及其方剂是人类防病治病的主要武器，也是蒙古医学必不可少的内容。12、13 世纪以后，蒙古族人民对其有了进一步认识。他们采集和利用蒙古草原、沙漠及大森林中动植物药材，因此被当时的人们誉为“蒙古药”而闻名于四海。据拉施特《史集》记载，游牧在鄂毕河流域的鄂“兀剌速惕、帖身古惕和客思的迷，这些部落熟悉蒙古药剂，以用蒙古方法很好地治病闻名于世，他们就是林中百姓”。拉施特的话显然是指 12、13 世纪蒙古草原未进入统一民族前的事情。14 世纪上半叶忽思慧编著的《饮膳正要》对蒙古药也有一定程度的总结与整理。忽思慧是元朝宫廷的一位饮膳太医，兼通蒙汉两种医学。他从饮食疗法角度出发，对蒙古民族特有的食疗药膳所作的研究尤其突出。如蒙古人认为“羊肉味甘大热无毒主暖中头风大风汗出虚劳寒冷补中益气”，其“米哈关列孙（指羊肉汤）治五劳七伤藏气虚冷常服补中益气”；驼乳“性温味甘补中益气壮筋骨令人不饥”；阿剌吉酒（指回锅奶酒）“味甘辣大热有大毒主消冷坚积去寒气用好酒蒸熬取露或阿剌吉”；沙吉木儿（指蔓菁根）“味甘平无毒温中益气去心腹冷痛”等等。对少数蒙药材膏的制作也有较具体描述，如蒙药赤赤哈纳（指沙棘）可“用银或石器熬成膏”等。看来忽思慧不仅大量研究了汉族传统医药学，而且对蒙医学营养及药学也有丰富的知识。我们暂时不能肯定《饮膳正要》上记载的石榴、甘草、五味子、草果、荜拨、良姜、干姜、茴香等是蒙药的一种总结整理，毕竟也是蒙医常用药材。尤其至今中医等其他传统医学不怎么用，而蒙医常用的羊肉汤、驼乳、沙棘等被记载得如此详细，足以说明当时蒙古族人民对药材的认识程度。

从以上这些历史记载看，12 世纪以前蒙古传统医学已经有了丰富的积累，并有了初步的医学理论，这就是巴·吉格木德先生在《蒙古医学简史》中提出的“寒热理论”。寒热理论是蒙医学中的总纲性学说，以寒治热，以热治寒的原则至今在指导着蒙医临床。由于蒙古民族文字形成得较晚，且应用不够广泛，加上蒙古民族人口少，经济落后，常年分散在广大草原上进行游牧生活，并且封建王朝连年征战，内讧频发，社会极不稳定，缺乏著书立说的条件。《饮膳正要》虽然出自元朝蒙古学者之手，但从内容看总体上仍属汉医学古籍。我们觉得这些因素导致了迄今为止，大家仍找不到一份正确反映当时蒙医药学情况的古籍文献。然而从《饮膳正要》上的羊肉汤、驼乳、回锅奶酒、蔓菁根、沙棘的认识以及其他史籍上的零星记载，仍可以得出，当时蒙古人将疾病大体上分寒热两种证候，将动植物药材及疗术、饮膳等也相应分热寒两大类，形成了以热克寒，以寒克热的基本的理论性概念。这种寒热对立的朴素辩证唯物主义观点符合马列主义哲学观，是有无限生命力的。这为 16 世纪以后的蒙医学理论走向成熟奠定了坚实基础。所以我们认为 16 世纪以前蒙古传统医学已经有了一定的临床与初级的理论知识，可以说蒙古医学的雏形已经形成。

3. 成熟时期

藏传佛教真正传入蒙古地区，影响蒙古广大民众是16世纪下半叶以后的事。在此之前元代曾经藏传佛教萨迦派（红教）兴盛一时，但随元朝政权对全中国的统治结束而衰落下去。况且它的影响，在当时还只停留在统治阶级上层，广大民众基本未接触。所以藏传佛教的第一次传入未能形成气候。15、16世纪宗喀巴创立的格鲁派（黄教），在西藏地区迅速发展起来，1578年北元时期的阿勒坦汗出于安抚臣民，保证汗位的需要，迎请黄教首领三世达赖喇嘛索南嘉措来蒙古地区传教开始，藏传佛教第二次兴盛于大漠南北。此次传入声势很大，随阿勒坦汗之后喀尔喀的阿巴岱等蒙古可汗先后皈依黄教，鼓吹黄教，在自己领地发扬黄教。在不到半个世纪的时间内，格鲁派以它改革后全新的姿态，迅速征服了蒙古各部，致使蒙古各地寺庙林立，僧众遍地，黄教代替了萨满教，深深植根于蒙古土地上。

黄教的兴盛影响了蒙古社会政治、经济、军事、文化等各个方面，蒙古民族传统医学也不例外。随着黄教众多经典著作的传播，古老的藏族传统医药著作也在此时大量涌入蒙古地区，这对于略显雏形的蒙古民族传统医药学犹如雪中送炭，影响之大是前所未有的，为蒙医学的进一步发展、完善与成熟提供了极好的机遇。那些深居寺院，身披袈裟，口诵经文的蒙古族喇嘛，不仅努力修习佛教各种经文，而且还以崇敬的心情认真学习与研究这些传来的藏医学著作，起初用藏文藏语进行学习，后来到18世纪中叶，其中的有些重要著作被译成蒙古文，用木刻板印刷后也可以用本民族语言文字进行学习、研究。与此同时，这些学习、研究藏医学著作的喇嘛们，多数也在本地区内开始了看病行医的行当。他们将传统蒙医学总纲性的寒热理论与《四部医典》中的“三素七元”等理论同时应用于临床，结合于实践，创造性地发挥于蒙古高原人民的防病治病事业中。

藏医学是一个有悠久历史的民族传统医药学。它的奠基之作《四部医典》成书于公元8世纪，它是藏民族传统医药知识与古印度医学精华与中医学部分内容溶于一体的综合性医学巨著。内容从藏医学基础理论、药物、方剂到临床各科无所不包。《门阿兰塔布》则是17世纪末期杰作，虽然成书年代较晚，但在临床学的研究上取得了突破性成果，堪称《四部医典》之后藏医学又一部经典著作而备受蒙医学术界的重视，所以早在250年前，18世纪中叶就与《四部医典》一起被译成蒙古文广泛传播。《蓝琉璃》、《祖先口述》等藏医学名著也在蒙古地区颇有影响。

大约15、16世纪前后，西藏地区医学界，在如何理解和解释《四部医典》问题上出现了强巴派与舒卡派两种学术观点。后者认为《四部医典》流传到15世纪，其内容经医家的注疏与减删，已经有失原意，因此极力主张恢复《四部医典》的原貌。在这一学术流派中舒卡·洛珠给布作用最大，影响最深。他所编辑的《祖先口述》一书，不仅申明了《四部医典》原义，又尖锐抨击了社会上出现的种种错误观念，尤其抓住强巴派错误解释，毫不留情地进行了批驳。所以16世纪以后藏医学术基本上处于舒卡派的一统天下局面，对此第司·桑吉嘉措（达赖属下最高行政官员）对舒卡·洛珠给布的大力赞扬起了重要作用。他所编辑的号称《四部医典》标准注释本的《蓝琉璃》，曾多次反复引用《祖先口述》有关段落，以证明《蓝琉璃》的依据和正确。藏医学传入蒙古地区正值舒卡派观点统治天下之时。因而以上两著作也与《四部医典》《门阿兰塔布》一同成了蒙医学术界必读之物，蒙医学术界也因此处于舒卡派学术观点的影响之下。

蒙古方面，14世纪末达汗延迁出中原地区，移居蒙古高原，形成北元政权后，内讧加剧，汗位继承权的斗争接连不断。其间虽然出现过短暂的达延汗时期的统一，但总体上是各据一方，处于四分五裂状态，很难有安定的生活环境。加上与明朝的长期对峙以及后来的努尔哈赤后金政权的不断进攻，所以一直到 17 世纪上半叶为止，没有条件从事科学研究。蒙古传统医学基本处于停顿状态，没有什么进展，或者说是藏医学传入后需要一个学习、吸收阶段。1635 年漠南蒙古归顺后金，从康熙二十七年（1688 年）清朝统治喀尔喀开始，大漠南北的蒙古统治阶级内部斗争及与明、清两个朝廷的长期战争才告结束，社会进入相对稳定的状态。这对蒙古社会各个方面全面进步创造了良好的外部环境，蒙医也从此进入了黄金发展时期。

4. 黄金时期

公元 17 世纪下半叶，清朝统一漠南、漠北全体蒙古民族，并入关建都于北京之后，蒙古医学进入了黄金阶段，自理论到临床都有了飞速发展。此前蒙古社会已全面接受了黄教，清朝的统治更加促进了这一进程。清朝政府为了利用黄教，统治蒙古族人民，采取了各种有利于发展黄教的政策，从而黄教在蒙古地区的发展更加迅猛。据统计顺治至乾隆年间，蒙古地区大小庙宇已经达 2000 余座，喇嘛人数达 30 多万人，黄教的很多著名寺院，如：瑞应寺、多伦诺尔庙、贝子庙、大库伦、玛拉沁庙、延福寺、塔尔寺、拉卜楞寺、固尔扎、海努等庙宇均设有各类学部，类似宗教高等学府。喇嘛们通过寺院教育，学到了佛学哲学、语言、文学、天文、历算及医学等各方面的知识，为他们全面推动蒙古民族科技文化事业发展打下了基础。

曼巴扎仓亦音译为满巴拉仓（医学部）是寺院各类学部中最重要、最为有名的一部，培养了很多著名喇嘛医生。据资料记载，在清代先后出现了上百名医，尤其 18、19 世纪是名医辈出的时代。这些名医大部分既是佛学家，又是医学家，他们认真学习，努力实践，深入研究藏医学及蒙古传统医学，在蒙医学的系统化、规范化方面取得了巨大成功。他们中的有些人在文献、理论的研究上作出了贡献，有些人在药物及方剂学的民族化、地方化方面取得了成绩，更有些人长期深入临床第一线，在实践中丰富自己，积累经验，有创造性的极佳表现。所以18、19世纪是蒙医学的黄金发展时期，它使蒙医学走上了成熟之路。

（1）理论研究与文献整理：黄教的传入带来了藏医学基础理论。正如前面已提及的那样，在蒙古地区已经有了总纲性的寒热理论。虽然我们至今还未见到系统阐述“寒热理论”的文献书籍，但是从《饮膳正要》、《蒙古秘史》、《史集》等有关古籍的散在性记载中，我们了解到当时蒙古族人民当中已经形成了“以热治寒，以寒治热”的观点，这是无庸置疑的。藏医《四部医典》的到来则是锦上添花。当时蒙古族医学家均是喇嘛出身，黄教的忠实信徒。他们在寺院，学的是佛学教义，对《四部医典》是上帝佛祖赐予人类的医药知识，应该不加区别地，原原本本地学习、吸收和传播的认识坚定不移。所以作为蒙古医学队伍的主流部分受到印藏医学“三素七元三秽”等理论的有力冲击，可以说几乎达到了放弃固有的“寒热理论”而全盘接受印藏医学理论的程度，幸亏藏医学也有寒热理论。由于宗教的原因，这种狂热是可以理解的，也是不可避免的。这样蒙古族医学家们一边学习、使用藏医学，一边也为弘扬藏医学而奋斗。

17世纪下半叶，被誉为“第一圣医”的罗布桑丹金扎拉仓在蒙古地区率先兴办了满巴拉仓式蒙医学校，将从西藏地区学来的藏医学知识传授给学员，以图培养人才，扩大队伍，提高蒙医学术水平。罗布桑丹金扎拉仓（1639～1704年）系喀尔喀籍蒙古人，从小进庙当喇嘛，学习文化和佛学知识，18岁前往拉萨、日喀则等地修习大小五明学20余载，大约40岁左右返回家乡。他为黄教兴盛奋斗了终身，是一位著名的佛学家、医学家。他为了教学的需要，重新制版印刷《四部医典》，同时也自编了几部医学著作，试用或参考于教学。他编著的医籍共5部，即《医学本续诠释明灯》、《疾病分类明鉴》、《甘露溅滴》、《二十五味方剂集》、《泻法、祛寒法及接骨法大全》均用藏文编写，木刻版印刷，收藏于他的全集中。除《甘露溅滴》之外，其余 4 部均是理论性研究成果。《甘露溅滴》则是一部简明临床手册式著作，是著者多年临床工作的总结。

龙日格丹达尔（1842 ~ 1915 年）是一位喀尔喀籍著名蒙医学家，曾在大库伦荣获"满仁巴"学位，并被誉为"敖特奇"（医圣）的大名医，一生从事医学研究，取得了丰硕成果。从目前掌握的材料看，他共编辑 4 部著作。《诃子珠串》、《塔教得》两部是《四部医典》的藏文注释本，前者属名词术语解释词典，书将《四部医典》中的难字、疑句、怪词、谜语做了全面、系统的解释（民族出版社于 1986 年铅印出版）。后者是问答方式编著的《四部医典》内容注解，由于编写的体例独特，内容深广，受到蒙医界的广泛关注，遗憾的是这本名著至今我们只见其残篇片页，未见其全貌。《金色串珠》是藏医另一部名著《门阿兰塔布》的名词术语注释，同样有相当高的参考价值。

龙氏第 4 部著作《医学史琉璃鉴》，是蒙医史上的第一部有关医史方面的重大研究成果，在蒙古国家图书馆以藏文手抄本形成存档。龙氏认为印、藏、蒙是一个医学体系，都是在《医经八支》《四部医典》等古籍文献的基础上发展而来。认为伟大的医圣宇妥·元旦贡布先后 3 次赴印度，请来佛祖医籍《医经八支》和《四部医典》后，与大翻译家毗卢札那一同翻译成藏文。其后在历代众多医学家的努力下逐步发展起藏医学。在这众多医学家中舒卡派与强巴派医生们的贡献是最大的，尤其是舒卡派年姆尼多吉、洛珠给布的作用巨大而介绍了有关这方面的许多消息。另外还提到了措麦·堪钦色旺以及第司·桑吉嘉措、达莫·曼仁巴·罗桑却扎等诸多大学者，详细论述了他们的生平事迹、著作、对医学发展所做出的贡献等内容。龙氏认为，成吉思汗以后的历代汗王连接不断地迎请黄教头目来蒙古地区宣讲佛学、传播黄教而印藏医学随同传入，并在朝廷的鼓励和王公贵族的支持下，蒙古族喇嘛们不仅认真学习佛教，也较好地掌握了藏医学，有些人在这方面还颇有成绩，作出了自己的贡献。为此龙氏还较详细地介绍了蒙古族学者罗布桑丹毕扎拉仓、罗布桑丹金扎拉仓、罗布桑普仁来、图音·额尔德尼·楚勒特巴拉桑布等的情况。这就是龙氏蒙医史的总体观点。当然由于历史的原因，书中所说的事实与迷信内容，总是结伴而行，互相影响，所以整个著作迷信色彩还是很浓的。

除此之外，尚有伊喜巴拉珠尔的《甘露之泉》、元旦满仁巴的《四部医典奥词解说》、罗布桑苏勒和木的《脉诊概要》等著作在蒙古地区广为传诵，这些都是蒙医基础理论方面取得的优秀成果。

（2）蒙药与方剂学的民族化过程：公元18、19世纪蒙药及蒙医方剂学方面所取得的成就也是令人兴奋的。在蒙药学方面，仅18世纪就有3部巨著问世。18世纪下半叶，青海籍蒙医学家伊喜巴拉珠尔编著了一部《白晶药鉴》的蒙药学专著。全书共三章组成，第二章认药学部分收载的蒙药材达650多种，每种药材论说的内容包括出产地、种类、形态、质量的优劣、味、性、功能、主治等各方面的知识。另外书中还解决了药物的别名和复合名称问题。一物多名是药学界的一个通病，也是造成误会的根源，蒙药也不例外地存在此问题。药物复合名称则是蒙藏医学的一大特点，例如：三凉、六良、三果、三红等复合名称其他医学似乎不怎么用，也易造成混乱，所以有必要专题讨论。伊氏《白晶药鉴》第一章就圆满解决了此二问题。书中记载的别名药材达530多种，复合名称共计154个。

大约比《白晶药鉴》稍晚些时候面世的《认药学》，也是一部有较大影响的蒙药学专著。作者系察哈尔籍蒙药学家罗布桑苏勒和木，历史上被称为“察哈尔格西”。该书由4部《认药学》组成，即《珍、宝、石、土认药学》、《木、田野、滋补类认药学》、《草类认药学》、《盐、灰、动物类认药学》。全书共收藏药物达460多种。对灰类药物及盐类药物的记载较详细，研究较深是该书的一大特点。

18世纪上半叶活跃于蒙藏学术界的公·衮布扎布是乌珠穆沁籍蒙古族著名学者。他一生从事学术研究，为蒙古民族科技、文化事业的发展呕心沥血，做出了杰出贡献。他编撰的《藏汉蒙药名》是一部专门阐明蒙药汉文名称的历史巨著，极具实用性。250多年来，起码用两种版本反复印刷多次，广为传播，深受广大蒙医药人员的喜爱。全书共收载350多种蒙药，用藏汉对照形式编写。写书背景是，由于当时清朝政局稳定，蒙汉两民族间来往频繁。随着蒙医药事业的迅猛发展，蒙医药人员到汉地药铺购买蒙药的机会增多，或从汉族药贩子手中求购。这对语言不通的蒙医药人员来说是很不方便的，需要一种藏汉对照的蒙药名称手册来统一和规范。衮氏就是针对着这一现象，在广泛深入研究的基础上编写的，从而较好地解决了此一社会问题。本书的出现，从另一个角度也更加证明了18世纪上半叶蒙医蒙药的发展及成熟程度。

进入19世纪后内蒙古奈曼旗籍蒙药学家占布拉道尔吉编著了《无误蒙药鉴》这部专著，是蒙药学更加前进了一大步。此书共收藏879种药材，分成8大类24个章节进行了详细论述，并附有584幅黑白插图，极其形象地将每味药材的外貌特征描绘出来，同时将每味药材的蒙、藏、汉、满四种文字的药名也予以记述。这些均比以往同类书籍有许多新内容而颇受注目。此书用藏文编写，后被译成蒙古文、俄文、英文在国内外都有较大影响。

在方剂方面成绩最大的应首推被誉为“敏珠·诺门汗”的

青海籍蒙医药学家占布拉却吉丹金普日来（1789～1838年）。他编著的《蒙医金匮》（门阿仁亲忠耐），在方剂学方面的成绩远远超过其他内容而被许多学者认为是“方剂学”专著。该书载方2500多首，是迄今为止蒙藏医学界收集方剂最多的一部著作，对蒙医的发展影响巨大。大约19世纪下半叶，蒙古地区又出现了3部著作，在方剂的总结整理方面取得了杰出成果。他们分别是，喀尔喀籍蒙医罗布桑全布勒编著的《哲对宁诺》（又名蒙医药选编），约收载方150多首；鄂尔多斯籍蒙医伊喜丹金旺吉拉编著的《珊瑚验方集》（又名蒙医药简编）载方170多首；锡林郭勒籍蒙医吉格木德丹金扎木苏编著的《观者之喜》（又名蒙医传统验方）载方300多首。这三部著作的共同特点是：均收载近200多年来实践证明性能优良、效果明显、有宜于利用本地资源的有效方剂，普遍受到蒙医界的欢迎，现在内蒙古地区配置使用的药方，绝大多数是来自这些著作。另外衮布扎布的《药方》、伊喜巴拉珠尔的《白露医法从新》、阿旺罗布桑丹毕扎拉仓的《普济金色诃子集》、高世格的《普济杂方》等著作都载有不少方剂。

总之，蒙药与方剂在历代蒙医药学家们的不懈努力下已经形成了具有本民族、本地区特色的独立学科，是在蒙古民族原有的药物及方剂知识基础上吸收藏、汉两民族医学的有关内容，通过长时间的优化组合、择优汰劣的过程中逐步形成的。例如蒙藏医学中的zhurura，藏医用余甘子，蒙医则用干栀子。这是因为余甘子在蒙古地区无出产而中医又不用。蒙医药人员从内地购药使用过程中发现栀子性能、味道等各方面比余甘子有过之而无不及，所以慢慢选择了栀子。这样就形成了蒙药zhurura汉名为栀子的用药习惯。方剂学方面亦基本如此，藏医喜用的方剂，蒙医不用或少用，蒙医喜用的方剂，藏医少用或不用。例如：藏方珍珠七十味、常觉、坐珠达西等蒙医不用，反过来蒙方嘎日迪－

18、乌力吉－18、芍沙－7等藏医不用。蒙医及其方剂学这样例子还有很多，我们认为这就是蒙药及其方剂学的民族化与地方化特点，是长期实践的结果。

（3）临床学的创立时期：藏医《四部医典》的传入，对蒙医临床各科的形成也是至关重要的。几百年来蒙医学家们学习、使用其中《秘诀医典》的过程中，也发现了不少不适合蒙古地区人民身心特点，或者说不适于临床实践内容，甚至有些内容还是原则性的。所以陆陆续续编写了许多临床学专著，力图纠正或者说建立蒙古民族特色的临床各学科。这些成绩为我们研究蒙医临床学提供了宝贵资料。

大约18世纪下半叶，青海籍蒙医学家伊喜巴拉珠尔（1704～1788年），在其晚年相继编写了《白露医法从新》、《甘露点滴》、《甘露汇集》等3部临床学专著。伊喜巴拉珠尔（又译益西班觉，或也协班觉）系卫拉特部蒙古人，是安多地区著名佛学家、史学家、医学家。他一生从事学术研究，著书很多，成绩突出。现代蒙医将伊氏以上3部著作与《甘露之泉》合而为一，简称《甘露四部》。在书中伊氏提出的“六基证”“十要病”理论，将蒙医临床学向前推进了一大步。伊氏“六基证”理论认为，人的疾病虽然复杂多变，但寻其规律，究其根源可归纳为赫依、希拉、巴达干、楚斯、协日乌斯、好日害六种原因。若我们对此六证准确辨证，恰当用药则大多数疾病都能达到根除病因的目的，故而将其称为“六种基础证候”，简称“六基证”。目前这一理论已演变成蒙医病因辨证法的核心内容。“十要病”则是指对人类生命具有极大影响的哈伦病、灰疼病、粘病、痧疾、刺痛症、呕吐、泻泄等病症，是仅次于“六基证”的重要疾患，应予重视。这里特别想说的是，在前文所提及的，在黄教传入大漠南北之前蒙古传统医学总纲性“寒热理论”已经形成，尽管至今未找到当时的蒙医学专著，但是我们认为后来者已经补上了这一空缺。这就是伊氏“十要病”之哈伦病与灰疼病的论述及《甘露医法从新》中更加具体、详尽的哈伦病、灰疼病章的内容。因而伊喜巴拉珠尔对蒙医学的发展所做出的贡献是巨大的，是史无前例的。

19 世纪末锡林郭勒籍蒙古族医学家吉格木德丹金扎木苏也编著了一部《观者之喜》（又名蒙医传统验方）的临床学专著。吉氏从小进入锡林郭勒盟苏尼特左旗扎力庙当喇嘛，学经文。由于学习研究成绩突出，被大家誉为“扎力格西”而受到尊重。吉氏尤其擅长蒙医学术，他的《观者之喜》一书，最大的特点是首次将五脏六腑的病症高度概括为“寒证”、“热证”两种基础证候。虽然此观点看似有些简单化，但是最贴近临床，实用性大而受到蒙医学术界的广泛推崇，被认为是蒙医历史上填补脏腑病症系统空白之作。现在此观点已成为蒙医病位辨证论治的核心内容。至此蒙医病因、病位两大辨证系统正式确立，表示蒙医术已经进入成熟阶段。所以吉格木德丹金扎木苏与伊喜巴拉珠尔一样，对蒙医临床学的贡献巨大，是蒙医辨证论治方法的创立者之一。

占布拉却吉丹金普日来编著的《蒙医金匮》，在前文中已述及，被认为是方剂学专著。但其临床病症的研究也有不俗表现，特别是在眼科疾病的认识上有重大进步。占氏《蒙医金匮》将眼疾分为眼睑病、泪流病、白晴病、黑晴病、花眼病、赤眼病 6 大类 94 种证候。这与以往书籍上的分类不同，且较科学、实用，贴近现代科学的分类方法，所以备受学术界的注意。与此同时从脏腑角度认为“白晴病多由肝脾疾患而致”，“黑晴病则由肝胆病而致的占多数”等。这种从脏腑病角度诊治眼病的观点在蒙医发展史上尚属首次，不仅深化了蒙医眼科学的防病治病思路，而且对整个蒙医学基础理论的进一步完善也有相当积极意义。

19 世纪下半叶，鄂尔多斯高原上有一位叫伊希丹金旺吉拉

(1853~1906 年) 的蒙医很有名。他也是位著名诗人兼佛学家。一生从事临床工作，著书较多。据我们掌握的材料看，伊氏医学方面的著作就有 4 部，即《珊瑚验方集》、《医学歌诀一百五十四首》、《珍宝验方》、《珍珠验方》。后两部已散失。《珊瑚验方集》是一部简便实用的临床手册，故而文革中翻译成蒙古文出版时更名为《蒙医药简编》。在书中作者对五官病机的叙述给人以深刻印象，认为"眼疾多由肝热及楚斯、希拉侵肝，或由肾寒而致"，"耳疾多由酒毒、肾赫依、魔邪而致"，"鼻病多由肺赫依、肝热而致"，"口腔疾患多由药毒、血热而致"，"牙病多由血、虫、巴木、赫依等邪引起"等等。这些论点进一步丰富了五官疾病的理论与辨证思路。另外伊氏对土茯苓的应用也有较深研究，他将土茯苓分为俄罗斯土茯苓与汉地土茯苓两种。认为前者疗效高于后者，如果应用得当可治内科、妇科、皮肤科多种疾病。故此还详细描述了土茯苓制剂的制作方法，如：土茯苓的熏蒸、辨证加药、服用方法、注意事项等。所以伊希丹金旺吉拉对蒙医临床学的发展作出的贡献有目共睹。

除以上这些有突破性成绩的几部巨著外，这一时期还有罗布桑丹金扎拉仓的《甘露溅滴》，阿格旺罗布桑丹毕扎拉仓的《普济金色诃子集》，扎拉桑敖斯尔的《普济验方手册》，却扎木苏的《奇症汇集》，图布旦尼玛的《珊瑚鬘》等临床学专著也先后刻版印刷发行过。虽然取得的成绩不及上述几部著作，但也足以说明 18、19 世纪蒙医黄金发展阶段所出现的"百花齐放，百家争鸣"的繁荣状况。

(4) 蒙医药现代发展时期：1947 年内蒙古自治区政府成立，为蒙医药事业的发展注入了新的活力。半个世纪以来，在党的中医政策与民族政策的光辉照耀下，广大蒙医药人员以空前热情挖掘、整理、学习、研究蒙医药学，使蒙医学在医疗、教学、科研等诸多领域取得了前所未有的巨大成绩。现在蒙医学已经以崭新的面貌出现在世人面前，受到国内外医学界的广泛关注。

（5）蒙医药机构的设立：解放以后，蒙医的医疗活动彻底改变了原来的以寺院医疗为主、个体医疗为辅的旧的医疗服务模式，纷纷成立了大小不等的蒙医联合诊所或中蒙医联合诊所，以集体医疗服务模式来代替。1954 年自治区卫生部（后改为卫生厅）为加强传统医学的管理，设立中医科，1956 年扩大为中医处，80 年代又改名为中蒙医处，新世纪改为蒙中医处。随着新中国卫生事业的发展，蒙医也开始纳入国家主办的医疗体系，到 1956 年全自治区蒙医参加的综合医院达 17 所，专科医院 1 所。1956 年在呼和浩特成立了内蒙古中蒙医研究所，把区内各地学术水平较高、临床经验丰富的老蒙医药人员调来举办蒙医研究班、进修班，同时也组织他们对蒙医药古籍进行翻译、整理。1958 年在此基础上又分别成立了内蒙古中蒙医院和内蒙古医学院中蒙医系，开始了正规的学校教育。各地医院根据实际情况也相继成立了蒙医科。有些旗县还成立了蒙医院、蒙医研究所或中蒙医院。哲盟库伦旗蒙药厂也于 1958 年建成投产。1959 年在锡林浩特召开的首届全区蒙医学术经验交流大会盛况空前。1962 年锡林郭勒盟蒙医研究所成立，搜集了百余种蒙医古典著作。

1976 年，长达十年的文革浩劫过后，作为重灾区的蒙医又恢复了往日的生机，尤其是党的十一届三中全会决定国家转入以经济建设为中心，实行改革开放后，蒙医药事业有了蓬勃发展的良好机遇。各地先后建立蒙医医、教、研机构。截至 1998 年底全区蒙医院、所达 40 多个，其中自治区级机构 2 所，盟市级 10 所，蒙医药从业人员 4777 名。

此外，新疆、青海、黑龙江、吉林、辽宁等省、自治区蒙古族主要聚集地区也相继成立了规模不等的蒙医院或蒙医研究所。其中新疆博尔塔拉州蒙医院和辽宁阜新县蒙医研究所较为有名。这些蒙医医疗及研究机构都配备了 X 光机、B 超、心电图、CT

等较先进的仪器设备。

制药方面，各级蒙医院、蒙研所均设蒙药制剂室，自己配制、自己使用。此外乌兰浩特中蒙药厂、阜新蒙药厂、内蒙古蒙药制药厂为正式蒙药制药企业。其中内蒙古蒙药制药厂规模较大，设备先进，技术力量雄厚，经济效益较好。1993 年国家中医药管理局在内蒙古中蒙医院还投资兴建了国家蒙药制剂中心。现在每年产值都达 200 多万元左右，不仅满足自治区中蒙医院用药需求，还远销到其他省市和蒙古国。2006 年 9 月在内蒙古医学院单独成立了蒙医药学院；2006 年在呼和浩特建立了内蒙古自治区蒙医药博物馆和内蒙古自治区蒙医药研究院，目前还建立了国际蒙医医院，2010 年投入使用。

这些医疗及制药机构的建立，大大促进了蒙医学术水平的提高。蒙医从解放前的“喇嘛医”，变成了一支我国医疗卫生战线上不可替代的队伍。他们尤其擅长内科、妇科、儿科及皮肤科疾病的防治，用蒙、西医两套知识为广大病患者服务。

（6）蒙医药教育成就：解放后蒙医教育有根本性的改变，由原来的寺院教育为主变成了学校式现代教育，教学质量亦随着显著提高。1958 年内蒙古医学院开始了蒙医本科教育，1987 年经自治区政府批准，在通辽市成立了内蒙古蒙医学院，设蒙医系和蒙药系。两个院校至今已培养出高级蒙医药技术人员 8000 多人。中等教育开展得也较普遍，海拉尔市，1987 年成立内蒙古呼伦贝尔蒙医学校，此外乌盟卫校、锡盟卫校、巴盟卫校、伊盟卫校等各盟旗卫校根据需要也经常举办中专教育。成立于 1990 年的兴安盟残疾人蒙医职业技术学校是全区乃至全国惟一一所面向残疾人举办的蒙医中等专业技术学校，至今已培养了残疾人蒙医士 1000 多人。

另外各地举办的形式各异的短训班、学习班、进修班、研究班等更是举不胜举，仅自治区级为例，1956～1964 年间举办了 4

期进修班，两期研究班，共6期，培养人材200多人。20世纪八九十年代，举办以文献研究为主的研究班共两期，培养人才50多人。1988年内蒙古自治区自学考试制度启动以来，社会上涌现了许多自学考试辅导班，迄今为止通过自学考试来获取蒙医大专学历者已达1500多人。通过卫生厅和内蒙古蒙医学院函授教育获取大专文凭者也有2500多人。

研究生教育和外国留学生教育，是近20年在我国实行改革开放以后起步的。1982年蒙医历史上的第一名研究生顺利毕业。1993年开始，至今已毕业硕士研究生167名。内蒙古医学院蒙医专业1996年开始培养了外国留学生223名本科生。2005年开始和北京中医药大学联合培养博士研究生，迄今为止培养了4名博士，在读博士研究生7名。蒙医教育在解放以后，尤其是乘改革开放的东风正迅猛发展，各类技术人才大量涌现，使蒙医学进入了一个新的发展阶段。

（7）蒙医药科学研究：解放以后，通过设置各种形式的医、教、研机构和大量培养人才，鼓励人们大搞科学研究，挖掘整理蒙医药典籍，著书立说，因而蒙医学术取得的研究成就是空前的。这些成就概括起来为3大类，即古籍文献翻译类、挖掘整理类和现代科学研究类。

对蒙医学来说藏译蒙是一项带有基础建设性质的，难度大、数量多且繁杂的工作。因为解放前的蒙医学家们给我们留下来的古籍文献几乎全部都是用藏文写作的。这给解放后成长起来的蒙医药人员的学习、研究造成了很大困难。所以首先需要进行大量的藏文医籍翻译成蒙古文的工作。据初步统计，到目前为止蒙医学家们的藏文著作全部译成蒙古文后正式出版，同时有些重要的藏医学古籍也已翻译成蒙古文，数量达31种、600多万字。其中有《四部医典》、《门阿兰塔布》、《祖先口述》、《兰琉璃》、《甘露四部》、《门阿仁亲忠耐》、《哲对宁诺》、《珊瑚验方集》、

《观者之喜》、《医药月帝》(月王药诊)、《金光注释集》、《白晶药鉴》、《认药学》、《无误蒙药鉴》、《诀密宗旨》、《诃子珠串》等等。

挖掘整理、著书立说方面的成绩更为突出。挖掘整理有两方面内容。一是古籍文献的整理，另一个是整理名老蒙医的临床经验。古籍文献的挖掘整理主要指将相关的内容，按编著的意图归纳在一起，著成新作。这方面影响较大的有《临证医药鉴》、《蒙医药方汇编》、《蒙医成方选》等。整理名老蒙医名家和老医生的临床经验是一项抢救性工作，他们有丰富的实践经验，有独特的临证方法，整理、继承他们的经验对蒙医学的发展很重要。这方面做得较好的有《名老蒙医经验选编》(上下册)、《白清云医案》、《王永富医案》、《罗布桑沙达日布医案》、《斯登临床经验》、《蒙医临床经验》、《邱大夫治疗疯病经验》、《卫拉特蒙医经验集》、《祖传正骨》等等。

古籍文献为基础、临床实践为依据的新型著作近20年来也出版不少。《中国医学百科全书·蒙医学》是一部综合型巨著，1987年和1992年分别用蒙汉文出版。1985年（第一版）和2005年（第二版）高等医药院校蒙医药统编教材编委会组织编写的《蒙医基础理论》、《蒙医诊断学》、《蒙医内科学》、《蒙医外科学》、《蒙医妇科学》、《蒙医儿科学》、《蒙医温病学》、《蒙医眼科学》、《蒙药学》、《蒙医方剂学》等系列教材的正式出版也是各专业学科的成功之作。《蒙古医学简史》、《蒙医各家学说》、《蒙医药史概略》等医学史方面的著作及《蒙医传统疗法》等是属开创性工作，影响也较大。

蒙药学方面的著作也有好几部。都从旧时的珍宝类、石类、木类等分门别类方法转为镇赫依药、消希拉药、除巴达干药之功能分类法，内容也增加了科属、化学成分、药理作用等现代内容。所以较前有明显提高。《内蒙古蒙药材标准》和《内蒙古蒙成药标准》是内蒙古卫生厅组织有关专家制定的蒙药材及蒙成药的规范化著作。前者共收载322种药材，后者约收载100余首方剂，对保证用药的统一、规范、安全、有效将起很大的促进作用。

蒙西医结合工作在近20年也进行得很有起色，这方面也出版了几部著作。影响较大的有《简明蒙医学》、《心脏病》、《蒙西医结合防治常见病》等。这方面的论文就更多了，例如："应用通拉嘎601治疗再障32例、原发性血小板减少性紫癜80例的临床总结"、"治疗急性肝炎临床观察"、"蒙医药治疗肝硬化130例报告"、"慢性肾炎20例的治疗体会"、"沙棘九味散治疗慢性支气管炎的分析"、"蒙药治疗冠心病100例"等等。这些发表在《蒙医药》、《内蒙古医学院学报》、《中国民族医药杂志》等的诸多论文都是利用西医先进的诊断手段与蒙医辨证论治方法进行观察治疗的结果，是蒙医发展方面的缩影。

实验研究目前主要集中在蒙药及方剂学。80年代初在研究"毛勒日·达布斯-4汤"的过程中，从荜茇中成功地提取抗血脂成分，命名为"格根其日"，用于临床，效果尚佳。蒙医专用药材的化学成分研究亦取得较大进展，例如：锁阳、沙棘、文冠木、蒙古山萝卜、草乌叶、山沉香、广枣、野猪粪、紫花高乌头、兰刺头等都是从前药学界涉猎较少的蒙药材，因而变成蒙药学界的主攻方向进行深入研究。"蒙药查格得日的金属元素的原子光谱分析"、"蒙成药匝迪-5丸的鉴别研究"、"蒙药四味当归汤的理化鉴别"、"蒙成药给嘎喜古纳-3片中蒽醌类含量测定"、"酸性染料比色法测定蒙成药嘎日迪-13的含量"等等则是利用现代实验手段，力图揭示蒙成药成分的论文。

内蒙古蒙药学会成立于1979年，是内蒙古地区蒙医药学术交流中心，先后成功举办了全区学术交流大会9次，出版学术论文集两册。《蒙医药》杂志则是我区乃至全国惟一一份蒙古文版学术期刊，1974 年创刊后内部发行，1978 年变成公开刊物，在迄今为止的 20 多年间共刊出 100 多期，登载学术论文 2500 余篇，有力地促进了蒙医学术的飞速发展。近年，党和国家为了民族医学的更好发展，相继成立了国家级学术团体“中国民族医药学会”和“中国民族医药杂志”社。相信民族医药事业将有更好的机遇和更大的发展。

（学术源流初稿由包哈申撰写，笔者进行了必要修改。）

三、傣族医药学术源流

傣族本来起源于中国北方，其历史亦较久远。由于北方气候寒冷，傣族先民不断向南方热带森林迁徙，最后大多居住在云南省境内。在近年发现的傣文史籍中记述着傣族远古时期的活动情况。至晚在公元前 1 世纪的汉代，汉文史籍描述在南方的百越民族则是傣族的直接先祖，此时亦有“滇越”、“掸”等称谓。魏晋以降，傣族的称谓不断变化。唐宋时期称“金齿”、“白衣”等，元明时期，“金齿”演变成地名，而白衣亦写作“百夷”、“佰夷”等。清代多称“摆夷”。不论历代他称如何变化，但傣族多自称为“傣”，其意自解为“热爱和平，自由的人”。新中国成立后，按照傣族人民的习惯称谓，政府正式定名为“傣族”。现在傣族主要聚居于云南省西双版纳、德宏两个自治州和耿马、孟连两县。云南其他县市亦有多少不等的傣族人口分布。之所以将百越之后人的医药内容和藏蒙等医药内容放在一起讨论，是因为傣医受佛教医学影响较大之故。

傣族医药和其民族历史一样都较久远。傣族在其历史发展过程中曾经历了“滇腊撒哈”、“莫腊撒哈”、“米腊撒哈”三个阶段。这三个阶段分别代表着蒙昧初期、中高期、进入阶级社会时期。自进入阶级社会时期后，社会分工更加细化，出现了专司医务的人称为“摩雅”。由于自汉代以来古印度医学随着佛教传入傣族地区，傣医药在原有基础上不断吸收中医药和印度医药知识，逐步构建起自身的医药知识体系。若对其作一简要回顾，即根据《贝叶经》所载史料，傣族医药知识长期以来都是靠口头传承的。1277 年正式产生傣文后，傣族医药知识不断见于记载。傣族语言属于汉藏语系壮侗语族傣语支，现在根据其差别，略分为四个分支，即西双版纳傣仂文、德宏傣文、耿马傣绷文、金平（县）傣文。西双版纳傣仂文以铁笔将文字刻写在贝叶上，故称为《贝叶经》。其他地区也有写在当地制作的构皮纸或棉纸上的。傣族民间多流传着医药手稿，汉语称之为“医典”，傣语音汉译为“胆拉雅”或“胆哈雅”、“丙利雅”。据不完全统计，现存的傣医药文献有《嘎牙山哈雅》、《医书》、《药典》、《玛弩萨罗》、《药书及病理》等。此外，《大纳摩灭经》中亦有不少关于医学知识的记载。

傣医坚持天人相应观的理论体系特色简要概括为“四塔、五蕴、暖”，当然亦有关于脏腑、诊断、治疗等的学说。所谓四塔学说，即借用“风、土、水、火”四种自然界物质联系说明人与自然的关系和人体的生理病理变化。所谓“五蕴”学说，即借用小乘佛教“色、识、受、想、行”五种精神理念、行为表现及其相互关系阐释人体的生理病理。五蕴亦称“五明”，傣语称“巴扎夯等哈”。所谓“暖”的学说，亦来源于佛教医学。“暖”又称小虫，傣音汉译为“爹给密的”。傣医认为人体内有三十二种暖。暖与四塔、五蕴共同构建出人的生命活动，同时暖亦为损害人体生命的一种物质，它随生命的产生而存在，又随生命的停止而消亡。

傣族医药受佛教医学影响是一个事实，但其知识体系的形成与其居地自然环境也有必然关系。傣族所居的西双版纳等地，风景秀丽，气候宜人，人口密度不大，拥挤摩擦少，和谐氛围浓厚。这种环境下生存的傣族，在健康理念的形成中，自然有独到之处，应该予以高度重视。

四、锡伯族医药概要

锡伯族的族源是建立北魏政权的鲜卑民族。该族先民长期居住在东北地区大兴安岭东部深山密林中。战国秦汉之际，蒙古草原匈奴民族击败东胡部落，东胡一部被匈奴虏掠，而未融入匈奴的部落向东北迁徙，其中留居大鲜卑山的一支，后来称为鲜卑民族。鲜卑族在内蒙古大兴安岭嘎仙洞一带定居休养积蓄力量后，乘北匈奴长达数百年持续不断西迁之机，经过“九难八阻”，占据内蒙古草原，进而将其势力扩大到中原。从北魏政权公元386年的建立到隋文帝杨坚公元581年建立隋朝，鲜卑民族统治黄河流域以及北方草原广大地区约近两百年之久。

鲜卑民族在与北方各民族以及中原民族的长期交流融合中，创造出许多医药卫生知识。由鲜卑政权组织开凿出的著名的云冈石窟、龙门石窟中曾留下许多反映医药卫生内容的痕迹，如石刻药方等。北魏政权分裂为东、西魏后不久又分别被北齐、北周取代。鲜卑民族丧失政权后，一部继续迁返东北，而另一部西迁至新疆伊犁地区，形成今天的锡伯民族。锡伯族自古崇拜祖先，崇拜自然神，也信仰萨满教。萨满是人和神灵间沟通的使者。在人患病时，萨满通过一系列祈祷活动，诱使患者病愈。锡伯族医疗技术具有明显特色，如火针法、放血法、拔罐法等。其中火针法使用的历史较久，可能是该民族最早发明的（待考）。锡伯之先祖长期居住在寒冷地区，温热和刺激可能缓减疼痛，这是他们使用火针的环境条件，使用针刀技术亦具有心理基础。锡伯医药的知识和中医药相似，和蒙满医药亦有一定关联。其中民间流行的医药知识和技术特别多，应予以深度发掘。

五、达斡尔族医药概要

达斡尔族分布于内蒙、新疆、黑龙江等地，其中内蒙古莫力达瓦达斡尔族自治旗人口最多。达斡尔之名称见于元末明初史料，其族源可追溯至辽之契丹族。达斡尔语言属于阿尔泰语系蒙古语族，但没有本族文字，曾用满文，现通用汉文。若再追溯达斡尔先祖契丹族的族源，可以上溯到北魏鲜卑族以至先秦秦汉时期的东胡民族。锡伯先祖契丹兴起于内蒙古西拉木伦河和老哈河流域。10 世纪建大契丹国（947 年改称大辽国），前后持续 219 年。女真族灭辽建金后，辽之贵族耶律大石率领 200 余铁骑西迁，沿途不断扩充军队，在辖境包括西域和中亚一带建起了长达 80 余年的西辽王朝。13 世纪初，蒙古族扩拓疆土因而灭西辽国。存留的契丹人又迁至今伊朗南部，建立起“起儿漫后西辽王朝”又持续 80 余年，到 14 世纪时政权才告终结。契丹族之医药卫生习俗因革自鲜卑族。在建立辽朝之时，与中原医药进行了广泛交流。同时，西域和中亚的医药知识也不断传入辽地和中原。如西瓜本是西域之特产，约在 10 世纪初由契丹人引种至辽之辖区，后渐推广至中原等地。辽和北宋医药交流比较频繁且互有资鉴，如北宋设太医局专管医学教育，而辽亦设太医局管理医药卫生全面工作。

达斡尔族因袭契丹医药传统，又广泛吸收中医药知识初步构建有独特的医药知识体系。其中某些知识具有原创性，如獾子油治疗烫伤等。虽然如此，但民间尚有未被发掘的医药知识和技术，需要开展民间和田野调查。

六、基诺族医药要点

基诺族主要分布于云南省，人口较少。其族源目前尚未考订清楚。我们据其目前之居地以及与汉、傣民族具有长期交往这一事实，加之在宗教信仰、医药知识方面与中医、傣医极为相似之实态，故列在此处加以叙述。基诺族只有语言而无文字。据其族人口耳相传，其民族的创世女神是阿嫫腰北，其化身是老医祖阿匹欧欧。该医神把其所生的栾生兄妹玛黑、玛妞留下并让他们成亲，故而繁衍出基诺族的子孙。虽然这是神话传说，但反映出基诺人早期崇拜女神、崇拜祖先的思想。由于基诺人居地受傣族人管辖，故其医药知识多与傣医相似。由于基诺和傣族又长期在汉族为主的中央集权统治之下，故长期接受着中医药知识的熏陶，因而其医药知识也有许多从中医学来。鉴于以上这些事实，我们认为基诺人的医药和汉傣医药知识基本是相通的，故在这里不再重复论述。

七、土族医药要点

土族是中国境内的土著民族，其人口分布以甘肃省居多，其族源谱系十分复杂。土族最早的族源可以上溯至鲜卑民族中的慕容鲜卑部落。慕容归涉之子名吐谷浑，因与其兄慕容廆不和而迁徙。先迁内蒙阴山，后再迁至临夏，最后迁至西宁、甘松岭即甘南、青海一带。土族在不断迁徙过程中，曾吸收有汉、羌、藏、蒙古、突厥等民族成分。宋代已有“土人”之称，《嘉靖宁夏新志》称：西夏境内汉、蕃、土人杂居。土族只有语言而没有文字，故没有留下文字资料，只有口耳相传的口述史料和医药知识。现据土族口头传习的医药知识和经验可知，其对疾病的认识大体和中医的认识相近。近代以来，土族还不断吸收西方医学知识为本民族服务，所以使土族医药形成既有本族医药知识传统，又有中医药知识渗入，还有现代医学知识引进的综合性医药知识体系。土族民间的医药知识和经验十分丰富，如用荨麻嫩幼苗加面粉、大蒜泥、生姜粉、花椒粉等烙成饼食用，可治疗痢疾腹泻腹痛等病；再如用青稞酒浸泡狐狸胆饮用可防治老年性气管炎等。如此等都说明，土族在预防治疗中都有本民族独到之处，但限于条件，目前还没有一套系统的医药书总结这些知识，当需开展田野调查，系统发掘，加以整理提高。

八、小结

藏蒙傣锡伯达斡尔基诺土等民族医药因受佛教思想影响，在本民族医药知识基础上，经与中医药、印度医药之交流和她们相互间交流构建起独具特色的医药知识体系。这些体系的共同特点是不仅与中医药学术体系有关联，而且与佛教医学体系相关联。深入揭示这几个医药知识体系的内涵并开展比较研究，求同存异，互相资鉴提高，这是今后工作的重点。同时，对这几个民族的医药知识和现代科学技术相结合，去粗取精，探索方法，可以从大生命科学角度不断清理出有别于中医学、现代医学而独具特色的藏蒙傣医药学术的生命科学类型。藏蒙傣民族都聚居于祖国的西北和西南边疆地区，不仅和中原地区在思想文化上紧密关联，而且亦和周边外围的许多民族国家如印度等紧密关联，因此，理解掌握藏蒙傣医药知识体系必须站在亚州文化圈高度，才能深刻理解其内涵和外延，亦只有理解了的东西才能更深刻地认识它。

第三节　维回哈伊斯兰教医药文化圈

一、维族医药学术源流

维回哈医学相互关联，互有影响。其医事制度亦多相近。对维回哈医药学术的深入考察，不应局限在直接的医药知识考察方面，而应该多维度地展开。就维吾尔医药而言，首先应理清其源流。欲理其源流，必先知道其族源。维族的主要来源是与突厥族具有共同族源的回鹘人，其语言属于阿尔泰语系突厥语族。维吾尔是维族的自称，其汉语意思为“自食其力者”，此外，还有团结、联合、协助之意。维族先民回鹘人，原来游牧于色楞格河流域。鄂尔浑河在靠近恰克图西南方向与其汇合后入注贝加尔湖。维族先民以色楞格河、鄂尔浑河流域和天山南北为基地，不断游牧至周边地区。维族的族称在历史上有所变化，其主要原因是历代文献音译时不统一所致。初步考证，至晚在南北朝时期，维族先民为敕勒六部之一。南朝梁、陈至隋朝时期又称铁勒。唐早期称回纥。“唐贞元四年（788 年），自己要求改名回鹘”（陈炳应等《古代民族》）。回鹘由药罗葛等九个氏族组成。元明时期称“畏兀儿”。历史上因音译差别，史籍中还有“袁纥”、“韦纥”等称谓。再进一步溯源，塞种人、丁零等都是其重要族源。维族先民回鹘人在历史上与中央王朝的关系十分友好，没有发生过正面大规模战争。敦煌文书 P·2988 记载，唐朝曾先后五次派公主与回鹘和亲，因而长期以甥舅相称。758 年，唐肃宗以宁国公主出嫁葛勒可汗。唐德宗时期，先将大臣的两个女儿嫁弁羽可汗，后又将咸安公主嫁给长寿天亲可汗。唐长庆元年（821 年），唐穆宗将其妹妹太和公主嫁崇德可汗。李唐王朝与回鹘的数次和亲，巩固了相互间关系，同时也促进了医药和文化方面的广泛交流。

维医药学的基本理论，约在公元前 4 世纪前形成。维医认为自然界和人体都是由土、水、气、火四元素构成。西方医学之父希波克拉底青年时代曾在黑海北岸生活，该地居住的塞种人，是维族的来源之一，因而可以认为，维族医药的四元素基本理论对希波克拉底四体液病理学说的形成具有一定影响，或换句话说相互间都有影响。

维医药学的基础理论在长期发展历程中不断完善起来。其中在维药方面也有较大建树。因维族所居之地幅员辽阔，药用动、植、矿物品种十分丰富，所以，维医在用药方面知识极为丰富。

是故，《内经·异法方宜论》曰：“西方者，金玉之域，沙石之处，……其病生于内，其治宜毒药，故毒药者，亦从西方来”。

维医药学由于历史悠久，所取得的成就是巨大的。公元前5世纪，他们就采取割破耳后静脉医治骑马性关节疼痛的技术，发明了用黏土拌蒜汁和香草涂于肢体预防害虫的方法等。近年在天山南北发掘出的头颅骨上有较规整的钻孔这一考古证据，可推断维族先民在骨伤外科方面的技术是有深厚积淀的。在对药物的认识上，维族有名的《哈孜巴义药书》，收载动、植、矿物药312种，在中、西亚乃至欧州都有广泛影响。西汉张骞出使西域，将许多西域药材带回中原。嗣后，于阗医学文献、回鹘医学文献等都记载了维医学的成就。维医学的文献还通过各种途径被收藏在德国等图书馆中。部分维族名医还应聘入藏，传播维医药知识并著书立说献给藏王。如在唐天宝年间，于阗医家比吉·赞巴·希拉汗应聘入藏后，编译大量医学资料成册后献给藏王，被命名为《王室养生保健全书》。9~10世纪，著名维医法拉比所著《变化不息的四大物质》等10余部医著对阿维森纳《医典》的诞生产生过巨大影响。最引起重视的是：10世纪西域为中心的喀拉汗王朝开始信奉伊斯兰教，使用阿拉伯文。有元一代，包括西域维族在内的色目人被列为蒙古人之后的第二等人受到统治者重用。在医药领域，维族的医药知识大量传入中原。目前还没有形成统一认识的是：爱薛是维族还是回族？回回药物院、广惠司肯定是伊斯兰医药机构，但其医官，医生是维医还是回医或二者兼有。更为重要的是，《回回药方》一书何人编撰，是维族还是回族，该书内容是维医药知识还是回医药知识？中国社会科学院宋岘先生已出版《回回药方考释》一书，初步回答了该书的成书年代为明初，也肯定了该书属于伊斯兰医药著作，但具体分析该书应属于维医著作还是回医著作，限于篇幅等原因还不太明确，而维医学者根据《西日甫汗·本·贾马力丁阿吉传》的记载，认为是库车著名维医胡都优木汗阿吉（1567～1658）于1619年主持完成的。类似这种问题，本书限于篇幅不能细考，只能在维医、回医各自章节中都提及，并不是定论，留待以后作专门研究。

维医的院校教育始于11世纪中期的喀拉汗王朝，即喀什噶尔城萨吉尔神学院和阿图什境内的萨吉尔经学院中所设的医学系。该系要求学员必须掌握两门以上外语如阿拉伯语、波斯语。维医多著书立说传播学术。维医太吉力编著的《太吉力验方》，于光绪二十五年（1899年）在喀什出版。同年，维医贾马力丁·阿克萨拉依编著的《阿克萨依》在印度勒克瑙城出版并作为其首都新德里伊斯兰医学院的正式教材使用30年。

康乾间，维回哈民族与内地交流频繁。其居地与蒙古四卫拉特相交叉衔接，朝觐避痘制度与蒙藏多同。乾隆五十五年五月甲午（1790年6月26日）谕："各城回子伯克，今岁因叩祝万寿，前来人数较多。内地暑热，各回疆伯克等，俱由兰州西安大路遄行，以免壅滞。一俟进关后，饬令道员副将护送趱行。计四月二十进关后距七月初十以前尚有八十日尽可从容前来与宴。其各回城伯克，倘途次不能趱行即赶至京师尚不误筵宴之期，不至热河亦无不可，总不必过于催迫。"① 综上所述，维族和哈族、回族具有相同的宗教信仰，其医药卫生知识体系也多有相似之处。历代中央政府对维、回、哈医药知识及其管理也都是从实际出发的。新中国成立后，在党的民族政策指引下，维医药学等有了长足发展。维医院、维医高等院校和科研机构陆续建立起来，为维医药学的全面发展奠定了基础。

---

① 《清高宗实录》卷一三五四，第145页，北京：中华书局，1985年影印本。

二、回族医药学术源流

回族是中国少数民族之一，其人口较多，分布亦广①。中国的回族初名叫“大食”。而“回回”一词出典不晚于北宋·沈括《梦溪笔谈》、《辽史》。但这里所指“回回”，主要是回鹘即现称“维吾尔”人。其后的南宋·彭人雅《黑鞑事略》中也用了“回回”这样的名词，表示了与前相同的概念。而回族的先民在唐宋时被称为“大食人”。元明以来称“回回”，这就和唐宋时“回回”所指的维吾尔人发生概念上的混淆，因而也直接导致元朝“回回药物院”、“广惠司”，以及其著作“回回药方”的民族性归宿发生争议。这个问题只能作专门研究，本书在此处只是提出问题，不能作展开研究。这些来自阿拉伯、波斯、中亚的突厥族，包括喀喇汗朝和哈喇契丹的被称为“蕃客”、“蕃商”的穆斯林，其中相当一部分人在中国沿海城镇和西北地区逐渐定居下来，与汉族或其他民族通婚，繁衍后代，成为“土生蕃客”，有的甚至成为“五世蕃客”，或“六世蕃客”。这些回族在种族、语言、信仰、习俗等方面，依然保持原有的特性，并逐渐在中国形成了一个民族共同体。小集聚，大分散于全国各地②，也有其民族的医药文化。若简单区别维族和回族的话，以唐宋时期来华的大食商人和以元代蒙古军队三次大规模西征从中西亚带回的“侍卫亲军”和各种技术人员构成了回族的主体；也有自唐宋以来从海上和陆路而来的大食商人与汉族等通婚后形成的后裔等。而维族则是在漠北、西域游牧的回鹘（回回）人且10世纪信仰

---

① 杨圣敏：《中国民族志》，第53~66页，北京：中央民族大学出版社，2003年版。

② 奇玲、罗达尚：《中国少数民族传统医药大系》，第1091页，赤峰：内蒙古科学技术出版社，2000年版。

伊斯兰教，与回族在宗教信仰上相同，而族源不同的一个古老民族。

回族医药学及其文化，是中国传统医药学宝库的有机组成部分。汉唐时期，中国与波斯、大食之间的商贸与医药文化交流频繁，医药方面也曾为各自的民族医药发展产生过积极影响。从唐代开始，回族的先祖们来华对香药推广应用颇多贡献，如用香药防治疾病，薰洗衣物，化妆美容，调味食品，祛邪防腐等。在唐代不仅有香药输入中国，与之同时一些医疗技术也传入中国，如在《千金翼方·养老食疗》中所记载的"悖散汤"，或曰乳煎荜拨方，又名"服牛乳补虚破气方"："牛乳三升（相当今1783.2毫升），荜拨半两（相当今18.7克）末之绵裹。右（上）二味，（置）铜器中取三升水和乳合，煎取三升，空肚顿服之，日一，二七日除一切气。慎面、猪、鱼、鸡、蒜、生冷"。又据张澹云："波斯国及大秦，甚重此法"。《前定录》等文献记载："贞观（627~649）中，……（唐）太宗苦于气痢，众医不效，即下诏问殿庭左右，有能治者，重赏之。（张）宝藏尝困是疾，即具疏以煎荜拨方进，上服立差（病愈）。……逾月，……上疾又发，一啜又平"。说明这是一首在朝野著名的外来方药，并且疗效稳定奇特，屡试屡验，辄一剂收功。

中唐时期有更多的大食人到长安，其中大部分长期居住在长安西市一带，有不少大食人在长安从事回回香药生意，其交易额有时一次竟达千斤之多①。

唐末五代时，最负盛名的回族医药家李珣，因其祖籍波斯，故而人称李波斯。他是有名的花间派诗人。他家几代定居长安西市一带，以卖药为生。所以李珣幼承家学，长有所成，著有

① 奇玲、罗达尚：《中国少数民族传统医药大系》，第1093~1094页，赤峰：内蒙古科学技术出版社，2000年版。

《海药本草》一书，总结了唐末时南方药物与海外药物及临床用药经验，收药124种。李珣除了记下前已为人所知的波斯药物外，又补入了一些新的波斯药物。他掌握了波斯药的特点，善于应用树脂类药物，也对一些海药做了药性分析。李珣对许多舶来香药的产地、性状、炮制法及主治功能有较多的论述。李珣的《海药本草》补充了《神农本草》、《名医别录》、《唐本草》、《食疗本草》、《本草拾遗》等本草文献的不足，纠正了前人的某些错误，从而丰富了中国本草学。《海药本草》是回族药学的重要典籍，因而有较高的医药文献学价值，也有一定的实用价值。另外，还有郑虔的《胡本草》及非医药书籍的《酉阳杂俎》也记载了一些来自阿拉伯的药物。

宋代在中国陆上的丝路交通衰落的同时，海上交通开始发达，在广州、泉州、杭州、扬州等东南沿海一带，集居了大量的来自大食的香药巨商与医家，有许多人世代经营香药。由是以致于宋代香药盛行于世，影响到社会各个方面和各个阶层。在本草书中香药的条目增加，在方书中以香药为主的方剂、剂型增多，众所周知的苏合香丸、至宝丹、牛黄清心丸，迄今仍为现代临床所应用，发挥着它的医疗保健作用。而当年宋真宗时的丞相王旦气羸多病，真宗曾面赐其药酒一瓶，并苏合香丸一两同煎饮服，因功效极好，故此法广为流传，苏合香丸遂盛行一时。

至道元年（995年），宋太宗接见大食商人蒲押陀黎，曾问其国所产，蒲押陀黎回答说："惟犀、象、香药。"关于大食所产药物，宋朝赵汝适所著《诸蕃志》卷上记载较为具体："大食出产真珠、象牙、犀角、乳香、龙涎、木香、肉豆蔻、安息香、芦荟、没药、血竭、阿魏、腽肭脐、栀子花、蔷薇水。"宋太祖曾下诏令对海外香药香料放通行的有37种，其销路较广的是有医疗作用的丁香、木香、龙脑香、乳香、草豆蔻、沉香、檀香、龙涎香、苏合香油等。由于大量香药的引进，从而大大丰富了中医方药及治疗方法。

宋朝在广州、杭州、泉州等沿海地设“市舶司”，以管理海外贸易及对外文化交流。载入史册的有福建蒲氏家族。《宋会要辑稿·蕃夷七》记载的蒲寿庚，也是宋代著名香药富商。其祖先由阿拉伯东迁，后成为广州、泉州的富豪。蒲寿庚曾掌管泉州市舶司，兼任福建安抚沿海都制置使，专擅泉州海外贸易 30 年。《蒲氏家谱》有“家居西板”，“世秉清真教，天下蒲氏皆一脉”之记载，蒲氏家族世代经营香药。在广州、扬州、洪州（今江西南昌），以至京东（今河南商丘及山东兖州、益都）等地，都有大食商贾的足迹，有的也长期客居中国从事香药贸易生意。大食香药直接地刺激了中国当时一些贵族官僚发洋财的贪欲，他们有的就凭借特权也私营起了海外香药贸易。

一些宋代著作中还具体记载了某些阿拉伯所产药物的功用、采制方法等。如周密《志雅堂杂钞》卷上对“押不卢”的记载，寇宗奭《本草衍义》卷五中记载了波斯人采珊瑚的方法等。《宋史·外国列传》还记载了大中祥符五年（1012 年），广州有一高龄达 130 余岁的大食国长寿老人的轶事。另外，该传还记述了阿拉伯所产的木香、血竭、没药、硼砂、阿魏、薰陆及真珠、千年枣、巴榄等药物的功用。宋代药物来自阿拉伯地区的还有犀角、乳香、龙涎香、木香、丁香、安息香、金颜香、脑子、没药、硼砂、珍珠、芦荟、阿魏、苏合香等数十种。其进口的数量也相当巨大。

宋代在社会上广用香料、香药薰衣、焚香、啖香之际，皇亲贵族之间也常以香药和药茶作为馈赠佳品，甚至一度成为社会生活中的时尚。又据《诸蕃志》卷下记载：“苏合香油，出大食国，番人多用以涂身。闽人患大风者亦敷之。可合饮食及入医用。”用香药和合食物制成的香剂食品，除了达官贵人以此显示豪侈外，也有一定的食疗作用。民间百姓们不但用香药治病，而且也用于消毒，妇女还将香药应用于化妆美容。泉州史志的香料文献记载，蕃药能除冷气，医学多用之。泉州人每岁家无贫富，皆燃香药如燔柴。现代研究证实，燃烧香料，对于防止传染病传播和扩散有一定作用。这种习俗，自古至今，不仅在回民中间流行，在其他民族中也有流行。

来自阿拉伯地区的一些药物制剂也在宋时传入中国，对于当时的处方用药产生了一定的影响，并推动了中国药物制剂方法的发展，增加了国人对阿拉伯医药知识的了解，促进了临证中对香药的运用，甚至造成了一种偏好这类药物的风习。由于宋代医家好用香燥性药物，其影响至金元。故元代医家朱震亨的《局方发挥》一书，力斥滥用香燥热药之害，并提出了有名的“阳常有余，阴常不足”理论，倡导用滋阴降火法，以革祛香燥之用药时弊，这对后世中医学的发展产生了较大影响，对回医回药的科学发展有其镜鉴作用。

金元之际是中国传统医学发展的一个特殊时期，正在形成中的回医药学，为这一时期的中国医学注入了新的文化内容。元朝将国人分为蒙古人、色目人、汉人及南人四等。元代来华的大食人属色目人，他们不再称“大食人”，而多称“回回”。元代继续推行海外贸易政策和注重少数民族医药的方针，因而回族医药藉此得以兴旺发达。

元世祖效法汉制，建立了太医院。曾先后在大都（今北京）和上都（今多伦）建立了回回药物院。至元七年（1273 年）改京师回回医药院为广惠司。至治二年（1322 年）回回药物院隶于广惠司，定置达鲁花赤一员，大使二员，副使一员。据《元史·百官志》说：“广惠司秩正三品，掌修制御用回回药物及和剂，以疗诸宿卫士及在京孤寒者。”元末明初杭州的穆斯林大商人鄂施曼乃的子孙曾设立豪华私人医院，取名“鄂施曼尼雅”，聘有回族医生从职。

入仕于元的伊斯兰医家既有爱薛（1226～1308年）、鲁合（爱薛之子）、答里麻（高昌人）官医等，又有一些祖籍西亚的穆斯林而生于中国，精通汉医药的学者和医生。这些散居中国各地的伊斯兰医生，在民间用他们的医法和药物行医或卖药。在元人的诗文笔记中，记载着不少赞誉伊斯兰神医奇药的篇章，足见其影响之广泛。如王沂《伊滨集》"老胡卖药歌"："神农百草旧知名，久居江南是乡邑。朝来街北暮街东，闻掷铜铃竞来集。居人相见眼终青，不似当时答木丁。师心已解工名未，疗病何烦说《难经》。灯前酌酒醉婆娑，痼疾疲癃易得瘥。金丝膏药熬较好，伤折近来人苦多。川船南通有新药，海上奇方效如昨。眼中万事不足论，流寓无如贾胡药。"诗中的伊斯兰老医生名答木丁，曾侨居中国江南多年，不辞劳苦地以高明的医术和优质的膏药，为当地群众治疗伤折等病证。事实上，来中国的西域、中西亚商人中，有不少人兼擅医术。

由于伊斯兰医药文化事业的发展，有关伊斯兰医药的文献也逐渐地多了起来。《饮膳正要》的作者忽思慧（又作和斯辉），是元仁宗时的宫廷饮膳太医，其书中记载的冠以"回回"字样的药有回回豆子、回回葱、回回青、回回小油等，但忽思慧是维族或回族待考。

《瑞竹堂经验方》是伊斯兰医家沙图穆苏·萨谦斋所撰，他官至元朝御史兼太守。《瑞竹堂经验方》约5卷24门，包括内、外、妇、儿、眼、齿、调补、美容等科的经验方170余首。《世医得效方》对伊斯兰医药兼收并蓄。朱丹溪《局方发挥》中称回回糖浆为"儒利别"。伊斯兰医药的学术经验与技术，其如药露的制造、丸衣等，对后世的中医药学产生了一定的影响。

元代，中亚伊斯兰文化圈中的一些药物学也曾对中国产生了一定的影响。刘郁的《西使记》一书中记载了一些中亚特产药材："八日，过挦思干城（今乌兹别克斯坦共和国撒马尔罕）

……满地产药十数种，皆中国所无药物，疗疾甚效。曰阿只儿，状如苦参，治马鼠疮、妇人损胎及打扑内损，用豆许咽之自消；曰阿息尔，状如地骨皮，治妇人产后衣不下，又治金疮脓不出，嚼碎敷疮上即出；曰奴哥撒儿，形似桔梗，治金疮，及肠与筋断者，嚼碎敷之自续。余不能尽录。”明·李时珍的《本草纲目》对这三种药材予以收录。

元末明初的西域诗人丁鹤年，其曾祖于元初到中国经商，后留居江南。元人戴良《九灵山房集·高士传》称，鹤年“于导引方药之术，靡不旁习”，晚年曾在四明（今浙江宁波）市上“卖药以自给”。

明代虽不像元代那样重视伊斯兰医药，但对伊斯兰医药成果的总结则在此时，其代表作就是《回回药方》。该书残本现存北京图书馆，为明代手抄本。原作共36卷，现存目录下，卷十二，卷三十，卷三十四，共4卷，大约为原作内容的九分之一。原作是一部规模较大的综合性大型方书。由于目录上佚，故不知作者姓名等有关情况，但维医学者初步考明是“胡都·优木汗阿吉”。从仅存的19卷目录（卷十二、卷十九至三十六）来看，该书包括有内、外、妇、儿、骨伤、精神神经、皮肤、药物、食疗、针灸等科，从现存的3卷正文内容看，既有阿拉伯医学的成分，又有汉医学的成分，还有两种医学合璧的成分。文字以不太流畅的汉字为主，其间加有阿拉伯文的汉字音译，还有个别阿拉伯文、波斯文等字祥。它是研究伊斯兰医药不可多得的极珍贵的典籍。《回回药方》的药物剂型既有中国式的丸、散、膏、汤，又保存有阿拉伯式的芳香挥发药、滴鼻剂、露酒剂、油剂、糖浆剂；灸法带有明显的阿拉伯医学特色。书中有体液病理学的医学特色。

清代以来，伊斯兰医药文化的发展除了上述情况外，相当一些学术经验，还掌握在许多名不见经传，事不载史书的民间民族医之手，他们的事迹被人们口耳相传，或散见于一些乡邦文献中。另外，伊斯兰学者所著的许多非医籍文献中记有医学的内容，如《择要注解杂学》等。还有许多医药卫生的知识和经验，渗透到伊斯兰教人民群众生活的各个方面，是值得深入研讨的一个广阔领域。清代人袁枚曾记述了伊斯兰医家用灌肠疗法治病的事迹。明清时期传下来的伊斯兰药，其著名者有北京王回回的膏药、王思远的药锭、重庆伍素芳的膏药丸散等①。

在近百年间，出现了许许多多有影响的伊斯兰医家。他们继承发扬医药文化优良传统，为民众的医疗保健做出了应有的成绩奉献。北京有个人称丁三爹（德恩）的伊斯兰医家，擅长于外科诸证的诊治，开设德善医馆，很有名气，伊斯兰外科名医哈锐利、哈玉民承其学，在国内外享有盛誉的皮科专家赵炳南（回族）也是丁氏的传人。天津的回族名医有哈荔田等。在古城西安，回族医家以东马、西马最负盛望。东马以湘子庙街的马芾轩为代表，西马以大麦市街的马玉堂为代表，各自形成绵延不断的医家链和学术特点，至今仍被人们所称道。河北宛平一带回民中，当时还保留有治疗常见病和多发病的土单验方；镇江城西清真寺针对当时贫病交加无钱就医者的困难，在1939年由马仁山、淡镜如、石焕章、夏容光等人发起，劝募资金创办回教施诊所于西大寺内。公推夏容光负责主办。每年从端阳节开始，到重阳节止，为施诊期间。无论回族、汉族，均可就诊免费取药。每年就诊人数约有一千人次，计经十载，直到1949年方停办。

2000年在古城西安市内的回民坊发现一块有图有文的石刻，其正背面刻有仙鹤图，两侧刻有医方四首：其一是真珠丸，治小儿风热痰壅，通利脏腑，破癥瘕等；其二是宽中丸，主治消化

---

① 杨圣敏：《中国民族志》，第53～66页，北京：中央民族大学出版社，2003年版。

病；其三为黄芪汤，治男子肾虚，耳鸣，四肢少力，小便滑数，女子血症；其四是藁本汤，治风症。此外依稀可见“清真”、“李家”等字样。但全部有方而无药，据推测可能是一李姓回族医家为记载家传秘验方而刻石的。

在甘肃临夏回族自治州所在地的大拱北和台子拱北中，传承着“万灵丹”、“椒璃丸”、“锋明散”等秘方，对外科疮疡、以及胃病和风证的治疗有着独特的功效。又如西安市大皮院李家治骨伤科的秘方，其显著疗效是公认的①。

伊斯兰教的医药文化还渗透在他们的习俗之中，如念诵《古兰经》，念“迪克尔”（赞词），拜功，“大净”或“小净”，封斋，多于身心有益。

回族对生活用水讲究，很重视水源卫生，居家注意井水卫生，从井底、井壁、井口、井盖，都须加强保护。空水桶则要悬空垂挂，汲水前洗手。在外多汲用流动的河水、渠水、溪水，坑水须用渗出新水。洗手、洗脸、洗菜、洗碗均用冲洗法，不用盆洗，要求汤瓶、吊罐冲洗。

回族喜食的有牛、羊、骆驼、鸡、鸭、鹅等动物的肉，须经阿訇按规定宰之。禁食某些不反刍的畜类、爬虫类、自死的或非阿訇宰杀者、动物的血等。回族禁止酗酒，认为吸烟是一种憎恶行为。

回族人民善烹调，在饮食上有各种风味的民族小吃，有些“食谱”“粥谱”“茶谱”就是很好的保健食品，有明显的补气补血、健脾开胃、补肾增精作用。

饮茶术起源于中国古代，而回族饮茶以其辅料配合精当而闻名中外。回族常用的盖碗茶中除茶叶外，尚配入枸杞、红枣、桂

① 郑怀林、甘利仁：《生命的圣火》，第251~260页，北京：中医古籍出版社，2008年版。

圆、核桃仁、果干、橘皮、冰糖、芝麻，名曰“八宝茶”。此茶长期饮用具有健脾益肾、提神明目、益气养血、抗御风寒、延年益寿的作用。另外还有罐罐茶、烤茶、擂茶、盖碗茶、油茶等，也有保健作用①。

回族过去在婴儿健康管理方面有一套科学的方法，如断脐、护理、营养等，与现代的妇幼保健有异曲同工之妙。回族男孩12岁左右要行割礼。医学人类学研究认为，割礼可有效预防阴茎部的炎症、阴茎疱疹、阴茎癌等。

回族爱清洁，讲卫生，居处周围不乱置垃圾，预防病菌传染②。

回族医学是中国传统医学与伊斯兰医学合璧的产物。回医以人天浑同与有机整体思想为主导，以元气一元论与阴阳七行学说为基础，以动态和谐与过程论的观念，探索人的生命活动中身体和心性健康的大体规律，及其与疾病失序的关系，辨质、辨证、辨病、辨经论治，以养生、预防、治疗、康复为特点。其理论核心是“四大物质学说”、“四津学说”。在回医的病因学、病理学、病机学、脏象学中，遵循并把“四体液”学说改造为“黑、红、黄、白”四液。

自新中国成立以来，在回族聚居地区又相继成立了不少回族医院，如北京市回民医院、西安回民医院、呼和浩特回民医院、哈尔滨市穆斯林医院、沈阳市沈河区回民医院、西宁市回族医院等，集回族医疗、回医研究和新药开发及医药文化交流为一体，为弘扬回医而不懈努力。

---

① 奇玲、罗达尚：《中国少数民族传统医药大系》，第1096~1097页，赤峰：内蒙古科学技术出版社，2000年版。

② 杨圣敏：《中国民族志》，第53~66页，北京：中央民族大学出版社，2003年版。

回族医药的研究涉及到回族医药的临床实践、医学心理学、医药卫生民俗学、社会医学和医学社会学等学科领域，研究的深度不仅仅局限于医学本身，而涉及到医药学许多边缘学科、宗教、民族等文化的各个层面。研究对象并不象元明时期那样鲜明兴盛，又没有很完整的体系传承下来，并且材料又很分散、缺乏。这就使得研究工作不得不从广义“文化”的大范围来考虑，研究工作，往往不得不从“医药文化”入手。

1989 年 12 月 11 日，首届“回族医药学术讨论会”在西安召开，来自北京、宁夏、上海、吉林、黑龙江、甘肃、陕西的 8 个省市的 113 名专家、学者及卫生干部参加了会议。会议收到论文、资料 85 篇，与会学者对如何挖掘、整理、研究、发展回族医药学进行了广泛的讨论。陕西省中医药研究院文献医史研究所、医史研究室整理印发《回回药方》点校本，出版了论文集，不久参与了《回族词典》中医药卫生条目的撰写。从此开创了回族医药研究的新局面。全国有关的回医回药学术会举办得更多。

1995 年宁夏的学者在进一步挖掘整理回医文献。2001 年宁夏回族自治区卫生厅组织专家学者编写了《中国回族医药》、《回药本草》、《回族医药方萃》等书。目前，正在制作大型电视专题片《民族医学的奇葩——中国回医回药》，即将公世。

要搞清回族医药文化的来龙去脉，必须着眼于它的历史发展变化和现实状况。既要借其各种载体来研究整理回族医药学术的各个领域，又要涉及其文化的各个层面，从而形成整体性研究框架。

研究回族医药文化，不单纯是学术问题，还涉及民族政策和宗教政策，从事研究工作的人也应“入乡随俗，进门问禁”，才会受到少数民族群众的欢迎。

研究回族医药文化，可以说是一件承上启下，有益于当代，惠及子孙的工作。回医药的深入研究，将使回族灿烂的医药文化发扬光大，有望走出国门，服务于更广大的地区，更多的人民，必将为人类保健事业做出新贡献。

（回族医药学术源流稿由郑琪、郑怀林撰写，笔者进行了必要修改）

三、哈族医药学术源流

（一）概述

哈萨克族（简称哈族）是聚居我国西北地区和今哈萨克斯坦共和国等中亚诸国的古老民族。初考，哈族的祖先主要来自公元前7世纪的“塞种”。具体来说，《史记》、《汉书》等汉语文献称其为“塞种”，而希腊史籍则称其为“西徐亚人”，伊朗人称其为“沙克达尔”人。因其居地处在中亚，是连接欧亚大陆的桥梁，故在欧亚两大州人类漫长迁徙融合过程中，该民族与匈奴、月氏、乌孙、突厥等民族具有深广的交流融合，甚至可以说上述诸多民族都是该族的部分来源。2009年9月，笔者有幸赴新疆自治区阿勒泰地区哈萨克医院考察，接触许多哈族朋友，通过交谈讨论，初步探明了哈族的变迁脉络。约在公元15～19世纪，以哈萨克民族为主体形成的哈萨克汗国，将哈族分为大中小三个玉兹。其中大玉兹管辖乌孙、康里、杜拉特、杜拉衣尔、阿勒班等部落；中玉兹管辖乃曼、克列、阿尔根、克普恰克、弘吉剌惕、瓦克等部落；小玉兹管辖艾力木乌勒（田木克依、开特、吐尔提哈拉、卡拉沙卡特勒）、哲得乌勒（包括7个部落）等。在上述部落中，乃曼、克列人数最多，为贵族部落。乃曼部落后裔主要聚居在今哈萨克斯坦共和国，而克列部落后裔主要聚居于新疆阿勒泰地区。克列部落在中国分12大氏族，即建太凯、贾的克（人数最多）、杰鲁希、咯拉喀斯、木里合、昆萨咯克、萨尔巴斯、依特利、密尔克特、加斯塔克、楚巴艾依格尔、岐莫因。乃曼部落分9大氏族，即科克加尔特、叶尔格尼克特、铁尔斯坦巴勒、沙尔米马尔特、布拉、托勒克塔依、巴格纳勒、巴勒塔里、耶列铁①。

哈族以游牧为主，兼有农、渔、采矿等业，其克列部聚居地阿尔泰山又称金山，顾名思义是藏有金矿的山脉，其事实亦如此。哈族热情好客，与周边民族生活和文化往来十分频繁。其健康观念和方法或换句话说是医药保健习俗与周边民族曾经历了漫长的交流融合过程。如著名的古希腊医学家希波克拉底（前460～前377），出生于科斯岛一个世医家庭，7岁开始曾随其父在黑海西北部塞种人部落中生活，使他从小就接受了塞种人的文化习俗。塞种人认为自然界物质多由水、土、空气、火等四大物质组成，而希波克拉底的医学文集即《希波克拉底文集》中，阐释医学理论的基本观点时亦为水、空气、火、土等几种元素之间的相互作用。希波克拉底的《医学箴言录》一书所收载的医学经验中，包括许多塞种人及中亚民间的医学经验。因希波克拉底在塞种人中享有崇高威望，故称他为“吾鲁可曼卡克木”。

（二）学术源流

塞种人通常称呼医生为“加热克什”、“哈热克什”或“塔恩克什”。哈医药发展历程中先后涌现出许多著名的塞种人医家。如被世人称为“第二导师”的艾卜·纳斯尔·法拉贝（870～950），出生于锡尔河法拉卜镇（突厥族系之中心亦称吾特阿热镇）。他以自然物质属性和存在解释物质间关系，从而形成了独到的医学理论知识。伊本·森纳（980～1037），又音译称阿维森纳，出生于乌孜别克斯坦的布哈拉小镇。他一生给后人

---

① 王仁：关于哈萨克民族的口述史料。

留下400余种医著，其中最著名的是《医典》。巴拉萨人尤素甫生于回历462年，他用突厥文写成的《福乐智慧》一书，将医学知识编成谚语，名闻于世。穆罕木德·喀什噶尔所著《突厥语大词典》中，也包括有很多医学谚语。生于1388年的乌太波依达克·特列吾哈布勒，不成婚生子，以自身做药物实验，专心研究医学而成就显著。1466年，哈萨克王艾孜加尼别达当面考察其医学知识，乌太波依达克对答如流，因此，他被国王聘请在宫廷居住，专门著书立说。1473年，他以三峰、六波为核心写就了《论哈医药知识》的初稿，亦称《奇帕格叶尔勒克巴彦》，新疆科技出版社曾将其汉译名称暂定为《哈萨克医药志》[①]。书中将哈医的理论概括为阴阳学说，即哈语所谓“吾孜叶克、科孜叶克”学说；天、地、明、暗、寒、热的六元学说，即哈语所谓“阿勒特吐乎尔”理论；气候学说（热阿依学说）；转化学说（阿拉玛斯木学说）；经络学说（特吾热拉吾勒、托热阿普学说）；元气学说（胡瓦提学说）等综合思维性质的学说。此外，书中还从分析还原角度记载人体解剖名称近500个，并将人体分为内藏的十二脏器和外观的十二器官，创立了人体生理解剖学说（吉克铁灭学说）；还创立了病因学说（斯尔哈提斯别布克叶尔学说）和体液学说（苏勒学说）等分析还原性质的学说。书中将药物分成寒、热、温、凉、大热、大寒六种性质，酸、苦、甘、辛、咸、平六味，同时也把药物性味归属于各个脏器与器官。该书共载有哈医4577张处方，其中有植物药728种，动物药318种，矿物药60种，总计1106种。这些药物中，有部分药物是哈医独有的，如瑞香一药，是瑞香科瑞香属阿勒泰瑞香（Daphne altaica Pall）的干燥皮和叶子，对气管炎、胃痛、风湿

---

① 努巴河提：口述史料。

性关节炎等有显著疗效①。在阴阳六元等综合思维和生理解剖、体液病理等分析还原思想指导下，哈医在医药理论和临床方面都取得了一定成就。

（三）初步体会

2009年9月，笔者一行6人亲自到目前世界上惟一仅存的哈医院即新疆阿勒泰地区哈医院进行考察，亲眼目睹哈医药浴疗治皮肤病风湿等病、针刺不同部位放血治疗高血压等多种疾病、塔尔米袋对可能产生压疮病人的护理技术（已取得国家实用新型专利）等，受到很大启发。初步认为：哈萨克民族在长期的生产生活和与疾病作斗争的历程中，已初步构建起自身的医药知识体系或曰理论体系，该体系有别于其他民族的医药体系，兼有东西方早期医药学术源头的宝贵价值，亦有许多至今仍在临床中适用的技术，应该发掘整理，不断地运用哈医药理论指导临床实践，研究提高。

四、裕固族医药源流

裕固族是甘肃省特有的一个民族，历史长人口少，主要聚居在河西走廊的裕固族自治县。裕固族主要族源是唐代居住在鄂尔浑河流域的回鹘民族，亦有少量蒙古人加入。9世纪中叶，回鹘民族的一支迁徙到敦煌（瓜州）、张掖（甘州）、武威（凉州）一带，故有“河西回鹘”之称。10世纪初，居住在甘州的一支强大起来，统领河西回鹘各部，故又称甘州回鹘，亦称“黄头回鹘”。元代时黄头回鹘被称为“撒里畏吾”。1226年，蒙古军队攻下撒里畏吾之地，回鹘人和蒙古人都居此地开始融合，原住民中亦有部分汉藏人。这些人经过长期融合，形成裕固族。裕固

---

① 王仁：《哈萨克药志》，第30页，乌鲁木齐：新疆科学技术出版社，2008年12月版。

族的语言亦属阿尔泰语系，有两个类型。其中靠东部的用“恩格尔”语，属阿尔泰语系蒙古语族；靠西部的用“尧乎尔”语，属于阿尔泰语系突厥语族。因裕固族自称“尧乎尔”，故对其正式命名是在1953年。根据他们自称的含义而定名为“裕固族”。

裕固族的医药卫生传统亦是多元的，但医药知识大多由本民族积累传承，中医药和其他民族医药知识也有渗入。为什么？因为甘肃地区居住着大量汉人，即使裕固人聚居之地也有汉人存在。另外，在裕固形成的民族来源中亦有汉人成分，所以，汉族传承着的中医知识可自然而然地传到裕固族中去。还有，裕固族周边地区生活着大量汉族，从汉地请中医治病亦是常有之事。因此，裕固族医药和中医药非常相似。

五、东乡族医药源流

东乡族是以居地命名的民族。以前甘肃省临夏州称为河洲，以州治所在地为中心，其周边分为东南西北四乡，其中居住在东乡的民族称为“东乡族”。该族现在仍聚居于甘肃省东乡县，部分散居于甘肃、宁夏、新疆等地。东乡族是一个融合性民族，其主要族源来自回回色目人、汉人、藏人、蒙古人。之所以说该民族具有融合特征，是因为东乡地区原来本居住着汉人、藏人，蒙古军攻灭西夏后，有部分蒙古人留居该地，汉藏蒙杂处。成吉思汗征服中亚，“撒尔塔”政权解体，其民众被编入蒙军东迁，部分留居东乡，故东乡族自称“撒塔”亦即“撒尔塔”。蒙元时期元军多次西征，从阿拉伯诸国和中亚补充大批兵源。在元军东返中原的沿途，必然驻扎部队并安置从中亚等地虏掠回的人口。这样，被虏回的许多回回色目人（主要是花剌子境内的回回人）仍被留在东乡，又长期和原住民进行文化交流，到明代时以地缘关系不断融合成一个新的民族共同体。

东乡族有本民族语言但没有文字，故医药知识多口耳相传。

东乡族的医药知识因有多个来源，故具有包容特征，其主要的知识还是来自中医。由于有回回色目人、蒙古人的加入，故体现游牧民族医药知识特点的痕迹仍存，如用新鲜的热动物皮外敷治病就是蒙藏人多用的方法。虽然东乡族中亦有回回人加入，但成吉思汗留居在此地的回回多为军人，其医药知识尚少，他门有病亦需要求助当地原住民，而原住民所掌握的医药知识亦多从中医来。是故，东乡族的医药基本上和中医药相似。

第四节　百越医药文化圈

一、壮族医药要点

壮族是汉族之外人口最多的民族，其历史亦十分久远。壮族现居地的广西壮族自治区辖境内有许多考古发现，其中旧石器时代晚期的“柳江人”，距今约五万年。新石器时代早期，继承柳江人体质特征的“甑皮岩人”与现代壮族人体质形态更加相似，其特点是面部低矮，塌鼻梁，颧骨较高，下巴微突。但是能否认为现存广西的壮族就是“甑皮岩人”的直接后裔呢？目前还不能定论，有待从甑皮岩人和现今壮族人线粒体 DNA 检测结果的相似程度作出推断。据汉文史籍记载，壮族之先民系百越的一支，也即和傣族有共同族源。其称谓多有变化，如西瓯、骆越、乌浒、俚、僮等。其语言属于汉藏语系壮侗语族。壮族先民认为宇宙分上中下三界，否认地心说。其起居卫生创干栏式建筑风格，即上人下畜。秦始皇于公元前 214 年平定岭南后，在广西设置桂林、南海、象等三郡，中原大量汉民亦同时迁来，壮汉民族相互间进行了包括医药知识在内的深广的文化交流。

壮族医药以本族医药经验为基础，不断吸收汉族医药知识，经过秦至隋长达千余年的积累传承，至唐代初步形成了医药知识体系。1161年，郑樵在《通志》中将医书分为26类，其中出现了“岭南方”类五部九卷，这标志着包括壮医在内的传统医药有了新的发展。宋代以降，壮医开始用“阴阳”理论整理提升自身内容，进一步使其知识形成体系，扩大了临床应用范围。明清时期，广西各地兴办医药慈善机构和医学教育机构，使壮医药不断发展。明末清初，各地兴办药市，壮族地区亦开始举办“端午药市”并形成制度。这一举措促进了壮医药学的发展。壮医在临床治疗方面具有较好疗效，尤其在瘴疟防治和其它地方病防治中成就突出。

在广西环江毛南族自治县，还聚居着一个“毛南族”。他们只有语言而无文字，其文化习俗多与壮同。毛南族语言属于汉藏语系壮侗语族水语支，其族源初步考证属于百越族中骆越的分支。因该民族人口较少，且没有文字，故其文化多口耳相传但具有个性。在医药卫生习俗方面，由于长期受到汉文化影响，故和中医药、壮医药有许多相似之处，限于篇幅，不多举例。至于其中独到之处，需要继续开展田野考察以凝练提升。在广西罗城仫佬族自治县还聚居着一个仫佬民族。该族只有语言而无文字，其风俗亦与壮族同。仫佬族在长期的生产生活中积累有大量丰富的医药知识，但并没有形成独立体系。他们的医药知识和中医、壮医相似。

二、侗族医药要点

侗族的历史也较久远，其语言属汉藏语系壮侗语族，因没有本民族文字，故在史籍中没有留下确凿的文献证据。即便如此，侗族则以“侗族古歌”的形式将其历史和经验知识传承下来，其中亦包括大量的医药知识。侗族信仰多神宗教，崇拜自然和祖先，认为“灵魂不死”，人死后，灵魂要返回到清浊水界边称为“天界”处。侗族信仰的多神中以女神为主，如医仙、药仙等，相传侗医的创始人“玛麻妹”就是女性，其丈夫“贯贡”为治母亲病寻医问药时巧遇她而后成亲，民间为他们编唱出名为《玛麻妹与贯贡》的古歌并传承至今。

侗族民间尚有“冲傩”习俗，冲傩前根据患者的天干八字和患病时间测算出是“命病”或“身病”，采取不同措施对待。其中针对身病还是采取药物疗法。侗医在人类起源问题上，坚持人与自然紧密联系、世界是物质本源的观点，认为人是由“天、地、气、水”四种物质组成的，因而其医药基本理论是以“天、地、气、水、人五位一体”的考察方法阐释人体生理病理并加以预防治疗。侗医关于人的生成观点和《管子·内业篇》中“夫人之生也，天出其精，地出其形，合此以为人”的观点近似，也与古印度、古希腊关于“风、火、土、水”四元素说相近。侗医认为风即气，水即血，气血对人体生命具有重要作用。在病因方面，侗医认为物理、生物、鬼神是三种致病因素，其病理变化亦有所不同。在疾病分类方面，侗医将疾病分为两大类，即冷病、热病。在治疗上，冷病即用热药，而热病即用冷药。侗医比较独特的治疗方法还有“拽七处”法。所谓“七处”是指“肚脐周围”、“头顶正中”、“两眉间”、“两耳两眼间近发际处”、“鼻根”、“下唇正中”、“虎口”等七个部位。医生对上述部位拽 7 次，或根据不同部位分别采用不同的措施，如肚脐处可以用姜葱或野薄荷等捣烂加酒轻揉。

侗医在经历史前医学、“冲傩医学”、经验医学基础上创立“命病”、“身病”学说后，逐步由经验医学向理论医学迈进。明清时期，相关县志和侗族地方志中有关侗医知识和事迹记载增多。明洪武年间，侗医王崇景（1368 ~ 1444）等就在剑河县的大、小广和南明等地行医。清道光六年（1826 年），剑河县凯寨侗医姜念儒著《本草医方》手稿，百岁侗医吴定元（1886 ~ 1991），著有《草木春秋》一书，论述了 72 病症的诊断治疗方法。其他侗医也都程度不同地作出了贡献。

侗族医药研究在近年取得很多成果。《中国侗族医药》是2011年出版的最新成果。相信在侗族医药专家委员会长期努力下，在各级政府和学会的支持下，侗族医药还将取得更大的成就。

三、瑶族医药要点

瑶族是中国南方人口较多的民族之一。瑶族有着悠久的历史和灿烂的文化。据《盘王卷蝶》记载："我盘古圣王，首先出身置地，凿开天劈开地，置立人民，掌管天下"①。中国民间也广泛流传着"自从盘古开天地，三皇五帝到如今"的传说。瑶族自称是盘古的后裔，并在瑶民聚居地亦有"世间最早我盘瑶"的传说。上述这些说法，虽没有正史根据，但口耳相传的历史我们也应作为重要参考资料。在汉代，瑶族属于蛮民族。但是蛮是一个统称，蛮族包括的民族很多。如《后汉书·蛮传》记载：汉惠帝三年（前192年），立摇为东海王。这个摇是人名，而不是瑶族人，他恰好是闽越人的首领，是越王勾践之后裔。根据新石器时代以来中华民族人口迁徙总的倾向，即由北向南的不断迁徙，我们认为瑶族从中原一带迁至华南的事实应该是存在的。

瑶族医药知识十分丰富，因没有本民族文字，所以没有专门的医籍留传于世。但在其它典籍和地方志中，关于瑶医知识的记载很多。如作为瑶家一宝的灵香草，在宋人著作中屡有出现。沈括《梦溪笔谈》在讲到灵香草时记载说："唐人谓之玲玲香，亦谓玲子香"。周密《齐东野语》记载有："方春时，瑶女数十，

---

① 瑶族过山榜选编，湖南人民出版社，转引自奇玲、罗达尚主编《中国少数民族传统医药大系》，第861页，内蒙古科学技术出版社，2000年3月版。

歌啸山翁，以寻药挑菜为乐”。瑶医认为人所以患病，均由风、气、虫、毒、饮食、外伤引起。此外，人体内部五脏六腑功能失调亦是产生疾病的主要根源。瑶医具有独到的诊断方法，如甲诊、掌诊、舌诊、耳诊、面诊等。在对于某些疾病难于作出诊断时，瑶医还发明了试验性诊断方法，如在诊断有无痧症时便可采用下列试验性方法，即生芋头擦手心法，嚼生芋头法，嚼生黄豆法，嚼生蓝靛叶法，尝烟油水法，搓毛法，刮法。瑶医的特点是医药结合，行医必采药、制药、配药，从不配备专门的抓药、卖药人员。在临床中，产后药浴（也叫产后月子药浴）是瑶医的一大特色。

瑶医虽然在理论体系中没有得到很好的构建，但临床诊疗方法和疗效是十分突出的。虽然瑶族的迁徙发展脉络需要继续深入地考明，但目前所掌握的史料足以说明，瑶族是一个历史悠久、文明和谐的优秀民族，是中国土著的古老民族，是中华民族大家庭中的重要成员。

四、畲族医药要点

畲族是分布于我国东南地区的一个历史悠久的民族。其族源现在没有清晰的考订，或独立发源，或与苗、瑶族有一定联系。《宋史·蛮夷列传》记载蛮夷人的生产和生活情况时笼统地指出：“其保聚山险者，虽有畲田，收谷粟甚少，但以药箭射生，取鸟兽尽，即徙他处”。故畲族自称“山哈”，哈在畲语中即客人之意。当地人称他们是“畲客”，这也有迁徙不定之意。现居“各地畲族都以广东潮州凤凰山为其民族发祥地，传说他们的祖先盘古就葬在凤凰山”①。若这个说法无误，则至少说明他们和

① 陈士奎、蔡景峰：《中国传统医药概览》，第640页，中国中医药出版社，1997年11月版。

瑶族是有谱系关联的。南宋末史书中始有“畲民”之称。之所以称作畲族，其中蕴含有该民族经常迁徙不定犹如客人，以开垦荒地刀耕火种原始的生产方式生存之意。畲族人口主要聚居在福建，但浙江、江西、广东、安徽等省都有分布，总人口近64万。畲族有本民族语言，但文字仍用汉文。畲族以农耕为主，多散居于边远地区人口稀少处，故交通多不便利，经济相对落后。畲族在长期生产生活中积累有本民族的医药知识。这些知识按照传统是传男、传媳而不传女，故在承传过程中常有断裂现象。畲族医药因实践人口不太多且承传不太广泛，故尚未形成体系，但所保留下来的医药知识技艺都是十分宝贵的。畲医认为：人体有六脏，即心、肝、脾、肺、肾、胆，各脏都有自己的“神”来主宰其生命活动，故有“六神”之称。在对人体结构认识上，畲医认为“人体有26骨节、72筋脉、12条血路、28脉”[①]。畲医分析病症只讲阴阳、不讲五行；治疗中亦体现热者寒之、寒者热之的原则；用药主张新鲜，隔年药多废弃不用，单复方均有，常用药300多种，有10余种已被《全国民族药志》收录。

畲医能够治疗的疾病较多，但其突出的优势，首在刮痧方面。但畲医所谓“痧”，范围较广，如把中暑、感冒以及身体不适都归入痧症，采取相应的方法予以治疗。由于畲医对“痧症”具有广义的理解，所以产生出“寒痧、迷痧、黑痧、绞肠痧”[②]等各种不同的病症，因而也创有抓、刮、捏、挑等多种治痧手段。畲医还注重发挥专科优势，视一技之长为己任，因而专科医生确有专长，例如霞浦县盐田雷氏接骨等。此外，当地患者根据

① 奇玲、罗达尚主编：《中国少数民族传统医药大系》，第903页，内蒙古科学技术出版社，2000年3月版。

② 奇玲、罗达尚主编：《中国少数民族传统医药大系》，第904页，内蒙古科学技术出版社，2000年3月版。

其综合疗效还充分认定其名誉，如福安县四大畲医就是民间认定的。

五、布依族医药要点

布依族是长期居住在贵州省的一个古老民族，云南、四川亦有分布，黔、滇、桂交界的南北盘江、红水河流域是其聚居地。其族源最早可以上溯到殷商时期的古越人，汉文史籍多称“百越”，属于百越族谱系列“骆越”的一支。随着时间的推移，汉文音译不断产生出多种谐音，骆越之名逐步由“僚”、“俚”代替，其中称“僚”的族群中就包含着“布依族”之先民。自唐代起，许多居处南方的民族统称“蛮”，到元代，史籍多称其为“仲家蛮”。明清时，布依族仍有多种称谓。1949 年后正式定名为“布依族”。布依族有语言而无文字，因地缘关系，不仅和汉族具有相互间文化交流之传统，而且和壮、苗等族亦有文化往来。布依族实行多神崇拜，一年中包括的节日较多，如三月三日祭祀社神，六月六日祭祀山神，七月十五日祭祀祖先等。

在医药知识方面，布依族在长期的生产生活中积累有丰富的医药知识。布依医认为产生疾病的原因主要有三条：跌打碰撞损伤、饮食药物不当、不适应气候变化。布依医将临床常见病症归纳为“七十二惊风”、“三十六癀”之说，合称为“一百单八症”。布依族因与汉族、壮族、苗族等具有广泛联系，因而，其医药知识和汉壮苗医药亦有一定关联。

六、黎族医药要点

黎族的称谓历代多有变化，这与各种史籍按谐音对译有关。古代“百越”人中有一支称为“骆越”人。而因历代谐音所致称谓之差异，骆越人渐有“僚”、“俚”之称。僚为布依族先民，而俚则为黎族之先民。考古资料表明，约 3000 年前，黎族先民就在海南岛生存繁衍，但“黎”族这一特定称谓在宋代史籍中才固定下来。由于黎族与汉族联系较为广泛，尤其在清代，黎族与汉族文化交流更加频繁，故在医药知识技术方面与中医药近似。本民族医药特色多与壮侗等医药同，此外还有某些个性，如黎族只用草药，根茎叶果等直接入药；不使用计量工具，只用手抓一撮配制药剂。另外，海南具有独特的地理气候条件，素有南方“天然药库”之称，种植药材面积较大，如槟榔、沉香等。海马被称作海南人参，具有极高的医用价值。

七、水族医药要点

水族长期生活在云贵高原苗岭山脉南边地区，较集中地为都柳江和龙江上游一带，其地理环境属于近亚热带高温多湿气候。水族只有语言而没有文字，其语言大致分为三种类型，即三洞地区、阳安地区、潘洞地区类型，但差异不大，可以互通。水族的族源来自于古代“百越”人中的“骆越”人，但其生活文化习俗与苗、瑶、羌、汉等族具有一定的联系。水族史诗《开天地·造人烟》曾描述其先民生活起居为：古父老，没啥遮掩，人挤人，岩坎避露，住岩洞，度日藏身，钻泥穴，当做居房。《太平寰宇记·岭南道贺州风俗》载该地先民“俗多构木为巢，以避瘴气”。水族的文化特征之一是多神崇拜，占卜求筮成风。其惟一存世的《水书》就是水族先民最早的古筮书。直至现在，水族民间仍流传着各种占卜方法如竹卜、石卜、草卜、蛋卜、鸡眼卜、铜钱卜、巫卜等。水族文化特征之二是崇尚《易》学，这也与预测人事吉凶、判断未来有关。由于上述两个特征的作用，水医看病多占卜和医疗兼施，从而形成巫医结合、神医两解之结局。水族聚居之地是瘴疟之区，因此，其地方病非瘴即疟。当地有民谣曰：“八月谷正黄，摆子鬼上床，十有九人病，无人送药汤"①。水族对于居地高温潮湿且瘴疟肆行的对策是早晚饮醇酒数杯以预防。是故，水族聚居地各家都酿酒，其中"九仟酒"最为著名。

水族医药知识与中医药多同，在阐述医理时也用取类比象的方法。水族药材资源丰富。其中许多中医不用或少用的药材水医却常用，如黄腊泡根、蜘蛛抱蛋、千年耗子屎等。还有一些药材和中医所用药用部位相异主治亦有别，如十大功劳叶（水医称梅敬），中医用全株，其功能是清热解毒，而水医则只用其根，治疗结核或肝炎。水医的治疗手段很多，独到的医疗经验也十分丰富，有待深入研究。

八、高山族医药要点

高山族是几个民族的统称。台湾原住民共有九族，即泰雅、赛夏、布农、曹、鲁凯、排湾、卑南、阿美、雅美族。此外还有平埔人，但已经全部汉化。从广义角度来看，高山族包括上述所有的十个民族。关于台湾土著民的族源问题，多数学者认为来自大陆古老的古越族，其余一部分是台湾原住民。原住民多来自琉球群岛、菲律宾、密克尼西亚等岛的居民。当然，据考古学家今年发掘出的旧石器时代（约15000年）遗址可以断定史前台湾人类活动的情况。其中台南左镇、台乐长滨乡八仙洞发掘出的旧石器是哪部分人打制的？这个问题目前还不好回答，但至少可以说明，台湾在旧石器时代晚期已有人类活动。从台湾发现的新石器时代的石斧、石刀、彩陶、黑陶等文物看，与大陆沿海的文物非常相似，这也说明台海两岸同属于一个文化类型。关于大陆居民与台湾高山族居民文化交流的文献记载则更多。《后汉书》称

① 奇玲、罗达尚主编：《中国少数民族传统医药大系》，第996页，内蒙古科学技术出版社，2000年3月版。

高山族为“大夷”，三国时沈莹的《临海水土志》称其为“山夷”，清代称其为“土番”，1949年后国务院正式定其名为高山族。

高山族有纹身、崇拜蛇、犬祭、墨齿等风俗习惯。明代郑和下西洋时到过台湾。清代移居台湾汉人逐步增多，1887年已经达到300多万。明清时期，台湾人已经认识到疫病的危害并自觉到深山老林中隔离避疫。大陆的医药卫生知识如珍珠平肝镇静、山百合根捣碎外敷治痈疽等传入台湾；大陆防腐技术不断传台，如泉州制作樟脑技术等此时亦传到台湾。台湾医药虽没有形成独立体系，但医药知识类同大陆，因而亦按照大陆中医的理论体系开展着医疗活动。

第五节　朝鲜医药文化圈

一、朝鲜文化圈概要

朝鲜族是一个跨境民族，其发展历史亦极为悠久。朝鲜族本来受汉文化影响最大，但因本书没有单列汉文化圈，所以将朝鲜族单列一个文化圈加以讨论，其中涉及汉文化内容也很自然。现存汉文史籍中，《史记》曾列有“朝鲜列传”。该传篇首就明确指出：“朝鲜王满者，故燕人也。自始全燕时尝略属真番、朝鲜，为置吏，筑鄣塞”①。《史记正义》对朝鲜的解释为：“括地志云：高丽都平壤城，本汉乐浪郡王险城，又古云朝鲜地也”。在《史记索隐》中，“案汉书，满，燕人，姓卫，击破朝鲜而自王之”。上述记载说明，朝鲜在战国时期，就隶属于七国之一的“燕国”。秦灭燕，属辽东外徼。徼，解释为边界或巡查。“汉

① 《史记·朝鲜列传第五十五》卷一百一十五，第2985页，北京：中华书局，1959年校点本。

兴，为其远难守，复修辽东故塞，至浿水为界，属燕"[①]。史记正义对浿水的解释为，"地理志云：浿水出辽东塞外，西南至乐浪县西入海"。可见在汉初，仍隶属于燕地。后燕王卢绾反，投靠匈奴，其属下卫满"聚党千余人，……居秦故空地上下鄣，稍役属真番、朝鲜蛮夷及故燕、齐亡命者王之，都王险"[②]。这些历史资料充分说明，先秦至秦汉之时，朝鲜人所居之地基本上属于古燕国之领地。目前，在中国境内朝鲜族聚居的延边地区，从考古角度虽然是智人阶段的安图人活动的地区，但安图人传承之脉络尚不明晰。从民族学角度看，先秦时期，在这一地区活动的人类，一直是女真、满族的祖先肃慎、挹娄等。后随着其后裔女真、满洲族先后向西南推进扩大领地，延边遂成为封禁区。19世纪中叶以来，朝鲜北部灾民越境迁至延边垦种。1881年，清政府开禁，实行移民实边政策，迁来延边的朝鲜民得到承认。1895年，日本侵入朝鲜，朝鲜人民更大规模地迁入延边。在历史上的数次大迁徙过程中，朝鲜人民亦将朝鲜医药知识带到延边等地并进行了传承。

二、朝鲜医药概要

朝鲜民族与中华民族的文化交流源远流长。南北朝隋唐时期，中国的学者多次赴朝传播学术，而朝鲜学者也曾多次来华进行学术访问。中华文化典籍《周易》等很早就传到朝鲜。朝鲜医学的理论核心是"四维四象"医学。其理论根据是"太极生两仪，两仪生四象"。朝鲜医药坚持"天、人、性、命"的整体观，创"阴阳四行学说"来阐释人与自然的关系以及人体的生

---

① 《史记·朝鲜列传第五十五》卷一百一十五，第2985页，北京：中华书局，1959年校点本。

② 同上。

理病理并指导诊断治疗。朝鲜医学以“四”为纲，把万事万物之理都用“四”来总结概括。如认为天机有四，即地方、人伦、世会、天时；人事有四，即居处、党与、交遇、事务。关于“性”和“命”，朝医认为：“天生万民，性以慧觉”；“天生万民，命以资业”。这里所谓“慧觉”、“资业”，都是指人类认识、改造客观世界的能力，所以告诫人们要“存其心，养其性”，“修其身，立其命”。朝医以“天、人、性、命”的对立统一观念解释天地人生的各个方面，如认为：“大同者天也，各立者人也；博通者性也，独行者命也”。

朝医以“阴阳四行”学说具体解释人体的生理病理并指导诊断治疗，在临床医学方面取得一定成就。朝医阴阳四象的思想来源于朝鲜典籍《天机大要》。该书指出：“太极生两仪”，“太极动而生阳，静而生阴，分阴分阳，两仪立焉”，“阳变阴合四象生焉”。朝医根据“太少阴阳之脏局短长阴阳变化”，将人分为太阳、少阳、太阴、少阴四象人，并指出“哀怒之气阳也，喜乐之气阴也”。“五脏之心，中央之太极也，五脏之肺脾肝肾，四维之四象也”。这四象的分属分别为：“肺象木，脾象火，肝象金，肾象水”。这与中医的脏腑属性比象是不相同的，只有肾象水是相同的。朝医在四行思想指导下，把人的躯体概括为“四焦”，把病因概括为“四淫”，即有“风寒暑湿”；“四情”则有“喜怒哀乐”。把伤害概括为“四伤”，即酒色、外伤、虫兽、毒伤。在治疗中坚持“辨象施治”原则，异病同象同治，同病异象异治，其所依据的事实都为“象”。

第六节　苗族医药文化圈

苗族医药具有悠久的历史，是中国传统医药中土生土长的独特重要的医药知识体系。之所以说苗医药之历史久远，不仅因为苗族口耳相传的历史事实值得引起学术界足够重视，而且还因为在汉文史籍中能够找到部分佐证。比如在反映儒家文化的十三经中，《尚书·舜典》提到舜的政治作为时记载有“流共工于幽州，放欢兜于崇山，窜三苗于三危，殛鲧于羽山，四罪而天下咸服”①。《尚书》是我国现存最早的史书，所记三苗之史实应该是可信的。相传三苗是苗族的主要来源。考“三危”一词，属于地名，《史记·正义》括地志云：“三危山有三峰，故曰三危，俗亦名卑羽山，在沙州敦煌县东南三十里”②。但苗民原住地在那里呢？《史记·五帝本纪》认为“三苗在江淮、荆州数为乱。于是舜……迁三苗于三危，以变西戎”③。“窜”在这里应理解为“迁”，白话文应为迁徙流放三苗于三危一带。在舜之前，与炎帝、黄帝部落同时存在的较大部落还有蚩尤部落。蚩尤部落多以农业为主，故对禾苗十分珍视。蚩尤部落战败后南迁，因而也应是苗族的较早先祖。苗族医药，可以说十分久远。西汉刘向在《说苑》中指出：“古之为医者曰苗父。苗父之为医也，以营为席，以刍为狗，北面而视，发十言耳。诸扶之而来者，举而来者，皆平复如故。”刘向的记载说明两点：一是，古代相传的著名医生有“苗父”其人；二是，苗父的医术很高明。但仅说明这两点后并没有说明苗父就是苗族先祖，这是一个很尴尬的问题。我们只能从字面上牵强地联系起来，权当苗父是苗族的祖先

---

① 《尚书·舜典》，见吴哲楣主编：《十三经》，第67页，国际文化出版公司，1993年12月版。

② 《史记·五帝本纪第一》，史记卷一，正义，第29页，中华书局，1959年9月校点版。

③ 《史记·五帝本纪第一》，史记卷一，第28页，北京：中华书局，1959年9月校点版。

加以理解，否则，便找不到更加准确的证据。

苗医药的学术相对于中医药来具有一定特色。首先表现在对“三”这个概念的应用上。道家认为：道生一，一生二，二生三，三生万物。苗族关于生成哲学则概要表述为事物生成有三大要素、三大关系、三大结局。道家思想直接影响中医学这是一个事实，而是否也影响苗医药呢？这个问题一下子说不清楚，但至少在关于“三”这个概念的运用上是有关联的。展开些说：苗族哲学的三大要素是搜媚若（能量）、各薄港搜（物质基础）、玛汝务翠（良好结构）。事物生成的三大关系是相资、相制、相征。事物生成的三大结局是胜负、难全、增多变好。苗族先民在探索生命起源问题时，形成了《事物生成共源根》学说。该说认为：事物生成的三大要素缺一不可，但第一要素是能量，原始能量就是生命的原动力，对生命活动始终起着主导作用。在人体生命形成中亦存在原始能量，称之为生灵能，它受之于父母，是人体生命活动的本能。第二要素是生成事物的物质，对于人体来说，即是形成人体的各种营养成分。第三要素是决定要素，对于人体来说，即生灵能按照一定秩序将人体必须的物质交合形成良好结构，使无生命物质变成生命体，再由简单生命体有机地交合成复杂的人体，以完成复杂的生命活动功能。

因为苗族生成哲学讲三大要素、三大关系、三大结局，所以苗族医药学在形成过程中亦体现这种哲学思想。在病因方面，苗医认为“无毒不生病”，导致人体疾病的主要原因是毒、亏、伤、积、菌、虫六种致病因素对人体的毒害。其病理机制是生灵能、营养物质、生理结构等三个方面的劣变。诊断疾病也要分别考察能量、物质、结构三个方面。治疗也要围绕上述三个方面对应地坚持调整、补充、改善三个原则，具体有针对性地实施十六大法和四十九套方术。这十六大法是指冷疗、热疗、提火、退火、退气、赶毒、败毒、攻毒、表毒、止痛、止泻、止塞、解危、健胃、帮交环、补体等。四十九套方术包括食疗、治神、冷浴、热浴、冷浸、光照、烫熨、烘烤、灌气、滚蛋、灰碗、麻醉、开刀、包扎、缝合、戢毒、化水、操练、冲喜、正骨、拔罐、刮痧、放血等。苗药分类亦依据事物生成的三大要素而分为三门，但每门类目数不等。调整门（调整能量）分为冷疗、热疗、提火、退火、止痛、止塞、止泻、健胃、帮交环类等；改善门（改善结构）分为表毒、赶毒、败毒、攻毒、退气、解危类等；补充门（补充物质）只有补体类药。苗药在采制、配方等方面亦都有较为独特的方法和技术。苗族鲜药是一大特色。

新中国成立后，党和政府认真贯彻民族平等团结的政策，使苗医药学获得发展的机遇。贵阳中医学院药学院设有中药专业（苗药方向），编有六种苗医药教材。黔东南州设有苗医医院和民族医药研究所。黔南州中医院设有民族医药研究所。以贵阳中医学院为中心，包括该院下设的民族医药研究所、第一附属医院下设的苗医科和药学院下设的苗医药教研室等，构成了贵州省苗医药医教研中心并日趋发展壮大。以近年苗医药科研成果为依托，苗药开发的企业也渐增多，如贵州百灵、德昌祥药业等，产值也逐年增高。贵阳中医学院还设有苗族医药馆，对苗医药文化作了展陈。

由于苗族在历史上迁徙频繁，故除贵州外，湖南、湖北等省均有分布，苗族学者更遍布世界各地。相信在当今科技条件下，苗医药在继承传统的基础上，必将吸收适合自身特点的现代科技知识，进一步发扬光大。

第七节 羌彝土家医药文化圈

一、羌氐戎族医药源流

羌族是中国历史上土著最古老重要的民族，他们不仅是中华民族（华夏民族）的重要组成部分，而且亦是汉族的重要来源。在传统所谓东夷、南蛮、北狄、西戎中亦有羌民成分。在政权建设中，羌族不仅参与缔造了夏朝、周朝等，而且还参与建设了许多地区性和少数民族政权。现存的羌、藏、彝、普米、拉祜、苦聪、景颇、阿昌、纳西、土家等民族都以羌族作为其主要族源。由于羌族在民族分化中具有源头地位，所以是其它民族所不能替代的。因为羌族在中华文明早期产生过巨大作用且现在仍发挥着重要作用，所以，我们对其谱系作一必要梳理。首先，甲骨文中相近似的有两个字被释为“羌”。《尚书·周书·牧誓》中记载武王伐纣时所带的部落有“庸、蜀、羌、髳、微、卢、彭、濮人”①。这说明商周时期羌族的存在。那么，在商之前羌族的历史是怎样的呢？我们再从古文献中寻找一些根据。《尚书·虞书·舜典》记载：舜“窜三苗于三危”②。关于这一事实，《史记·五帝本纪》记有在帝尧后期，“三苗在江淮、荆州数为乱。于是舜……迁三苗于三危，以变西戎”③。考“三危”一词，属于地名，《史记·正义》括地志云：“三危山有三峰，故曰三危，

---

① 《尚书·周书·牧誓》，见吴哲楣：《十三经》，第91页，北京：国际文化出版公司，1993年12月版。

② 《尚书·虞书·舜典》，见吴哲楣：《十三经》，第67页，北京：国际文化出版公司，1993年12月版。

③ 《史记·五帝本纪第一》，史记卷一，第28页，北京：中华书局，1959年9月校点版。

俗亦名卑羽山，在沙州敦煌县东南三十里”①。但同样在《史记·五帝本纪》中记述虞舜政绩时说：“南抚交阯、北发（北户），西戎、析枝、渠廋、氐、羌”②，这说明羌和苗在此时都已存在，无非是将三苗再迁徙于舜认为条件较差的羌族聚居地区即三危地区而已。由此看来，羌和苗都是中国古老的民族。至于后世人据《后汉书·西羌传》记载或认为羌出自三苗或三苗是羌的别支等争议有待深入研究，目前还不好得出结论。总的来说，羌族在中华民族大家庭中占有十分重要的地位，在民族形成和发展历程中，他和汉族的发展方向不同。费孝通先生指出：“羌人在中华民族形成过程中起的作用，似乎和汉人刚好相反。汉族是以接纳为主而日益壮大的；羌族则以供应为主，壮大了别的民族。很多民族包括汉族在内从羌人中得到血液。”③ 费老的这个观点是有根据的。

至于氐、戎与羌的关系，学术界认识也不大一致。笔者据目前学术界有关这个问题的研究进展，即一是甲骨文中只有“羌”或“氐羌”连用，而找不到“氐”单独用的根据；第二是周武王伐纣时只有“羌”而无“氐”；第三是《山海经·海内南经》虽属于惟一记载“氐人国”的文献，但专家考订该书是汉代的作品，从战国末以至秦汉时，羌族中确已分化出氐族，认为氐羌属于同源异流民族的初步结论，笔者是赞同的。至于“戎”与羌、氐的关系问题，学术界认识更不一致，概括起来，一说

---

① 《史记·五帝本纪第一》，史记卷一，正义，第29页，北京：中华书局，1959年9月校点版。

② 《史记·五帝本纪第一》，史记卷一，第43页，北京：中华书局，1959年9月校点版。

③ 费孝通等著：《中华民族多元一体格局》，中央民族大学出版社，1989年版。

“戎”是泛指，是祖国西陲的各个少数民族统称，包括羌、氐等，其根据是《礼记·王制》所谓：“中国戎夷，五方之民，皆有性也，不可推移。东方曰夷，被发文身，有不火食者矣。南方曰蛮，雕题交趾，有不火食者矣。西方曰戎被发衣皮，有不粒食者矣。北方曰狄，衣羽毛穴居，有不粒食者矣。”① 一说“戎”为特指，是一个独立民族，其族源为羌。其根据之一为《左传·襄公十四年》载范宣子斥责戎子“驹支”时说：“姜戎氏！昔秦人迫逐乃祖吾离于瓜州”②。其根据之二是《国语·周语》载周宣王三十九年（前789年），“王师败绩于姜氏之戎”句。另据考古学家和文字学家考订，羌族的主要姓氏是“姜”，这一点亦有大量证据故属于公论。既然如此，说“戎”之族源为“羌”亦不无道理。至于所谓“西戎”之称，确属统称，至少说明在是时“戎”较强大，故而含代“羌”、“氐”等民族而已。

上述考订之目的是要说明：在祖国西部边陲的古老民族“羌”是中华民族的重要族源，无非经过漫长时间的分化融合，仍坚持这一族名的人口不太多而已。羌族现主要聚居于四川茂汶、汶川、北川、理县等地。经过上述梳理，再根据口述史料是要说明现存西南地区的部分少数民族如纳西族、白族、彝族、拉祜族、苦聪族、普米族、土家族等亦是由羌氐族早期移民和现居地原始土著民为主融合形成。这些民族的医药传统相似且与中医知识体系相近。因这些民族语言有差异，故在医药名称上有本族独特的称谓而已。至于医药理论方面的建树亦有其创新之处如彝医的“清浊二气”学说、“哎哺学说”等，但在临床应用方面都

① 《礼记·王制》，见吴哲楣：《十三经》，第448页，国际文化出版公司，1993年12月版。

② 《左传·襄公十四年》，见吴哲楣：《十三经》，第794页，国际文化出版公司，1993年12月版。

有各自独特的经验总结。

羌族医药具有悠久的历史，这不是一句空话。现在许多中药名称和产地如羌活主产于羌族聚居地；五味子主产于五味山等都是中药中包括古老羌药的较好例证。羌医药虽在医药术语上和中医药不同，这是语言有别使然如称羌活为“寺格”，称大黄为“崇隔”等，但其知识体系和中医药近似，这也反映出汉羌民族极大可能具有同源性或较早的融合性。至于氐族和戎族的医药知识问题，因该两民族现在没有单独族群的存在，所以看不到现状，其历史上的医药知识通过民族融合业已渗入其他民族医药体系中，在此我们不作深入探讨。

二、彝族医药要点

彝族是分布于中国西南地区金沙江两岸四川、云南、贵州、广西四省区的民族。其人口亦达657万以上。彝族有本民族的语言文字，因此，其医药知识经验不仅靠口传继承，而且也借助文字进行传播。湖南工学院刘志一教授于1992年5月2日在《云南日报》发表文章，认为古彝文在9000多年前就已产生，这一结论虽有商榷之必要，但至少说明彝族的历史是久远的。1979年，楚雄彝族自治州发现一批古彝医文献，双柏县雨龙区老彝医杨思有捐献《双柏彝医书》，现藏楚雄州彝医院资料室。该书成书于明嘉靖四十五年（1566年）。就目前医药文献而言，较早且存世的还有《作祭献药供牲经》等。此外，其它典籍中也有关于医药知识的记载，如《劝善经》、《西南彝志》、《宇宙人文论》等。彝族的形成与羌氐族的移民迁入有关，故在族源上和羌族亦有一定的渊源关系，其变迁细节有待进一步考明。但自其居住在金沙江畔后，再没有进行过大的迁徙，故其族源谱系较为单纯清晰。

彝医的基本理论是“清浊二气学说”。彝医认为：气是构成物质的基础，清浊二气是万物的总根。这和中医的气、阴阳概念相似。彝医亦有阴阳概念，即清气为阳，浊气为阴。清浊之气形成天地之后，天地之气又相合产生“哎哺”，哎就是乾，哺就是坤。哎哺又是构成自然界金、木、水、火、土基本元素的原始物质。哎为父，哺为母，哎哺结合又产生“鲁、且、亨”等儿子和“朵、舍、哈”等女儿，这些儿子和女儿相结合，又产生出许多儿孙。彝医认为：人体组织结构必然与天地相仿，五行中的水就是人体的血，金就是人的骨，火是人的心，木是人的筋，土是人的肉。彝医认为清浊二气在体内沿着一定的路径循行，故名“气路”。这种气路也称为“经络”。《西南彝志·论人的血气篇》认为：“清气三条路”，“浊气三条路”。这清浊二气的六条气路各有固定的循行路线，如第一条气路，经过心中，第二条气路经过肝和肺，第三条气路发源于中焦。

彝医的病因概括为六种，即外邪、瘴疠之气、饮食、劳倦、外伤、虫兽伤等。在疾病发生发展过程中，彝医不仅注重外邪的致病作用，而且还注重内因致病的危害，在治疗中，内外兼顾。彝医注重疾病预防，强调天人相应，强调要注重顺应自然变化，注重环境对人体的影响，强调要“择地而居”。彝医还提倡优生优育，强调体质在疾病预防中的重要性，在临床医疗中治疗效果显著。彝医和藏医一样还开展医算活动，现存的医算书有云南双柏的《看人辰书》和四川凉山的《医算书》。医算对人的健康咨询也能发挥一定的作用。

三、土家医药要点

土家族是中国境内鄂西湘西一带的土著民族。初步考证，其族源与羌氐民族有关。从其居地之地缘角度观察，其族源还应与苗、瑶等先民具有一定联系。其先民长期居住在武陵山脉地区，过着刀耕火种的生活。因其居地山高林密、草木丛生、野兽毒蛇出没，故药材资源十分丰富，治疗毒蛇咬伤的药物举国闻名。在医药保健方面，土家族先民曾经过较长时间的巫医并存阶段。土家族没有文字，也没有专门从事医药的人员，但大多数人却通晓医术。他们一边从事农业，一边行医，是地道的不脱产医生。虽然土家族不设专门医生，但医药知识十分丰富。因土家族是土著民族，所以和中医药具有长期的交流历程。在医药学术方面，土家医坚持天人合一的观点，强调人与自然的和谐统一。在哲学层面坚持“三才”思想，将天、地、人称为三才，并将天上、地下、人中的思想运用于医学的掌诊中即掌纹诊断中，以上候上病、中候中病、下候下病。因土家医关于“三”的概念的运用，是其医药知识的纲领，所以，孙思邈关于“三元论”的思想被土家医完全接受。三元即头元、腹元、足元。三元的统属，分别为头元统神智和全身；腹元统食物受纳运化；足元统行动。三元功能必须协调，否则出现病态。明代，中医阴阳理论被土家医吸收，因而，在人体生理病理阐释方面，也出现了用阴阳说明医药机理的活动。

土家医在人体结构功能方面具有独到的认识，认为人由三元、十窍、肢节、筋脉、气血精组成。其中三元的划分有独到之处，即上元为天，包括脑、心、肺；中元为地，包括肚、肠、肝；下元属水，包括腰子、尿脬、养儿肠或称精华脬，是人体生命发生之根。十窍中除眼耳口鼻等外，还包括汗孔。土家医在病因的认识上也和其它民族医不同。认为主要由瘟气、饮食、劳伤、情志、惹因、内虚引起。其中瘟气指气候变化和动植物腐败所成之致病因子；惹因指惹来的病因，主要指传染病、流行病。土家医在诊断方面发明了循时诊脉法，即将一天分为十二个时辰，根据不同疾病而在相应的时辰诊脉。在临床方面尤长于蛇伤救治和骨伤科医疗。土家药分为文药、武药两种；又分属为寒、热、平三性；归属于辣、甜、酸、苦、麻五味。药物配伍亦有禁忌，名为十四反。

四、拉祜族医药概要

拉祜族主要分布于云南省思茅、红河、玉溪、楚雄、西双版纳等地。其语言属于汉藏语系藏缅语族彝语支。该民族所使用的文字有几次变动。唐宋时期曾使用梵文；20 世纪初曾一度使用类似拉丁字母形式的所谓“老文字”；1957 年以来使用新创的拉祜文。拉祜族的族源极大可能是羌、氐民族。先秦时期，拉祜族先民属于氐羌民族的一部分还在青海、甘肃一带游牧。秦王扫六国时，拉祜一部分归入秦；另一部分为避秦之统治向南迁徙。西汉时期，南迁拉祜在四川西昌定居，东晋常璩在《华阳国志·南中志》中把这部分移民称作“邛笮五夷”。唐代，这部分人又迁到洱海流域，《新唐书·南蛮传下》又把这部分人称为“锅锉蛮”，此名沿袭至清代。在这一期间，南诏主于 756 年前后修建东城（今昆明市）时，将该地聚居的白蛮（白族之先民）迁往大理，在其腾空地域又将乌蛮（彝语支之先民）迁来居住。“锅锉蛮”是乌蛮的一个分支，他们继续南迁至今临沧地区的云县、耿马、双江一带，其中一部分又迁至金平、元阳、绿春等地。雍正四年（1726 年），清王朝实行“改土归流”政策，思茅、景谷、墨江等地的拉祜人不断起义，清廷又将他们迁到澜沧江以西的西盟、勐连等地并蔑称他们“猓黑”，1953 年，中央政府尊重该民族之意见正式定其名为“拉祜族”。

拉祜族在长期的生产生活中积累有丰富的医药知识。拉祜医认为：人是由头、胸背、四肢三大部分组成；人有三关即口关、肛关、鼻关。在病因阐述上，拉祜医认为：气候的变化是生病的原因，人最易在节气变化时生病，寒风火气湿是致病的直接原因。拉祜医将疾病分为六症、六类、三伤。所谓六症，是指惊、淋、火、寒、虚、闭；所谓六类，是指水病、气病、风病、痨病、风湿、疱疮类；所谓三伤，是指跌打损伤、刀枪伤、蛇虫咬伤。在治疗方面，拉祜医方法众多，其临床经验亦十分丰富。

随着近年人类学科学研究的进展，有报道认为苦聪族是从拉祜族中分化而来。其证据是他们的语言非常近似，生活习俗亦大同小异。关于这个问题，需要通过田野调查，在文物和文献的证据方面作深入研究并且得到该两个民族的认同才能最后得出结论。

五、普米族医药概要

普米族现较集中居住在云南省兰坪、丽江、维西、木里、宁蒗等地。普米族语言属于汉藏语系藏缅语族，其中木里、宁蒗地区的普米族曾一度使用以藏文拼写的文字，现在普遍使用汉语。“普米族，属于我国古代游牧民族氐羌支系”①。汉文史籍多称其为“西番”、“巴苴”等，而普米族自称“普米”，意即“白人”。普米族先人早期曾在甘肃、青海、四川等地游牧，极大可能属于氐羌民族。后因寒冷，逐步向南方温热地区迁徙。公元7世纪之前，普米族是西昌地区的主要民族之一。13世纪蒙元大军进攻云南，原居西昌地区的普米族一部加入蒙古军，后留居现居地。普米族崇拜祖先亦崇拜多神还多有喇嘛教和道教信仰。他们以农为主，兼有牧副业。

普米族因没有本族文字，对医药知识的传承仅靠口耳相传方式衔接。普米族的医药知识和中医相似，但有本民族的独特术语，如称麻疹为“绒念”，白喉为“故子平年”等，在临床经验方面亦具有本民族特色。20世纪90年代，和胜主编的《普米族单方治疗杂病手册》问世，对普米族医药知识进行了总结。该书亦包括了纳西、傈僳、白族、怒族的部分医药经验。

---

① 奇玲、罗达尚主编：《中国少数民族传统医药大系》，第1203页，内蒙古科学技术出版社，2000年3月版。

六、白族医药概要

白族是西南地区古老的民族，汉文史籍中所称之“僰人”、“滇僰”、“白僰”即是白族先民。《吕氏春秋·恃君览》始见“僰”字，其先民是长期居住在中国西部的羌氐等民族。公元前182年，西汉政权在四川和云南交界之地设置“僰道县”。宋代白族先民建立大理国。白族现聚居于云南大理白族自治州，散居于贵州毕节、四川凉山、湖南桑植等地。白族只有语言没有文字，白语属于汉藏语系藏缅语族。白族在长期的生产和生活实践中积累有丰富的医药卫生知识。明代白族李星炜著有《奇验方书》。白族民间流传着《创世纪》的民间诗歌，描述盘古开天地的故事。还有踏歌是他们载歌载舞的艺术形式。“三月街”是白族人民盛大的节日，具有上千年历史。

1949年以来，在党和政府关怀下，白族医药知识在广泛收集民间口传知识的基础上，经过临床验证，其经验不断丰富。1979年，大理州药品检验所整理编写出《大理白族自治州民族药》一书，对民族药之继承发展起到一定作用。1992年，《大理中药资源志》出版，其中属于白族药材的品种亦很多。白族和汉族交往的历史十分久远，因而，白族医药知识除本族人民长期积累外，很多从中医药体系中吸收过来，加上自身的再次实践验证，不断产生体会和心得，从而亦丰富了白族医药的内容。

七、纳西族医药概要

纳西族主要聚居于云南丽江、永宁和四川、西藏等地。纳西族之族源是羌氐族。其根据如下：东汉后期，居住在四川越嶲（今称越西）的叟、摩沙民族的一支迁徙到雅砻江流域。考“叟”作为民族之称谓，出现于汉武帝元封二年（前109年）以后，亦即白族之先民“叟”或“僰”之称谓，而他们又都是羌氐民族的移民。3世纪，摩沙民族语系为彝语，但使用东巴文和哥巴文两种文字并创造《东巴经》。南北朝时期，纳西族的一个分支迁到金沙江以南地区。10世纪初，纳西族由游牧方式逐步转变为农业定居方式。唐代，纳西族创造象形文字，在南诏、吐蕃文化影响下产生“东巴教”。

纳西族是一个文明程度很高的民族。在医药卫生方面除本族人民的长期积累外，还广泛吸收中医药、藏医药知识，不断形成自己的体系。纳西族在历史上留下许多医药文化典籍如《崇仁播迪找药》、《点龙王药经》、《神将药品经》、《几扎普米》、《驱瘟疫鬼经》等。虽然这些书中亦有医药知识，但多数文字是对病魔恶神的咒语。清代有一本《称恩说律》医书，记载许多医药知识，为纳西族行医者必读之书。纳西人认为，人与自然是同父异母兄弟，人所以产生疾病，是兄弟不睦之结果。这个观点与著名科学家雷内·杜勒斯所谓：“在大众的心目中，通常把疾病归咎于细菌，而事实上，疾病是人与环境相互作用的结果”①。笔者和顾漫博士于2010年8月到丽江古城采访了纳西族老医生和棕先生，他于1942年出生，13岁时跟随其母亲学习纳西医学，主攻狂犬病、癫狂病、抑郁病、肿瘤等，后来曾学习过中西医学，有行医执照，在当地颇有名气。“文革”期间，他所收藏的18本纳西医药书被毁坏，但其内容现在还能背诵下来。和先生还能用纳西语唱出祝贺新婚的歌，当地青年男女结婚时，必请和先生出席歌唱。笔者感到，和先生所掌握的纳西医药知识急需整理，条件成熟时，和先生可以作为主要代表，将他所掌握但别人不知晓的纳西医药知识申报世界非物质文化遗产。

与纳西族相类似，历史上以开采盐矿著名的景颇族、以铸造钢刀著名的阿昌族亦是古羌族的重要分支或者说有羌族的参入。

---

① 《健康与疾病》（生活科学文库），第1页，科学出版社，1981年版。

由于这些民族人口较少，留存的医药文物亦少，对他们医药文化的考察，一方面可以和羌、彝、纳西、普米等族进行比较研究，另一方面还需要通过田野考察方法进行清理。

八、佤族医药概要

佤族“主要居住在云南西部的沧源、耿马、西盟、澜沧、孟连等地”①。佤族在长期的生产和生活实践中积累了丰富的医药知识，为本民族健康作出较大贡献。佤族据其居地之分析，对其族源进行推断的话，极大可能亦是羌氐民族迁徙到此地的一个分支，这个问题需要作专门研究，现在所作结论还为时过早，只不过抛砖引玉而已。郭绍荣先生自1982年以来一直研究佤族医药，已取得一定进展。

佤族医药的基本体系和中医药体系相近，但在临床诊断治疗方面显示有自己的特点，如中医讲望、闻、问、切，而佤医讲一问、二看、三号脉。在使用药物方面多用当地可取之药材，如用豪猪毛碳化研细后开水冲服治疗鼻出血；大象皮研粉治疗刀枪伤和胃溃疡出血。在药名方面当然根据语言之差异亦不相同，如中药“百部”佤药称为“九股牛”；中药“白及”佤药称为“小白鸡”等等。由于历史原因，佤医药还没有得到应有的重视和发掘，这是今后应该重视的事。

第八节　通古斯医药文化圈

一、通古斯文化圈概要

通古斯文化圈是笔者的一个自定义，是基于语言分类和宗教

---

① 奇玲、罗达尚主编：《中国少数民族传统医药大系》，第1245页，内蒙古科学技术出版社，2000年3月版。

信仰等因素考虑定义的。因为女真（满族）、鄂温克、鄂伦春、赫哲等民族所操语言多属于阿尔泰语系满—通古斯语族，在宗教信仰方面原初多信仰萨满教，故根据这几个民族文化的相似性，把他们放在一起加以分析讨论。这里并没有认为他们的族源脉络是完全相同的，但因为这些民族所居之地多在通古斯文化圈覆盖中，故放在这个文化圈中加以讨论是可行的。通古斯文化圈中的代表民族是满族，但通古斯的名称却来源于鄂温克族。据初步考证，通古斯文化圈中的民族具有融合特征。原居住在西伯利亚的鄂温克民族本来亦居住在内地，后由于多种原因定居在西伯利亚。鄂温克是自称，而其邻居库雅特人称其为“通古斯”，由此，后来的语言学家把语言结构相似且信仰萨满教的满、鄂温克、鄂伦春、赫哲等民族统称为通古斯民族。了解了这一点，对于我们了解这些民族的医药源流不无裨益。

二、满族医药源流

满族，亦称满州族，其族源可溯及至商周时期的肃慎先民，其后称谓不断变化。汉晋时称挹娄，南北朝时称勿吉，隋唐时称靺鞨，辽宋时称女真。该民族在兴起过程中先后建立的渤海、金、清三个政权无直接继承关系。渤海为粟末靺鞨所建。金朝由黑水靺鞨之后裔女真中的完颜部所建。清朝则由黑水靺鞨之后裔女真中的建州部所建。满族构建的医药卫生知识体系，其源头久远。与其具有共同族源的女真所建的金朝，承前启后，构建起本族传统与汉族传统相结合的医药卫生知识体系和管理体系。满族对此统系亦进行了承传。

女真完颜部贵族在所建金朝之初还只有本族的简单称号。熙宗时皆废。自太宗始渐袭辽、宋旧制，用汉官名。其稍不同者为以尚书省总揽政务而不设中书门下。六部官制大体均承前。大抵金制是缺乏系统性的，往往随事置官，有旁见侧出之弊。如惠民司掌汤药而又隶属于礼部。金代医药机构之设置要比辽代详备。金代始设太医院，取代辽之太医局而主管医政及医药事务。其隶属于宣徽院。地方医学此时也有设置。如“大兴府学生 30 人，余京府 20 人，散府节镇 16 人，防御州 10 人；每月试疑难，以所对优劣加惩劝，三年一次，试诸太医，虽不系学生，亦听补”[①]。太医院中还设有医散官，按天眷（1138～1140）制：医散官自从四品到从九品共十一个等级，每一品中还有上、中、下或上、下之分，参见本书第四章第三节金代医散官名称品位表，此处不作展开。

金代宫廷内还设有御药院和尚药局等。御药院设于明昌五年(1194 年)。其长官为“御药院提点，从五品，直长正八品，掌进御汤药”[②]。此外还设有都监，正九品，这些医官一般由亲信内侍人充任。尚药局隶属于宣徽院，“尚药局提点，正五品，使，从五品，副使，从六品，掌进汤药茶果”[③]。金代太后及两宫官属有“医令，正八品，医丞，正九品”[④]，均系哀宗正大元年（1224 年）置。皇后位下，还有掌馔、奉馔各一人，掌饮食汤药、酒醴、蔬果之事。这些医职，一般都由尚药局、太医院医官兼任。詹事院东宫官属有修药，正八品；奉药，正九品，承奉医药。宫人女官职员品秩皆从唐制，其医官有“司药二人，典

---

① 元·托托等撰：《金史》选举一，志第三十二。

② 元·托托等撰：《金史》卷五十六，百官二，志第三十七，第 1261 页，北京：中华书局，1976 年版。

③ 元·托托等撰：《金史》卷五十六，百官二，志第三十七，第 1260 页，北京：中华书局，1976 年版。

④ 元·托托等撰：《金史》卷五十七，百官三，志第三十八，第 1303 页，北京：中华书局，1976 年版。

药二人，掌药二人，女史二人，掌医药”[①]。金兵在攻陷宋汴京、掳回徽钦二宗之同时也掳回宋宫廷内诸科医生数百名，医书和药物也很多，光宋太医局之灵宝丹就有28700贴。

除上述机构设置外，金代还在礼部之下设置惠民司，掌修合发卖汤药。所设医官有令、直长、都监等。大定三年（1163年）有司奏称：惠民岁入息钱，尚不够开支官吏薪俸，金世宗以设惠民司本为济民疾病，不能裁撤，但令减员而已。金代南北文化广泛交流融合，金王朝广泛吸取唐以来汉族封建统治者医药机构设置之经验，结合本民族传统，设置了一套以保障宫廷人员健康为重点的医药机构。金代医药组织机构设置之经验为其同源满族提供了重要的参考资料，对后金乃至清朝医药机构制度之建立和完备也具有一定影响。

满族民间患病者向有依靠萨满诊治之俗。入关前曾兴医除巫，民风遂变。满人久居之白山黑水，太祖颂为灵药应候挺生之地，故民间不乏医药知识。明嘉靖三十九年（1544年），朝鲜李朝中宗大王有病，向满人求取乾水和清心丸医治而愈。满族重视食疗，常以贯众菜等加盐或醋糖制成酸水食之。常用猪胎疗法补气活血。满族利用自然环境开展医疗保健历史久远，洗温泉治疗病体形成习惯。入关前，痘疫长期威胁着满人的生命安全。明万历四十一年九月（1613年10月），努尔哈赤攻克叶赫兀苏城，时痘疫流行，破城后尽焚其庐舍。皇太极前往诸子避痘处时，免用仪仗。顺治帝晚年，指令收集汉医典籍，汇编成《医疗通书》。其染痘而崩，凡出痘公主、福晋、格格等吊丧者集于崇政殿哭灵，未出痘者都集中于西北候梓宫。雍正朝先后写出手抄本《天花探源》、《热病诊治》等书。道光朝又写出手抄本的《痘症

---

① 元·托托等撰：《金史》卷五十七，百官三，志第三十八，第1298页，北京：中华书局，1976年版。

诊治通解》、《重订引痘新法》等书。满族医学知识体系和藏蒙医学、汉族医学相关联，其医药经验亦师徒传承。

三、鄂伦春族医药概要

鄂伦春族是长期居住在大、小兴安岭一带的游牧民族。现分布于内蒙古自治区鄂伦春自治旗和黑龙江呼玛县、爱辉县等地。鄂伦春族以骑马狩猎为生，勇敢而幽默，1949 年后林木业并举。该族只有语言而没有文字。其语言属于阿尔泰语系满—通古斯语族，与鄂温克族十分接近。鄂伦春族在长期生产生活中积累有丰富的医药卫生经验。用药以植物药和动物药为主，其中药食两用者居多。在临床治疗中，鄂伦春族擅长治疗外伤、骨折、疮疡、关节疼痛等疾病。鄂伦春族以单方、验方治疗为主，配制简单方便，其用药依据主要是口耳相传的经验。

四、赫哲族医药概要

赫哲族是女真族先民留居原始发祥地的一个部分，其医药文化传统和满族相似。因其长期居住在黑龙江、松花江、乌苏里江等所谓“三江流域”，所以主要的生产方式是捕鱼，是故有文献称他们是“鱼皮部”；又因该地寒冷多雪，该民族的交通工具多用狗拉雪撬，是故，也有文献称他们是“使犬部”。赫哲族人口很少，其原因是早期部落中的大批人口向内地温暖地区发展，有的脱离捕鱼业而学习农耕技术，以致发展为后来的女真、满族等，并建立了辖地大小不等的政权。由于赫哲人没有文字，所以，其医药卫生知识只有靠口耳相授进行传承。

第九节 其他民族医药源流

一、云南地区人口较少民族医药卫生概貌

在云南省，现在已识别的人口较少民族有独龙族、德昂族、怒族、布朗族、傈僳族、哈尼族等。这些民族世代多居住在高山森林环抱地区，不能说与外界隔绝，但至少可以说外来文化传入较少，因此，仍长期保留着自己民族的传统习俗。这些民族是怎么形成的？他们的民族谱系至今尚不十分清楚，个别民族靠口耳相传还保留着本民族的历史传说，同时亦保留着本民族的医药卫生习惯。对这些民族医药卫生实态的考察，还需要用人类学田野考察方法进行，现在，我们不能武断地作出结论。但是，仅就人口较少这个事实来说，其医药知识和习俗的实践范围是有限的，可能有闪光点，但形成知识体系的可能性较小，故在本书中点到为止，暂不作深入考究，留待今后田野考察时详细考明。

二、新疆地区人口较少民族医药卫生概貌

新疆自古以来是多民族聚居地区之一，时至今日，全疆仍有40多个民族存在，构成多民族和谐共处、相互学习提高的社会实态。我们先把视线放在人口较少民族上宏观地加以审视，而对于人口相对较多的民族则列出专题加以讨论。新疆地区现存的塔塔尔族、俄罗斯族、乌孜别克族、塔吉克族、柯尔克孜族等是人口较少民族。这些民族多是跨境民族，如俄罗斯、乌孜别克、塔吉克等。塔塔尔族、柯尔克孜族虽然在世界目前的国家中没有该族相对应的国家政权，但周边国家尚存在着他们的同族，如塔塔尔族、柯尔克孜族在俄罗斯和中亚部分国家也有分布。基于这样一个事实，这些人口较少民族的医药卫生知识，我们需要站在国际角度，对这些民族聚居的国家和地区进行考察，才能得出相对

准确的结论，故在此处亦不展开。

三、其他地区人口较少民族医药卫生概貌

除上述简要概述的分布在新疆、云南地区人口较少民族外，全国其他地区仍存在着人口较少的民族如珞巴族、门巴族、京族、保安族、仡佬族、撒拉族等。这些民族由于人口较少，其医药卫生习俗的实践群体较小，故而亦尚未构成医药卫生的知识体系，在本书中亦不予展开讨论。

第四章　辽夏金元医药制度

第一节　辽夏金元政治概要

辽夏金元是几个由少数民族贵族为主建立的政权。本节内容的时段自辽太祖公元916年建立辽国起至明太祖洪武元年（公元1368年）建立明朝止，历时四百五十二年；此间，与辽金对峙的两宋医事制度不包括在内。

辽是中国北方由契丹族建立的与北宋长期对峙的割据政权。契丹族主要居住在辽河上游的西拉木伦河流域。公元907年，契丹部落联盟首领耶律阿保机开始大规模地对周围部落进行兼并，公元916年始称帝，建辽国。阿保机晚年，灭掉了东北方面的渤海国。耶律德光即位后，又侵占了燕云十六州。公元960年，赵匡胤在陈桥驿兵变建立北宋，此后十七年平定中原及江南诸割据政权，又试图以武力收回燕云十六州，但在979年高梁河（今北京市城西）之战和986年岐沟关（今河北涿县）之战中，都遭到惨重失败。此后，宋辽对峙长达一百多年。

宋辽对峙期间，居住在长白山与黑水（黑龙江）之间的黑水靺鞨后裔女真族逐步强大起来。公元1115年女真族较大的完颜部落首领阿骨打建立金国，1116年率兵攻占辽阳。1120年，金攻占辽的上京临潢府，1122年攻占辽的中京大定府、西京大同府、南京析津府（今北京）。1125年，金灭辽。第二年金军进攻宋首都开封。1127年4月，北宋亡。5月，赵构在归德（河南商丘）被拥为帝，建立了南宋。至此，又出现了宋金长达一百多年的对峙局面。两宋与辽、金对峙的同时，在中国西北部还并存着一个由党项羌族建立的西夏政权。

宋金对峙之际，北方蒙古族崛起。公元1206年，成吉思汗统一了蒙古各部，建立了奴隶制国家政权。以后又向南方发动规模更大的进攻，先后灭掉西夏和金朝政权。1271年，蒙古族统治者将国号由“蒙古”改为“大元”。1279年，元王朝南下再灭南宋，结束了自北宋与辽、金、西夏对峙以来长期分裂的局面，再次实现了统一。

辽夏金元四个王朝都是由中国北方四个人口较少民族建立的政权。因而，这些王朝的政治制度都是各自民族原有制度与汉民族制度交错结合之产物。辽国官制，分辽官、汉官两大系统。辽官称北面官，汉官称南面官，北面官中又“分北、南院。北面治宫帐、部族、属国之政，南面治汉人州县、租赋、军马之事”①。辽官之中北南两面官的最高机构分别为北南枢密院和北南宰相府；汉官则与唐宋之制同，最高管理机构是中书省（初名政事省）。11世纪，在今甘肃、宁夏、青海、陕西、内蒙古等省的全部或部分地区，由党项羌建立了西夏政权。元昊将节度使之官制升格，设置中书、枢密和若干司，任命宰相、侍中、太尉等官职，建立十二个监军司（军区），其中一个名“甘肃监军司”②（驻甘州山丹），甘肃之名由此沿袭至今。金朝政治制度基本上采用辽宋旧制。中央设尚书省，总理国政，下设六部。军事上设“都元帅府”，后改为枢密院。元朝政府在组织结构方面，继承唐宋制度，吸收金朝统治经验，沿袭蒙古旧制并加以调整而成。其中央一级行政机构改三省为中书一省制，下设六部。元代中央军事机构是枢密院。元代重视宗教，在中央设总管宗教机关

---

① 《辽史·百官志一·志第十五》

② 陈炳应、卢冬著：《古代民族》，第240页，兰州：敦煌文艺出版社，2004年2月版。

"大禧宗礼院"。元代地方行政机构最高的一级为行中书省（简称行省），行省之下还设路、府、州、县。总之，辽、夏、金、元四个王朝向南扩展以及与中原汉文化交流融合一代胜过一代。因而在医政方面，这一时期也出现了交错结合的复杂局面。

第二节　南北医药政策的交流融合

一、保护医生、药物互市等政策使医药学术广泛交流

辽、夏、金、元的对外军事战争都是极其残酷的。屠城也是他们常用的手法。因此，每逢战役，人民死伤是极其惨重的。而医生是保护人类健康的使者，即使辽、夏、金、元这样野蛮残酷的扩张战争，对医生、工匠等技术人员也都采取了保护措施。如元世祖（忽必烈）在至元十二、十三、十八年先后三次遣使江南搜求名医等技术人员。至元十八年（1281 年），明确诏令搜求"前代圣贤之后，儒医卜筮、通晓天文历数，并山林隐逸之士"①，其中儒医也在保护之列。此外，元统治者还注意从"军中求儒、道、释、医、卜者"②。他们搜求医生等艺匠人员的目的是为他们的封建统治服务。

辽、夏、金、元统治者不仅在战争中注意保护医生艺匠等人员，而且在非战争之时，也注意从江南及国外等地诏求医生、医书为他们服务。辽天显十二年（937 年）"十一月己未，遣使求医于晋。己丑，医来"③。统和十九年（1001 年）春正月，甲

---

① 《元史》卷八十一，志三十一选举一，第 2034 页，北京：中华书局，1976 年。

② 《元史·姚枢传第四十五》卷一五八列传四十五，第 3711 页，北京：中华书局，1976 年。

③ 《辽史·太宗纪第三》，第 41 页，北京：中华书局，1974 年。

申，“回鹘进梵僧名医”①。“初契丹医人鲜知切脉审药，上命庶成译方脉书行之，自是人皆通习，虽诸部族亦知医事”②。宋辽对峙之前，五代多数时间对辽采取防守态势，因此经常向辽进贡金银财宝医药等。如辽应历三年（953 年）即后周广顺三年，“九月庚子汉遣使贡药”③。从辽神册五年（920 年）至应历四年（954 年）的三十多年中，五代政府及南方割据政权向辽多次进贡香药、茶药及犀角珊瑚等珍贵药物。宋庆历四年（1044 年），宋夏举行“庆历和议”，夏对宋称臣，宋封元昊为“夏国主”且年有回赐。宋还在保安军（今志丹县）等地设置榷场，开展宋夏贸易。中原茶叶、药材等物和西夏青盐等物广泛交易。金朝统治者也注意从全国各地以重金诏求医生方药。金贞元元年（1153 年），“四月大氏有疾，诏以钱十万贯，求方药”④。这一时期，中原许多地区每年都要向金统治者进贡许多药物。元朝扩张期间及统一以后，征召医生的规模和接受药物进献的数量等都大大超过辽、金时期。在全国尚未统一时，“楚材奏选工匠及奏业释道医卜者迁于河北，官为赡给”⑤，得到政府之批准。在扩张中，新归附的周边国家和地区也都定期不定期地向元朝贡献医生药物等。如要求安南国“自中统四年（1263 年）为始，每三年一贡，可选儒士医人及通阴阳卜筮、诸色人匠，各三人，及苏合油、光香……等物同至”⑥。至元十二年（1275 年），“再使其国（孛罗国）与其国师以名药来献，赏赐甚厚……二十四年（1287 年）

---

① 《辽史·圣宗五·纪第十四》，第 156 页，北京：中华书局，1974 年。

② 《辽史·耶律庶成传第十九》，第 1349 页，北京：中华书局，1974 年。

③ 《辽史·穆宗上·纪第六》，第 729 页，北京：中华书局，1974 年。

④ 《金史·海陵母大氏传》，第 1507 页，北京：中华书局，1975 年。

⑤ 《新元史·耶律楚材传第二十四》，第 1507 页，北京：中华书局，1975 年。

⑥ 《元史·安南国传第九》，第 4635 页，北京：中华书局，1975 年。

得其良医善药”①。至元二十八年（1291 年）十月，“癸未罗斛国王遣使上表，以金书字，仍贡……象齿……犀角……龙脑等物”②。此外，占城等海南诸国，西南蕃邦，回纥等地都进献犀牛、大象等宝贵方物。元朝统治者保护诏求医生的政策使其周围聚集了一批中外各族名医。如信奉景教的阿拉伯医生有撒麻耳干名医撒必，波斯医生麦术督丁等。汉族医生则有许国祯、郑景贤等人。这一政策还使大量医生在战乱中保护生存下来。另外，这一时期，全国各地及外域许多国家对元朝进献珍奇药物，使本草药物交流达到了空前的程度。医生的保护，药物的广泛交流为这一时期医学发展奠定了基础。

在考察辽、夏、金、元四朝汉文献记载之同时，还要注意其它语言文献和国外相关文献记载。以契丹所建辽朝为例，一般来说，1115 年金灭辽后，汉文献便开始记载金的历史，这当然没错。但是，研究民族医药史也不能局限于王朝更迭的机械断代。如辽政权自天祚帝天庆四年（1114 年）时，女真族在其首领完颜阿骨打率领下起兵反辽，以少胜多，一年后建立金政权。此时辽天祚帝并未彻底灭亡，而是率残兵逃到云中、青冢（今呼和浩特地区），企图复国。1124 年，辽太祖耶律阿保机第八代孙耶律大石率兵勤王，却遭天祚帝猜疑。既然其志不能遂，索性率二百甲骑至可敦城（今蒙古国哈达桑东），召开部众大会，动员说：“我祖宗艰难创业，历世九主，历年二百。金以臣属，逼我国家，残我黎庶，屠翦我州邑，使我天祚皇帝蒙尘于外，日夜痛

① 《新元史·赤里迷失传第七十八》，第 4635 页，北京：中华书局，1975 年。

② 《元史·世祖十三·纪二十六》，第 351 页，北京：中华书局，1976 年。

心疾首。我今仗义而西，欲借力诸蕃，翦我仇敌，复我疆宇”[①]。1131 年，耶律大石率众西行三万余里，到达中亚（今哈萨克斯坦七河地区），1132 年 2 月建西辽国。西方史家称“哈喇契丹”。1141 年 9 月 9 日，西辽与当地土著民族塞尔柱苏丹国军队在撒马尔罕之北名为“卡特万草原”之上大战，对方死伤 20 余万人。伊斯兰史学家将这次战役称作“在伊斯兰的历史上再没有比这更大的战争”[②]。契丹人在此立国至 1213 年，即末帝直鲁古死，《辽史》记载“辽绝”。其实，契丹人从这年开始并未灭绝，而是继续南迁至今伊朗南部建国，称“后西辽国”，又享国八十多年。契丹民族西迁，对东西文化交流起到重要作用，其中医药卫生交流方面亦留下许多光辉篇章。

至于金和元朝，亦有类似情况。元灭金，女真人只是由完颜部建立的金政权暂时消失了，但其民众并未消失。经过发展，女真建州部又强大起来，1644 年又入关，定鼎中原，建立了享国 268 年的清王朝。朱元璋于 1368 年灭元建明，元顺帝北逃，继续称北元，还占据着大片土地。其部众亦逃往大漠生存，其医药卫生习俗仍然流传至今。因此，考察各民族医药学术交流情况，必须明白民族的迁徙线索，这样才能准确把握其发展脉络。

二、提高医生地位的政策措施

辽夏金元所辖地域内医生的地位都较高。元代将各族人民分为十等：即一官、二吏、三僧、四道、五医、六工、七猎、八匠、九儒、十丐（根据南宋遗民郑思肖的说法）。医生位居第五，仅次于官吏僧道。至元九年（1272 年）又“诏免医户差徭”[③]。此外，元代宫廷医官的秩品普遍高于以往任何朝代。按

---

① 《辽史·天祚皇帝四·本纪第三十》，卷三十，第 355～356 页，北京：中华书局，1974 年版。

② 《吉尔吉斯人及吉尔吉斯地区历史资料》第一辑。

③ 《元史·世祖四·本纪第七》，第 141 页，北京：中华书局，1976 年。

至治二年（1322 年）规定的品秩：太医院院使为正二品；同知，正三品；佥院，从三品；同佥，正四品；院判，正五品……。太医品秩一十五阶。保宜大夫、保康大夫为从三品；保安大夫、保和大夫为正四品；保顺大夫从四品；保冲大夫正五品……广惠司提举正三品；御药院达鲁花赤从五品；医学提举司提举从五品；典医监达鲁花赤，正三品。列出这众多医官的品秩，是要说明：元代医官品秩普遍提高且超过以往各朝，同时也高于明清。尽管元代皇帝、大臣对医药重视的言论方面不象宋代那样响亮且具有深远的影响，但是元代实实在在地提高医生的等级，提高医官的秩品待遇，实施优待医生的各种措施等在客观上提高了医生的地位，对医学发展不能说没有积极意义。

元代不仅在社会等级、官员品秩等方面提高了医生地位，而且还采取各种措施注意提高医生的质量。如规定不经选试及注册的医生不能行医。至大四年（1311 年）闰七月，“禁医人非选试及著籍者，毋行医药”①。医生的子孙可以继承祖业行医，但必须精业务。延祐七年（1320 年）三月敕：“罢医、卜、工、匠任子，其艺精绝者择用之”②。至治三年（1323 年）丙辰又敕：“医、卜、匠官、居丧不得去职，七十不听致仕，子孙无荫叙，能绍其业者，量材录用”③。医生治死病人要治罪。至元七年（1270 年）七月，北京路医生焦转僧因医治陈某病证不效死，审刑官断杖焦七十七下，追征烧埋银给付苦主。同年四月，太安州李忠割瘿割死人被决杖四十七下，烧埋银不征。总之，通过以上

---

① 《元史·仁宗一·本纪二十四》，第 546 页，北京：中华书局，1976 年。

② 《元史·英宗二·本纪第二十八》，第 600 页，北京：中华书局，1976 年。

③ 《元史·英宗二·本纪第二十八》，第 629 页，北京：中华书局，1976 年。

各种措施，提高了医生的质量，从而也从另一个角度提高了医生的地位。

三、禁止乱行针医及货卖假药、毒药

元代在提高医生地位和质量的同时，又采取了一系列措施禁止假医乱行针医，禁货卖假药、毒药等。至元五年（1268 年）十二月十四日，提点太医院奏请奉圣旨，仰中书省之力“严行禁约开张药铺之家，内有不畏公法之人，往往将有毒药物如乌头、附子、巴豆、砒霜之类，寻常发卖与人，其间或有非违杀伤人命及不习医道诸色人等，不通医书、不识药性，欺狂俚俗，假医为名，规图财利乱行针药，误人性命。又有一等妇人专行堕胎药者，作弊多端”[①]，要求禁绝。这一奏请得到了皇帝的批准。至元六年（1269 年）又敕：“今后凡有村野说谎、聚众打当，行医不通经书，不著科目之人，尽行禁断。庶免妄行针药，误人性命。……诸科目人各令务本业，遇有患人，依经方对证用药或针灸看治……”[②]。至元九年（1272 年）八月二十六日、十月六日又两次诏令禁止货卖假药毒药，并强调要对买卖毒药之人，各杖六十七下，并追至元钞一百两整赏于原告人。至大四年（1311 年）政府明确规定：“砒霜、巴豆、乌头、附子、大戟、芫花、藜蒌、甘遂、侧子、天雄、乌喙、莨菪子”[③] 等计十二种药为禁卖毒药。皇庆元年（1312 年）七月二十四日，又再一次强调禁止当街聚众、施呈小技、诱说俚俗、货卖药饵。对不通经书、不知药性、胡乱行医用药针灸者都要彻底禁断。元代禁止乱行针医、禁卖假药毒药的一系列政策措施不仅打击了冒牌医生及出售

① 《元典章》十八卷，典章五十七，刑部十九。

② 同上。

③ 同上。

伪劣毒药、从中弁利的人，而且对维护整个社会的医药秩序都起到了积极作用。

四、有关罪囚医药的政策规定

隋唐以来，随着封建社会法律制度的发展，在对待罪囚疾病问题上已逐步制订了一些制度。元代继承沿袭唐宋关于罪囚医药待遇的若干规定，根据本朝实际也制订了一系列有关罪囚医药的政策规定，丰富了元朝医政之内容。中统四年（1263 年）七月，政府规定："囚病患，主司申提，牢官验实，于本处医人内轮番应当看治。每日一替，若有死者，委官验复有无他故，推治施行"①。同时还规定："妇人犯罪有孕，应拷及决杖笞者，须侯产后百日决遣，临产月者，召保，听侯出产二十日复追入禁。无保及犯死罪，产时令妇人入禁有侍"②。至元六年（1269 年）四月及至元十三年（1276 年）三月，政府两次对囚犯医药及孕妇出禁分娩等问题作了强调，以保证中统以来囚犯医药政策的贯彻落实。至元二十三年（1286 年）五月，御史台咨奉中书省，劄付、会验各路见禁罪囚，遇有患病，有司往往不给医药，止以虚申分数。于是政府又重申：提控牢狱囚病患时，"即令良医对证用药看治。其加减分数次第逐旋申报。其所用药物，官为应付。如药饵不真，罪在医工。夏日须要将牢房扫洒凉净，冬日温暖。将罪囚非理苦虐，如有不行依前提控牢狱或提控不严及罪囚患病不即申报看治，……狱官……轻者责罚，重者别议施行……"③。

元贞三年（1297 年）正月，行御史台据监察御史呈江南府州司县罪囚比江北为多。重刑往往追会不完未经结案而死。明正

① 《元典章》十三卷，典章四十，刑部二。

② 同上。

③ 同上。

典刑者甚少，轻囚亦有监击致死，官司视以为常，深恐中间枉直不辨，冤抑莫申，政府再次重申“今后严责各处官司，如有必合监禁之人疾，早追问判断，勿致淹禁。遇疾病则罪轻者召保，罪重者令医看治，仍令亲属入侍，期于痊愈或有不幸身故，于月内报明白开写某人因犯何罪，自几年月日收禁，追会其事未完，自其日因是何病症，是何医工对何亲属及日申病症分数，身死月日，行移某处，官司初复检验有无他故。如此备细牒呈廉访司一一照勘得。如有不应监收而监收，应疏决而不疏决及非理死损者，严刑究治。仍每岁终具死讫罪囚数目开申”[①]。大德四年（1300 年）二月，政府发现有的地方申报罪囚患疾分数不实，如江南一分至三分之病方报一分，四分之病方报二分……以此误人性命。针对这种情况，政府又重申了罪囚患疾分数标准和申报要求。规定“依腹里讲究定体例，至七分为重证，合古人治病之理为此行据。官医提举司讲究得罪囚初病作二分申报，增至九分为死证。……罪囚患病理宜从实申报，咨请照验施行”[②]。罪囚所用药饵问题，大德七年（1303 年）九月政府明确规定要从“惠民局内给付”[③]。大德九年（1305 年）八月与至大二年（1390 年）二月采取了更为周到的措施。如规定“病囚亲属常切看视汤药饮食，仍取用过药方品味。分两制度同六脉之数，治法源流、病势增减、结罪文状，倘遇死损逐一开坐，令官医提领、医学教授一同仔细考校。但诊脉处方用药，治疗稍涉不如法者，随时究问。如果精通方脉，治效经年，量囚多寡，保充医职。仍每季依前备牒，官医提举司更为考证。若有差错，具由回报，如提举司考验不当，罪亦及之。夫如是则枉禁淹延，迅其簿书。非

① 《元典章》十三卷，典章四十，刑部二。

② 同上。

③ 同上。

理死损，考其治法。既有司官医互相警惧，各知罪有所归，庶使囚无冤滞，死不非理。”①

尽管关于罪犯医药问题，政府先后规定了若干条例，但因国家机器的某些机构不能发挥正常功能，致使这些规定仍不能得到有效贯彻。如湖广、江浙、江西等地，仍有因仲夏盛暑，牢狱不为修治，秽气蒸薰，罪囚病疫，有司不加医疗，因而死伤人命的情况。光镇江路自大德十一年（1307 年）正月二十二日以后至至大元年（1308 年）十月底计死损罪囚三十三起共一百零六名。

随着罪囚医药政策的不断完善，法医在这一时期也得到了一定的发展。成宗贞元二年（1296 年），政府令各路荐举儒吏，每年二人，由廉访司试选，并且规定了儒吏考试程式。其中将罪证的法律鉴定列为必须精通的业务。其内容分为：①尸，如勒死、毒药死、刺死等尸休变化的详细记载；②伤，如伤眼、拳手伤等的辨认；③病，如骨折、四肢伤残等的描写；④物，如致死伤的硅石和皮带、刀刃等物证的鉴定等。以上尸、伤、病、物的罪证都由医工检验，作为判罪的凭证。法医的发展导致了罪囚医药政策的贯彻落实。

综上所述，元朝在继承唐宋罪囚医药政策规定的基础上，结合本朝实际，制定了比唐宋更为详细的罪囚医药政策。这不仅对当时的刑事审判起到了重要作用，而且为丰富和完善封建社会罪犯医药政策规定积累了经验。

五、疫病流行及其对策

辽金元是一个战争频仍的时期，这三朝相对而言，疫病流行存在着一朝胜过一朝的趋势。最明显的是辽代疫疠流行就不如金元时期猖獗。根据史书记载，现将辽金元时期疫疠流行情况列表

① 《元典章》十三卷，典章四十，刑部二。

于下，与辽金对峙的北宋、南宋辖区之流行不包括在内。西夏虽与辽宋对峙，但因资料缺乏，下表中没有列西夏疫病流行之情况。

辽金元时期疫病流行情况表

朝代	谥号或庙号	中国纪年	公元纪年	流行情况
辽	圣宗 耶律隆绪	开泰八年	1019 年	燕地饥疫，民多流殍。
金	海陵王 完颜亮	开德三年	1151 年	既而暑月，工役多疾疫。
		正隆六年	1161 年	及征发诸道工匠至京师，疫死者不可胜数。
	宣 宗 完颜珣	贞祐元年	1213 年	九月，大元兵围汴，加以大疫，汴城之民死者百余万。
	哀 宗 完颜守绪	天兴元年	1232 年	汴京大疫，凡五十日，诸门出死者九十余人。
元	太 宗 窝阔台	九年	1237 年	怀州大疫。
	世 祖 忽必烈	至元十一年	1274 年	（江陵）城中又患疾疫。
		至元十四年	1277 年	江南大疫。
		至元十五年	1278 年	奉使河南，适大疫。
	成 宗 铁穆耳	大德元年	1297 年	河间之乐寿交河疫死六千五百余人，真定顺德旱疫。般阳饥疫。
	武 宗 海 山	至大元年	1308 年	春，绍兴、庆元、台州疫死者二万六千余人，江浙疫疠大作。
	仁 宗 爱育黎拔力八达	至大二年	1309 年	丙申，御史台臣言倾年岁凶民疫。
		皇庆二年	1313 年	冬，京师大疫。
	英 宗 硕德八剌	至治元年	1321 年	京师疫。
		至治二年	1322 年	岷州旱疫赈之。二月，甲子恩州水，民饥疫。
	泰定帝 也孙铁穆儿	泰定二年	1325 年	岷州春疫。
	明 宗 和世㻋	天历二年	1329 年	集庆河南府路旱疫。
	文 宗	至顺元年	1330 年	八月，庚戌河南府路新安沔池等十五驿饥疫。

（续表）

朝代	谥号或庙号	中国纪年	公元纪年	流行情况
元	图帖睦尔	至顺二年	1331 年	又疫疠病死者十九。
		至顺三年	1332 年	溪洞军民安抚司言，所属宜山县饥疫，死者众。
	惠　宗 妥懽帖睦尔	元统二年	1334 年	庚子，杭州、镇江、嘉兴、常州、松江、江阴水旱疾疫。
		至正四年	1344 年	福州、邵武、延平、汀州四郡夏秋大疫。
		至正五年	1345 年	春夏，济南大疫。
		至正十二年	1352 年	正月，冀宁保德州大疫，夏，龙兴大疫。
		至正十三年	1353 年	黄州、饶州大疫，十二月，大同路大疫。
		至正十四年	1354 年	夏四月，江西湖广大饥，民疫疠者甚众。
		至正十六年	1356 年	春，河南大疫。
		至正十七年	1357 年	六月，莒州蒙阴县大疫。
		至正十八年	1358 年	夏，汾州大疫。
		至正十九年	1359 年	春夏，鄜州并原县，莒州沂水、日照二县及广东南雄路大疫。
		至正二十	1360 年	夏，绍兴山阴、会稽二县大疫。
小计				据《辽史》、《金史》、《元史》记载统计。流行病次数：辽 1 次；金 4 次；元 26 次。

上表仅是一个不完全统计，但是我们也可据此看出辽金元疫病流行之大概。从表中看到，辽代可能由于疏于记载的原因，《辽史》中仅记载发生一次流行病。但据此判断，即使有漏载但也不会太多。辽代流行病尚少，究其原因，笔者认为主要有以下方面。首先，唐朝近三百年相对的社会稳定以及唐政府采取掩埋骸骨预防疫疠流行措施等都为后代（包括辽）减少流行病之发生奠定了基础。其次，辽政权所辖区域在祖国之北部，唐末及五代战争又很少波及辽辖区，因而残骸腐尸等流行病之病源也就相

对较少。再其次，辽之辖区地广人稀，纵然发生疫病流行，也不会造成大范围传播，更不可能造成大的伤亡。金代比起辽代来，流行病相对增加，危害也较惨重。仅公元 1213 年、1232 年发生在汴京的两次流行病，死亡人数百余万，当然其中有因饥饿而死者。金代发生如此严重的流行病，其直接原因是元兵围汴，人口高度密集，医药没有保障。其根本原因是五代及宋辽对峙以来，中原战乱较多，人口密度又高，预防措施不力，这给汴京之两次大疫奠定了基础。金代早期政府对于疫病之控制总的来讲还是有力的。开德三年发生流行病之际，正是金王朝勃勃向上，渐次向南推进之时。因而强有力的政权也就采取了强有力的控制措施。当时，金朝执政者海陵王完颜亮诏令："发燕京五百里内医者，使治疗，官给药物，全活多者与官，其次给赏，下者转运司举察以闻。"① 这在一定程度上控制了疫疠的蔓延，减少了损失。而金朝后期统治者一方面是由于应付元兵之进攻，另一方面是本身统治无力，无所对策，致使汴京两次大疫死亡惨重。

元代发生的流行病据不完全统计，至少有 26 次。元朝统治一百多年，平均每五年则发生一次流行病。元朝晚期流行病更为猖獗，从明宗天历二年（1329 年）到惠宗至正二十年（1360 年）的 31 年中就发生 15 次。至正十二年（1352 年）至二十年（1360 年）的 9 年中则发生 8 次流行病。如此严重的流行病，元朝统治者除个别时侯发放一些粮食赈济外，医药方面的措施几乎没有。而开明官吏中出粟备药解救病患者，虽然也有，但这仅是个别。如至元十四年（1277 年），"江南大疫，师颜出粟募民，舁尸坎瘗，可医食者，亲抚视以活之"（《新元史·徐师颜传第一三六》）。至元十五年（1278 年），"中书省宣使，奉使河南，

① 《金史·张浩传第二十一》，第 1862 页，北京：中华书局，1975 年版。

适大疫，义坚亚礼命村坊构室庐，备医药，以畜病者，全活甚众”（《新元史·铁哥术传第三十三》）。尽管这些官吏的举动对控制当时疫病流行以及救助病患者确实起到了积极作用，这是应该充分肯定的，但是就整个元朝来讲，发生至少 26 次流行病而政府几乎没有什么控制及预防的措施，这有力地说明元代统治者对疫病流行的忽略或曰不太重视。

六、小结

辽、夏、金、元是由北方四个少数民族建立的政权。辽、夏、金是与两宋相对峙的王朝，并未统一中国。元朝实现了国家的统一，但统治时间相对短暂。辽、夏、金、元四个王朝的共同特点就是南北文化的广泛交流。表现在医药政策方面，这一时期，既有唐宋医药政策之继承，又有其各自民族医药政策之发展，因而构成了这一时期医药政策交错结合之特点。这种结合，为丰富我国封建社会医政内容积累了经验。西夏虽也存在于这个时段，但因资料缺少，尚不能作出相关论断。

第三节　南北医药机构的交错整合

一、辽夏金医政及其对元代医政的影响

辽、夏、金、元医药机构之设置经历了这样一个过程，即一方面是辽、夏、金、元四朝之间存在着的医药机构设置经验的继承和发展过程。另一方面是辽、夏、金、元各朝与唐宋医药机构体系交错结合形成的新的组织形式以及这些形式的继承和发展过程。因此，这一时期的医药机构体系，既有继承唐宋文化传统的特点，也有辽、夏、金、元各自民族文化的特点。

《辽史》中关于辽代典章制度的记载较为简略。辽国官制分北面官与南面官两大系统，北面官即辽官，南面官即汉官。北面

官（辽官）中又分北南两院。北院掌宫卫、部族属国之事，南院掌汉人州县之事。北面官中北院南院之最高机构是北南枢密院和北、南宰相府。至于南面官（汉官）则基本上与唐宋之制相同，惟中书省初名政事省。此外，特设汉人行宫都部署院及十二宫南面行宫都部署司，这是汉人参加契丹本部组织的机构。辽代的医药机构设置也有一定特点。在辽官系统的北院部族官中内府有客省、器物、兽医及太医四局，太医局之长官为“太医局都林牙”。该局设在北院，是主管辽王朝医政的机构。此外宫中尚有汤药小底等医官设置（小底是辽代宫廷内部职名的俗称）。在南面官中，翰林院设有翰林医官，内侍省下设汤药局，汤药局之长官名为“都提点”。

西夏政权的创建者党项羌人，是羌系民族为主兼有其它民族成份的重要一支人群。魏晋南北朝期间，他们主要分布在青海、甘肃、四川一带。从670年开始，由于西藏吐番民族向青海扩张，党项羌人征得唐朝政府同意不断向内地迁徙。党项羌主要有八个部落，其中拓拔部落最强大。唐咸通十四年（873年），拓拔思恭因帮助唐王朝镇压黄巢起义有功，被赐姓李，授予夏州节度使。宋太平兴国七年（982年），思恭之后裔李继迁，因不想受宋朝之束缚，逃往地斤泽（今内蒙巴彦淖尔市），娶契丹义成公主为妻被辽封为夏国王并反宋。继迁之子德明于宋景德三年（1006年）与宋缔结和约，被封为西平王。1032年，德明卒其子元昊继位。元昊常说“英雄之生当王霸耳”（《宋史·夏国传》）。他强兵峻法，改革官制、兵制，以兵法勒诸部，建立十二监军司（军区），其中一个名“甘州甘肃监军司”，甘肃之名由此出。元昊自称是北魏皇帝之后，先后对宋发动三次大战，宋军大败。宋宰相吕夷简说这三战“一战不如一战，可骇也”（宋·田况：《儒林公议》，卷上）。1038年，元昊在兴庆府正式建国，名大夏。嗣后，长期与宋辽对峙。1124年，西夏向金称臣。1205年，蒙古人崛起，先后五次攻打西夏，1227年，西夏亡于蒙古。

西夏人医药卫生习俗和辽金元多同。西夏人多信奉佛教，道教是他们信奉的第二大宗教，此外并有多神崇拜之俗。在这些观念支配下，病人多祈祷神灵赐福消灾，巫术活动也在民众中占有一定市场。主要的巫术，一是在地上挖一个坑，作法诅咒；二是人有病，请巫者念咒作法送鬼或把病者移到另一房间，称为"闪病"；三是打败仗三日后，回到战败地，捉人马射杀之或缚几个草人埋于地下，众射而归，称为"厌胜"。(《辽史·西夏外纪》)

西夏宫廷内的医药机构主要有两个。其一是"医人院"，其二是"制药司"。西夏官员共分五品，据《天盛鼎新律令》载，西夏设置的机构分上等司、次等司、中等司、下等司、末等司。医人院设在中等司下，制药司设在末等司下。医人院和制药司虽然不同隶于一个司，但因业务上的关联，常互相往来。

金代官制在初期还只有本族的简单称号。熙宗时皆废。自太宗始渐袭辽、宋旧制，用汉官名。其稍不同者为以尚书省总揽政务而不设中书门下。六部官制大体均承前。大抵金制是缺乏系统性的，往往随事置官，有旁见侧出之弊。如惠民司掌汤药而又隶属于礼部。金代医药机构之设置要比辽代详备。金代始设太医院，取代辽之太医局而主管医政及医药事务。其隶属于宣徽院。太医院"提点，正五品；使，从五品；副使，从六品；判官，从八品。掌诸医药，总判院事。"① 管勾，从九品，此职之设与医学教育有关。金代太医院兼有医学教育之功能。当时医学已分十科，太医院有医学生五十人，如某一科达十人时，则设管勾一

① 《金史·百官二志三十七》，第1260页，北京：中华书局，1975年版。

员。如不满十人时，须合并至十人再行设置。管勾必须以术精者充任，地方医学此时也有设置。如“大兴府学生三十人，余京府二十人，散府节镇十六人，防御州十人；每月试疑难，以所对优劣加惩劝，三年一次，试诸太医，虽不系学生，亦听补”（《金史·选举一志三十二》）。尽管金代在中央及地方都设有医学教育，但学生人数较少，远不及同时期的南宋。另外，太医院中还设有正奉上太医、副奉上太医及长行太医。以上这些医官是常设性的。除这些医官外，太医院中还设有医散官，按天眷（1138～1140）制：医散官自从四品到从九品共十一个等级，每一品中还有上、中、下或上、下之分，如下表叙述：

金代医散官名称品位表

官品	上	中	下
从四品	保宜大夫	保康大夫	保平大夫
正五品	保颐大夫	保安大夫	保和大夫
从五品	保善大夫	保嘉大夫	保顺大夫
正六品	保合大夫		保冲大夫
从六品	保愈郎		保全郎
正七品	成正郎		成安郎
从七品	成顺郎		成和郎
正八品	成愈郎		成全郎
从八品	医全郎		医正郎
正九品	医效郎		医侯郎
从九品	医痊郎		医愈郎

金代宫廷内的医药机构设有御药院和尚药局等。御药院设于明昌五年（1194年）。其长官为“御药院提点，从五品，直长正

八品，掌进御汤药”[①]。此外还设有都监，正九品，这些医官一般由亲信内侍人充任。尚药局隶属于宣徽院，“尚药局提点，正五品；使，从五品；副使，从六品，掌进汤药茶果”[②]。金代太后及两宫官属有“医令，正八品；医丞，正九品”[③]，均系哀宗正大元年（1224 年）置。皇后位下，还有掌馔、奉馔各一人，掌饮食汤药、酒醴、蔬果之事。这些医职，一般都由尚药局、太医院医官兼任。詹事院东宫官属有“侍药，正八品；奉药，正九品，承奉医药”[④]。宫人女官职员品秩皆从唐制，其医官有“司药二人，典药二人，掌药二人，女史二人，掌医药”[⑤]。金代在攻陷宋汴京、掳回徽钦二宗之同时也掳回宋宫廷内诸科医生数百名，医书及药物也很多，光宋太医局之灵宝丹就有二万八千七百贴。

除太医院及宫廷其他医药机构设置外，金代还在礼部之下设置惠民司，掌修合发卖汤药。所设医官有令、直长、都监等。大定三年（1163 年）有司奏称：“惠民岁入息钱，尚不够开支官吏薪俸，金世宗以设惠民司本为济民疾病，不能裁撤，但令减员而已”。

辽、夏、金时期南北文化广泛交流融合，辽、夏、金王朝广

---

① 《金史·百官二志三十七》，第 1261 页，北京：中华书局，1975 年版。

② 《金史·百官二志三十七》，第 1260 页，北京：中华书局，1975 年版。

③ 《金史·百官三志三十八》，第 1303 页，北京：中华书局，1975 年版。

④ 《金史·百官三志三十八》，第 1300 页，北京：中华书局，1975 年版。

⑤ 《金史·百官三志三十八》，第 1298 页，北京：中华书局，1975 年版。

泛吸取唐以来汉族封建统治者医药机构设置之经验，结合本民族传统，设置了一套以保障宫廷人员健康为重点的医药机构。辽、夏、金医药组织机构设置之经验为元朝统治者提供了重要的参考资料，对后世封建社会医药机构制度之建立和完备也具有一定影响。

二、元代医药机构及其功能分析

（一）医药管理及惠民机构

1. 太医院结构及功能

太医院是元代最高的医政管理机关。至元五年（1268 年）五月辛亥朔，“以太医院……隶宣徽院”①。“太医院，秩正二品。掌医事，制奉御药物，领各属医职。中统元年（1260 年）置宣差，提点太医院事，给银印。至元二十年（1283 年），改为尚医监，秩正四品。二十二年（1285 年），复为太医院，给银印，置提点四员，院使、副使、判官各二员。大德五年（1301 年），升正二品，设官十六员。十一年（1307 年），增院使二员。皇庆元年（1312 年），增院使二员。二年（1313 年），增院使一员。至治二年（1322 年），定置院使一十二员，正二品；同知二员，正三品；佥院二员，从三品；同佥二员，正四品；院判二员，正五品；经历二员，从七品；都事二员，从七品；照磨兼承发架阁库一员，正八品；令史八人，译史二人，知印二人，通事二人，宣使七人”②。以上是太医院组成情况。随着这些情况的不断变化，其人员的选任及职品等也都随时有所规定。如关于太医院中令史的选任及待遇，政府就明确规定：“省拟太医院令史，于各部令

① 《元史·世祖三纪第六》，第 118 页，北京：中华书局，1976 年版。

② 《元史·百官四志第三十八》，第 2220 页，北京：中华书局，1976 年版。

史并相应职官内选取”①。因为“太医院系宣徽院所辖，令使人等，若系省部发去，考满同诸监令史，拟正八品，自用者降等任用”②。元代太医院掌管一切医药事务，领各属医职，使它变成了一个纯粹的医药管理机构。从太医院官吏的品秩看，都普遍高于以往任何朝代。因此，不论是纵向比较还是与同期其他医药机构之横向比较，此时的太医院从品秩规格到实际职能都大大提高和加强了。

2. 惠民药局建置及功能

惠民药局（惠民局）是元朝政府以官钱置本，收息市药救疗贫民疾病的机关。“太宗九年（1237 年）始于燕京等十路置局，以奉御田阔阔、太医王壁、齐楫等为局官，给银五百锭，为规运之本，世祖中统二年（1261 年）又命王佑开局”③。诏成都路置惠民药局，并遣王佑于四川等路采访医儒僧道。同年又设“大都惠民局，秩从五品，掌收官钱，经营出息，市药修剂，以惠贫民，……受太医院劄”④。中统四年（1263 年）又置上都惠民司，设“提点一员，司令一员，……品秩并同上”⑤，并规定每中统钞一百两，收息钱十两五钱。至元三年（1266 年）五月

① 《元史·选举三铨法下志三十三》，第 2074 页，北京：中华书局，1976 年版。

② 《元史·选举四考课志第三十四》，第 2103 页，北京：中华书局，1976 年版。

③ 《元史·食货四志第四十五上》，第 2467 页，北京：中华书局，1976 年版。

④ 《元史·百官四志第三十八》，第 2222 页，北京：中华书局，1976 年版。

⑤ 同上。

庚子，“敕太医院领诸路医户、惠民药局”①。至元十四年（1277年），太医院“定从六品秩。二十一年（1284年）升从五品”②。“至元二十五年（1288年），以陷失官本，悉罢革之。至成宗大德三年（1299年），又准旧例于各路置焉。凡局皆以各路正官提调，所设良医，上路二名，下路府州各一名。其所给钞本，亦验民户多寡，以为等差。河南行省，二百七十锭，江浙行省，二千六百一十五锭”③。至正四年（1343年）二月辛丑，“四川行省立惠民药局”④。

元代设置惠民药局在救济贫民及囚犯医药方面发挥了一定作用，但是元代吏治比较腐败，贫民得到的救济和实惠是极有限的。认为惠民局完全是统治者收买人心的机构这也未免有点刻薄，但真正做到惠民确还存在很大差距。

3. 广惠司及阿拉伯药物院的作用

广惠司及阿拉伯药物院都是阿拉伯医药专门机构，掌修制御用阿拉伯药物及和剂以疗诸宿卫士及在京孤寒者。元代设置阿拉伯医药专门机构并且给予较高的地位，这是有其历史原因的。首先，元朝在西征时，就与阿拉伯医药发生了密切关系。元军征战需要有大量医生和药物作保障，而元军所征西亚、西南亚等地，多为伊斯兰教国家和地区，因而，该地区医药即阿拉伯医药也就与元军发生了关系。一方面元军在这些地区接受了阿拉伯医药的治疗给他们留下了深刻影响；另一方面，随着西征胜利，大批阿

---

① 《元史·百官四志第三十八》，第2222页，北京：中华书局，1976年版。

② 同上。

③ 《元史·食货四志第四十五上》，第2467页，北京：中华书局，1976年版。

④ 《元史·爱薛传第二十一》，第870页，北京：中华书局，1976年版。

拉伯药物被带回中原，一些阿拉伯医生也来中原行医。这样为阿拉伯医药在中国的传播提供了条件。其次，元代专设“西域侍卫亲军”等主要由阿拉伯人组成的侍卫部队，这些阿拉伯军士也迫切需要得到他们所熟悉信赖的阿拉伯医药的治疗。鉴于这种情况，元世祖忽必烈时，就先后设立了西域医药司、京师医药院、广惠司、大都与上都阿拉伯药物院及阿拉伯药物局等六个阿拉伯医药专门机构。这些机构的创始者是来自叙利亚西部的拂林（东罗马帝国）人爱薛（1227～1308）。《元史》称爱薛为阿拉伯医生，通西域诸部语，工星历医药。世祖中统年间（1260～1264），爱薛建议设西域星历、医药的专署。世祖于“中统四年（1263 年），命掌西域星历、医药二司事，后改广惠司，仍命领之”①。广惠司为元代主要的阿拉伯医药专门机构。其设立时间据《元史本纪第八·世祖五》所载：至元十年（1273 年）春正月，“改阿拉伯爱薛所立京师医药院，名广惠司”。但近人据元人程钜夫《雪楼集》卷 5 所载：“公起家为定宗近侍，中统间掌西域星历、医药二司事，至元戊辰兼广惠司，丁亥拜秘书监，已丑领崇福使……”。（引文开头公即指爱薛，文中至元戊辰即至元五年，1268 年。）因此，认为广惠司之设置不应晚于 1268 年。此说也占有证据，言之成理，但只此一证且非正史所记，尚须继续考证。因该机构设置时间与本书讨论的重点关系不大，故笔者姑且依据《元史》8 卷之记载，认为广惠司在 1273 年时已名实俱在了。广惠司的秩品与官员的设置经历了逐步提高和充实的过程。至元七年（1270 年）始置提举二员。至元十七年（1280 年）增置提举一员。延祐六年（1319 年）升正三品。延祐七年（1320 年）仍正五品。至治二年（1323 年），复为正三品，置卿

① 《元史·爱薛传第二十一》，第 3249 页，北京：中华书局，1976 年版。

四员，少卿、丞各二员。后定置“司卿四员，少卿二员，司丞二员，经历、知事、照磨各一员”①。广惠司主要有三个任务，一是修制御用阿拉伯药物；二是负责用阿拉伯药物为诸宿卫士治病，特别是为阿拉伯人组成的侍卫部队治病；三是用阿拉伯药物救济在京的孤寒贫民。总之，它是阿拉伯医药在中国传播的主要机关。由于元政府的重视和支持，通过广惠司的努力，使阿拉伯医药在中国广泛传播开来。

除广惠司外，阿拉伯医药专门机构还有隶属于广惠司的大都、上都两个阿拉伯药物院。阿拉伯药物院“秩从五品。掌回回药事。至元二十九年（1292 年）始置，至治二年（1322 年）拨隶广惠司。定置达鲁花赤一员，大使二员，副使一员”②。阿拉伯药物院主要负责收集、贮藏加工阿拉伯药物，并配合广惠司救济发放药物。因而，它在阿拉伯医药传播中也起了一定作用。

4. 御药院（局）结构及功能

御药院（局）是元代管理药物制造和储存的机关。元代随着扩张战争的节节胜利，四方贡纳也就越来越频繁。其中贡来的药品也就越来越多。为此，元政府在至元六年（1269 年），设立御药院，“秩从五品。掌授各路乡贡，诸蕃进献珍贵药品、修造汤煎。至元六年始置。达鲁花赤一员，从五品，大使二员，从五品，副使三员正七品；直长一员，都监二员”③。至元十年（1273 年）九月“丙午，置御药院”④。此外，又于至元十年

① 《元史·百官四志第三十八》，第 3249 页，北京：中华书局，1976 年版。

② 《元史·百官四志第三十八》，第 2221 页，北京：中华书局，1976 年版。

③ 同上。

④ 《元史·世祖五本纪第八》，第 151 页，北京：中华书局，1976 年版。

（1273 年）始置“御药局秩从五品，掌两都行匣药饵。大德九年（1305 年）分立行御药局，掌行匣药物。本局但掌上都药仓之事。定置达鲁花赤一员，从五品；局使二员，从五品；副使二员，正七品”①。以上这些机关主要负有管理各种进贡药物并负责煎熬制作药品的职责。太医院和御药院共为元朝医药管理的最高机关。

（二）宫廷卫生组织

1. 皇帝御用医药组织

元朝统治者对于食治疗法向来是重视的。“世祖即位，立尚食尚药二局”②。各局设有提点，主管皇帝的饮食、医疗。由于尚食局与尚药局在帝王药膳方面经常发生关系，因而在至元二十年（1354 年），“省并尚药局为尚食局，别置生料库”③。这样就把尚药局的职责转移到了尚食局，加强了尚食局的功能。此时的尚食局实际上主要变成皇帝药膳的研制和管理机关了。附属的生料库，也是协助尚食局收纳管理皇帝医疗及药膳所用药物及其他食物原料，属于尚食局的实物原料保管部门。尚药局与尚食局的合并，合并后的机构仍称尚食局等，均说明此时皇帝医药保健的重点已转移到食治医疗、药膳保健方面了。

除尚食局外，元朝前期宫廷内曾一度设置专门为皇帝修合御用药物及供奉御用药饵的机关。其中有“修合司、药正司，秩从五品。达鲁花赤一员，副使、直长各二员，掌药六人。掌修合

---

① 《元史·世祖五志第三十八》，第 151 页，北京：中华书局，1976 年版。

② 《元史·贾昔剌传第五十六》，第 3970 页，北京：中华书局，1976 年版。

③ 《元史·百官三志第三十七》，第 2203 页，北京：中华书局，1976 年版。

御用药饵。至治三年（1323 年）罢”[①]。“行匣司药局，秩从五品。达鲁花赤一员，使、副使各二员。掌供奉御用药饵。至治三年（1323 年）罢”[②]。以上修合司、药正司、行匣司药局都隶属于徽政院。除这些机构外，宫廷内还设有“御香局，秩从五品。提点二员，司令一员。掌修合御用诸香。至大元年（1308 年）始置”[③]。

2. 为太子服务的医药组织

掌医署（典医署）是主管太子医药等事务的机关，先隶詹事院，后改隶徽政院。其长官名称为掌医监（有时称典医监），品秩一般在正三品至从五品之间变动，下设医官有达鲁花赤、卿、太监、少监、丞等，人数一般在十八至二十四人之间。其下属机构有典药局、行典药局和广济提举司等。掌医署则总领东宫太医，并领修合供进太子药饵等事务。其下属机构各自的职能及官员配备分别是：“典药局，达鲁花赤一员，大使、副使、直长各二员。掌修制东宫药饵”[④]。“行典药局，达鲁花赤一员，大使、副使各二员。掌供奉东宫药饵”[⑤]。“广济提举司，秩从五品。达鲁花赤、提举、同提举、副提举各一员，掌修合药饵，以济贫民”[⑥]。

---

① 《元史·百官五志第三十八》，第 2247 页，北京：中华书局，1976 年版。

② 同上。

③ 《元史·百官四志第三十八》，第 2221 页，北京：中华书局，1976 年版。

④ 《元史·百官五志第三十九》，第 2245 页，北京：中华书局，1976 年版。

⑤ 同上。

⑥ 《元史·百官五志第三十九》，第 2247 页，北京：中华书局，1976 年版。

元代救济贫民医药机关有惠民药局、广惠司和广济提举司三个。这些机关共同的功能是救济贫民医药。但它们之间还有一定差别。惠民药局是太医院领导的中央及地方都有设置的专门医药救济机构。而广惠司则是主管御用阿拉伯医药之同时兼有救济京城范围内孤寒贫病者的任务。广济提举司则是以太子詹事院名义对贫民的医药恩赐机关。这些机关在救济贫民医药方面也确实做过一些有益的工作，但是对广大的贫病而无医药救治的人民来说，接受救济是极其有限的。这点有限的救济在一定范围内宣扬了皇帝及太子的恩德，且广大贫病人民由于很少得到救济和实惠，因而也就很难知晓和宣扬统治者的恩德，甚至产生怨言。尤其在疫病流行时，这种情况就显现的更加清楚。

（三）官医提举司及其作用

元朝政府对医生的搜求保护政策，使大批医生免遭战争涂炭。因而，除宫廷内拥有一批御用医生外，在民间也还存在着许多医生，为了加强对民间个体医生的管理，元朝政府还设置了专门管理机构即官医提举司。该司“秩从六品。提举一员，同提举一员，副提举一员。掌医户差役词讼”①。不设司的行省则设提领所或置太医散官进行管理。太医散官元代共有十五阶（大夫六阶郎九阶），其品秩如下表：

① 《元史·百官七志第四十一》，第2312页，北京：中华书局，1976年版。

元代太医散官品秩表

品级	从三品	正四品	从四品	正五品	从五品	正六品	从六品	正七品	从七品	正八品	从八品
官名	保宜大夫	保安大夫	保顺大夫	保冲大夫	保令郎	成安郎	成和郎	成全郎	医正郎	医效郎	医痊郎
	保康大夫	保和大夫								医候郎	医愈郎

除行省设有提举司、提领所或派遣太医散官进行管理外，行省下根据路的大小等情况还配备提举、副提举等不同数量的医官。如大都、保定、彰德、东平四路，设提举、副提举各一员。河间、大名、晋宁、大同、济宁、广平、冀宁、济南、辽阳、兴和十路设提举、副提举各一员。卫辉、怀庆、大宁设提举一员。此外，各提举司及提领所，还可增添医正、医司等医官，听侯差遣。由于这种增添医官之办法容易造成官员的冗滥，所以在大德二年（1298 年）加以革斥，并且又重新规定：①州县差拨检医催办差税、查验医户多少，必须设立办事处的地方，应由提举司保选通晓医书且廉洁干练的人充当，经查明没有犯过罪的人，才能援例任用。设立提举司和提领所的所在地不必拟设。②府、州司县遇有差拨和当检医正，应在本地现有医户内轮流差遣，不许于管辖地区内乱行差扰不安。③医官提举司和提领所因为掌管差税及受理词讼，可以量行添设一两名司吏和祗候，其他人员不得滥行委任(《元典章》，典章九，吏部卷之三，官制三，医官)。元代官医提举司的设置，是封建社会中地方医政设置的创举，它对于加强个体医户的管理起到了积极作用。

（四）医学提举司及其作用

医学提举司是元代医学教育管理的专门机关。该司在世祖至元九年（1272 年）始设，十三年罢，十四年复置。其职能是主掌考校各路医生课义，试验太医教官；校勘名医撰述的文字；辨验药材；训诲太医子弟；管理各路设立的医学提举。医学提举司秩从五品。设提举一员，副提举一员。

元代医学教育也经历了一个由废到兴的过程。早在世祖中统五年（1261 年）夏五月，太医院使王猷言医学久废；后进无所师授，窃恐朝廷一时取人，学非其传，为害甚大。希望依两宋之制设立医学校。同年八月，太医院遣副使王安仁授以金牌往诸路设立医学，校址一般在各州县的三皇庙内。至此，元代医学教育又在南宋末废驰的情况下重新建立起来。

元代医学教育的主管机构是医学提举司。但太医院领各属医职，因而对提举司也有制约作用。另外，医学提举司管理各路设立的医学校，但各路之医学教授要由太医院提点（或称尚医监）拟定。此外，礼部和尚医监还共同研究医学教育制度，各路总管和官医提举司在推选当地医生担任教授的工作中也负有一定责任。另外，有些路也设医学提举司以加强对地方教育的管理。由此可见，以上这些机构共同构成了元代医学教育的管理体系。

关于医学生的考选，元政府逐步建立了一套制度。首先关于考生来源，政府规定主要从在籍医户及开设药铺行医货药人家的子弟中选取合格者就读，个别良家子弟，愿意就读的，也可收录。录取后的医学生拟免本身检医差占等役。另外，要注册申报尚医监，毕业时依成绩科别录用。医学生选任工作主要由各路官医提举司或提领所会同医学教授进行。其次，关于医学生所习经书及考试内容也有具体规定：要求所有医学生必须精通《诗》、《书》、《礼仪》、《春秋》。不精通者，禁止行医。至于医学科目，则由原来的十三科合为十科，各科均有相应的学习内容和考试科目。一般来讲，各科学生都要学习《素问》、《难经》与《神农本草经》（祝由书禁科不学习《神农本草经》）。另外，根据科别之不同还加习《圣济总录》中的不同卷数和《伤寒论》、《千金翼方》。如大方脉杂医科加习《圣济总录》83 卷及《伤寒论》；祝由书禁科加习《圣济总录》3卷及《千金翼方》；如其他科均加习《圣济总录》，其各自加习卷数为：小方脉科16卷，风科16卷，产科兼妇人杂病科16卷，眼科13卷，口齿兼咽喉科8卷，正骨兼金镞科4卷，疮肿科11卷，针灸科4卷。另外，关于医生的考选也规定了若干办法。至元八年（1271）经省部议定《选试太医法度》6卷。规定每三年选试一次太医：将应试经论预先下发各路总管府，严行榜谕各人温习本科医经。各路一般在八月举行考试。一般取100名，中试者，于次年二月赴大都省试，省试合格者，开报姓名奏明朝廷，收充内医。省试一般取30名，分三甲，一甲充任太医，二甲为副提举，三甲为教授。府试中选者，补充随路学官并听从省试收补录用。

另外，除经考试选拔补充太医院医生外，元代还规定对现任太医等医官进行考验。如仁宗延祐三年（1316）规定：今后每三年一次设立科举，试验太医、教谕、学录、学正、教授等。不在京的提领和提举，在上任时也必须考试医义，不及格的不准行医，只准管理医户。从此，医生的考选逐步严格起来。不合格或不尽职的医生及教学人员还要受到处罚。如"诸医人于十三科内，不能精通一科者不得行医。太医院不精加考试，辄以私妄举充随朝太医及内外郡县医官；内外郡县医学不依法考试，辄纵人行医者，并从监察御史廉访司察之"①。"诸各路医学大小生员，不令坐斋肄业，有名无实，及在学而训诲无法，课讲卤莽，苟应故事者，教授、正、录、提调官罚俸有差"②。经过上述整顿后，医学教育才建立起正常秩序，略具规模。元代医学教育中一个明显的变化即是将正骨兼金镞科单独列为一科。南宋时，折伤与疮

---

① 《元史·刑法二职制下志第五十一》，第2638页，北京：中华书局，1976年版。

② 同上。

肿并为一科，而金镞与书禁并为一科，正骨金镞尚未形成专科。宋末元初由于大规模的骑射战争，使折跌损伤病员大量增加，因而也就需要大量的正骨及折伤医生。元代医学教育增立正骨兼金镞一科，也正适应了这种需要。另外，元代医学教育中还创立了定期进行医学经验交流的制度。至元二十二年（1285 年），政府规定：在每月朔（初一）、望（十五）日，医学生及隶籍医户之医生等都要在三皇庙（医学校）内会聚，先焚香礼拜先医，然后各人说出自己曾经治愈病人的姓名、疾病、治法和药方，交于本路教授，年终评判优劣等第，呈报上级以备录用。这样一月两次的集会，一方面使个人医疗经验得到了交流和评判，另一方面也有效地革除了假冒医生的流弊。这一形式为搞好地方及民间医生管理提供了一种较好的经验。

（五）军队医药设置及作用

元朝政府对于军队等专政工具是十分重视的，因而对军队医药卫生也比较关心，先后采取了一系列措施，使部队医药得到了加强。中统元年（1260 年），调西征军充城防军，因西征军士多数熟悉阿拉伯医药，所以元政府便先后设立了广惠司、上都和大都阿拉伯药物院三个阿拉伯医药机关来满足这些阿拉伯军士的医药需求。至元十五年（1276 年）三月又规定：“军前若有病患军人，随令高手医工对症用药看治”（《元典章》，典章三十九，军役）。元世祖至元七年（1270 年），因为蒙、汉军连年征伐，旅费都由军士自己解决，以致有钱马的军官能早日返家，而一般士卒，因无旅费驴马，多在路途饥饿病死。为杜绝这种情况发生，元政府又规定今后出征回程军人经过的地方，当地官员必须支付口粮；患病兵士必须给予医药。并于各翼设立安乐堂，聘请高手医工用药看治，选差健康的人服侍。五名病军，选一人为他们煎煮汤药。至元二十一年（1284 年）世祖又下诏：令各翼普设安乐堂，并且以病死军人多寡来施行责罚。这样病患军士在返乡途中才得到了适当的照顾。在此以后，元政府又在大德至延祐年间曾数次诏令为患病军士除月粮外另支新米；煮熬粥饮，官给医药治疗，死者官为埋瘗。由于政府的重视，使患病军士恢复健康有了一定保障，从而也就加强了部队的战斗力。

三、小结

辽、夏、金、元四代医药组织机构的设置，是为贯彻落实这四代的医药政策而采取的组织措施，因为这四代所制订的医药政策都是各自民族的医政经验与唐宋以来汉族统治者医政经验相互结合的产物，因而为贯彻落实这些政策而设置的机构也是南北原有机构因革取舍、交错结合的产物。太医院、汤药局、行御药院、行匣司药局、行典药局、官医提举司、医学提举司等机构及各医药机构中达鲁花赤等医官的设置都是根据北方少数民族文化传统及适应辽夏金元军队游动作战之需要而创设和发展起来的。而尚药局、太医局、惠民局等机构及翰林医官、医学教授等医官的设置则是对唐宋医政传统的继承。因此，辽夏金元时期南北文化广泛的交流融合，导致产生了医药组织机构特有的交错结合形式。这些形式的创设为发展和完善封建社会医药组织体系提供了丰富经验。

第四节　辽夏金元医药政策评析

一、放任或保护政策为医药学术争鸣提供了良好环境

辽、夏、金、元都是以军事专制主义政治制度为基础的封建王朝。它们的兴衰变化多以战争的胜负为转机。因而，不论是初始的扩张战争还是统一后的治国安邦，辽、夏、金、元统治者都把主要精力集中在对军事的专制上。对于科学文化的态度，他们

既没有积极的系统的发展政策，也无禁锢、扼杀之行为。所以，在客观上形成一种放任态度。政府的这种态度对于一些需要依靠国家经济支持、集体协作性的科学研究、技术改造等无疑是一种恶劣影响，而对于一些个体分散性的技术经验积累、学术的交流探讨等恰提供了一种自由自在的环境。

以辽为例，辽太祖的长子耶律倍对读书购书有着浓厚兴趣，因而在医巫闾山（今辽宁中部大凌河以东）建“望海堂”藏书作画。耶律倍博览群书，“通阴阳，知音律，精医药、砭焫之术，工辽汉文章，尝译《阴符经》”（《辽史》卷七十二）。象耶律倍这样通晓医术的契丹人还有很多。他们在南北医药学术交流中发挥了很大作用。在药物交流方面，不仅南北方药物经双边贸易互通有无，而且西域乃至西亚等地药物也大量输入中国。例如西瓜，属葫芦科，不耐寒冷，原产于非洲①。其皮称“西瓜脆衣”，通常人们认为是中药。但1995年考古人员在内蒙敖汉旗羊山一号辽墓壁画中则发现有西瓜图。专家推测，约在10世纪初叶，西瓜由契丹人从西域引种到中国北方又传播至全国。这一例证一方面说明辽宋时期中外医药交流已很频繁，另一方面也可以看出，契丹人的医药知识和女真、蒙古、汉人的医药知识很早以来就有许多共通之处。

中医药学发展到辽、夏、金、元时也已积累了比较丰富的经验，但同时与辽、夏、金、元各族医药知识也具有紧密关联。因此，辽、夏、金、元政府对于科学文化的放任态度也就正好为中医药学以及契丹、党项、女真、蒙古族医药知识之传播提供了良好环境。这一时期，政府采取了保护医生的政策使民间医生一方面能免遭大规模屠杀给他们造成的威胁，另一方面他们的医疗活

① 《辞海》“西瓜”，第4139页，上海：上海辞书出版社，1979年版。

动也受到政府的支持和保护，从而能够比较自由地开展学术交流。这一时期战争频仍，人民颠沛流离，饥寒交迫，病员及病种大量增加，用原有的理论及宋政府颁布的《局方》等已不能够很好地解决问题。针对这种情况，这一时期的医家广泛积累临床经验，反复观察，大胆创新，出现了学术争鸣的局面。生活在金朝辖区的刘完素、张从正、李杲及元朝统治时期的朱丹溪，就是这一时期学术争鸣的代表人物。他们的学术对医学发展产生了深刻影响。与此同时，辽、夏、金、元各族原有的医药知识和中医药知识相互借鉴并进行了广泛交流。

二、骑射战争及医药应激政策促进了骨伤科的发展

辽、夏、金、元都是北方游牧民族建立的王朝。游牧骑射生活相对于定居耕织来发生骨折脱臼一类疾病的机会要多一些，因而游牧民族在治疗骨折损伤方面也积累了丰富经验。以后，随着辽、夏、金、元对外扩张战争的不断升级，骑兵数量的逐渐增加，因而跌仆损伤骨折脱臼病员也就日益增多。尤其是大规模的战役，则成千上万名骨折疮伤病员需要在战场上得到救治。在这样的背景下，骨伤科医生的需求量就越来越大，骨伤科技术水平也就迫切需要提高。辽、夏、金、元统治者为加强部队医药救治也采取了不少措施。如广泛搜求保护医生、加强军队医生配备等。到了元代，政府为培养大批骨伤科医生，还在医学教育中把正骨兼金镞科单独列为一科。这些措施对骨伤科之发展都起到了积极作用。元代医家危亦林广泛积累民间流传的治疗经验并结合自己的体会，在其医著《世医得效方》的“正骨兼金镞”部分中比较详细地记载了骨伤科治疗技术及方药。他的成就代表了元代各民族骨伤科学发展的水平。清代嘉庆六年（1801 年），太医院将正骨科划归上驷院绰班处蒙古医生长兼充，这充分说明，包括契丹、党项、女真、蒙古、汉等民族正骨经验的上驷院绰班

处，是汇集各民族正骨技术于一体的专门医药机构。

三、广泛吸收外域药物促进了本草药物知识的丰富和发展

辽、夏、金、元所辖地域都是相当宽广的。由于历史原因，上述政权在开疆拓土方面的功绩尤其是辽和元各自向西向北的扩拓是很有魄力的。元朝在中央直辖区以外还有四个藩属国，即成吉思汗长子术赤后裔建立的钦察汗国；成吉思汗之孙、四子拖雷之子即蒙哥汗之弟旭烈兀后裔建立的伊犁汗国；成吉思汗三子窝阔台后裔建立的窝阔台汗国以及与其并立存在后又火并其大部地区的成吉思汗二子察合台后裔建立的察合台汗国。此外，加上黑龙江上游成吉思汗诸弟所谓东道诸王的封地，其版图空前扩大。其北抵日不落之山，在今西伯利亚北极圈内。其西的势力包括中亚、两河流域并延及至欧洲的部分地区。需要说明的是，上述这些藩属国的势力范围有的较为短暂，较多地区属于军事占领，尚未建立长期巩固的地区政权机构或虽有机构但原有土著势力时有颠覆活动。另外有的地区属于藩属性质，其管理模式以向蒙元称臣并进贡方物作为联系纽带。

辽之后裔耶律大石向西扩拓出西辽国，其后裔又在今伊朗部分地区建立后西辽国。蒙元时代其疆域的扩拓，踏破了亚欧各地原有之疆界，为东西方文化交流提供了空前广阔的时空条件。这一时期，中国医学与西亚、西南亚、非洲、欧洲、东亚、南亚及东南亚许多国家的医药进行了广泛交流，尤其各地进献的珍奇贵重药物大量地流入中原，极大地丰富了我国的本草药物学知识。

在辽代和元代的中外医药交流中，与西亚、中亚、西南亚伊斯兰教国家和地区的交流更为频繁。据载，元政府对阿拉伯医药在中国的传播也积极扶持，先后设立了广惠司，上都、大都阿拉伯药物院等专门机构。皇帝周围还专设阿拉伯御医，很多阿拉伯医生散居在中国各地行医卖药。至元二十一年（1284 年），元世

祖认为中原本草遗阙较多，又无四方之药，宜遍征天下医师夙学多闻者，议板增入。“癸酉，命翰林承旨撒里蛮、翰林集贤大学士许国祯，集诸路医学教授增修本草”①，历时四年书成，名《至元增修本草》。惜书佚，书中收载情况不得而知。元末失辕之私人修纂的《大元本草》中则专设外部收载域外药物，余部也收载了不少域外药物。总之，这一时期阿拉伯医药在中国的传播，极大地丰富了祖国本草药物学知识。现存《回回药方》中的许多记载就是这一事实的有力见证。

四、民间医户管理举措提高了医药学术水平

元代政府在实行保护医生政策、提高医生社会地位的同时，还采取措施严厉打击乱行针医的冒牌医生。为了杜绝假冒医生骗取患者钱财，提高民间医生的医疗水平，加强政府对医户的管理，元政府还在各行省、路、府等地方设置官医提举司、提领所等医户管理专门机构。这些机构的设置不仅使著籍医户差役、词讼管理得到了加强，而且通过定期医疗经验交流制度，既杜绝了冒牌医生之行骗，又使在籍民间医生水平得到一定提高。官医提举司的设置是我国封建社会医政史上的一个创举，是加强地方医政管理行之有效的措施。尽管关于元代官医提举司之长期功能及效果尚缺乏资料加以证实，但就这种医政机构设置本身和初步的实践效果，方可看出这是一种较好的管理方法。笔者认为这一方法即使对于当今医政管理也有一定的参考价值。

五、重视药膳对食疗发展的影响

历代帝王对自己的生命都是倍加爱护、千方百计以求长生

① 《元史·世祖十本纪第十三》，第 271 页，北京：中华书局，1976 年版。

的。秦皇汉武寻求长生不死之药终无收获，这对后世皇帝产生了深刻影响。元代皇帝比较切合实际，他们注重食物营养的搭配，希望通过合理的饮膳来防治疾病，从而达到延年益寿的目的。元代统治者为了达到这个目的，在宫廷中专门设有饮膳太医，以专门研究药膳祛除疾病、保健身体的学问，如忽思慧就是其中的一个。他从营养学角度出发，对食物营养价值有较正确的理解。他提醒人们注意食物的变质，注意由于饮食不洁而伤害身体，并在医学中首次引入“食物中毒”一词。此外，他还提出饮食调养在先，药物治疗在后的主张。忽思慧把他丰富的营养学知识和药膳知识记载在《饮膳正要》中，成为我国现存最早的一部营养学专著。《饮膳正要》中收录有大量的中医食疗方剂，这是一个事实。但作为蒙古族学者，广泛收集食疗配方为宫廷所用，其贡献是不能抹杀的。至于说《饮膳正要》属于中医书或是蒙医书，准确的答复还需要专门深入的考订，不能轻下结论。这里我们所要说明的是，由于元代政府对药膳之重视，忽思慧等对食疗经验的系统总结以及《饮膳正要》之问世，对我国食疗法的发展具有重要影响。

第五节　讨论与结论

一、辽夏金元医政评析

辽、夏、金、元都是北方少数民族建立的政权。辽夏金医政经验在元代得到很好的继承和总结，唐宋医政传统也在元代受到取舍。因此，元代医政实际上是10世纪至14世纪亚欧大陆医药管理经验的一次大总结。之所以说包括亚欧大陆，这是由这一时段先后几个政权之作为决定的。就元代医政而言，有正反两方面经验教训。经验方面，其一，元政府以博大包容的态度对待各地不同体系的医药学术，只要有效的医药知识技术，不问来自何地；只要有技术能治病的医生不问其原国别民族肤色像貌，一概起用为之服务且待遇优厚，这反映出元政府对医药行业的恩惠态度。与此同时，亦采取威猛的举措实施有效管理，如官医提举司的设置，对于加强个体医生管理、打击假冒医生乱行针医、货卖假药毒药，促进地方医学健康发展都起到了积极作用。这是元朝总结各代各地经验，从版图大、宏观管理角度采取的最成功的医药管理措施。其二，元政府责成各地官医提举司、提领所组织个体医生和医学生定期进行学术交流的制度也是一种较好的管理经验。这既可使医学生能学到他人较好的临床经验，又可使个体医户之间取长补短、提高理论水平；另外还可有效地防止假冒医生行骗，这种方法对当今来讲也仍有借鉴意义。其三，元代普遍提高医官品秩俸禄和社会地位，这是封建社会其他任何朝代所不能比拟的，这在客观上对医学发展具有促进作用，应充分予以肯定。教训方面，辽夏金元几代医政最大的缺点是医药机构多头隶属，统一协调差，使医药管理自身造成一定混乱。另外，对于贫民医疗缺少政策保障，也无固定的医疗组织负责，尤其在疫疠猖獗流行时，既无得力的对应措施，又无标榜姿态性话语，这些都留有一定遗憾。

二、交错结合医政形成的原因

辽夏金元医政中表现出的医药机构繁多、职能重叠、多头隶属统一协调差等问题，笔者认为主要有三个方面的原因。第一方面原因是，辽、夏、金、元时期，南北文化广泛交流融合，南北医药管理经验交叉互鉴，故机构交错结合，多头隶属。处在统治阶级地位的民族都是人口较少的民族，而处在被统治地位的主体民族是汉族。北方契丹、党项、女真、蒙古民族与汉族都有自己的文化传统，相对而言汉族文化历史悠久，文明程度高。就文化吸收能力而言，汉文化有着比其他民族文化更强大的吸收、融合能力。尽管如此，但因辽夏金元统治者，他们本身对本民族文化比较熟悉，同时为标谤他们统治的合法性，也必然弘扬其本民族文化，努力使本民族文化占居整个文化的主导地位，故在组织措施上也极力起用本民族人做官，尽量沿用本民族的官名，尽力以他们原有的组织形式进行管理。但毕竟汉文化对于少数民族文化具有强大冲击力，经过反复较量、酝酿和碰撞融合，形成了各种文化传统俱在、交错结合、有些方面协调、有些方面不协调的综合状态。医药机构繁多、职能重叠就是这种状态的产物。如元代光修制供奉御药的机构就有修合司、御药院等五个机构。

第二方面的原因是辽、夏、金、元统治者都有着游牧骑射流动生活的传统，因而在医药机构设置上，除出现一个固定的修制药品的机构外，还专设一个与此相应的流动性机构亦掌供奉。如行匣司药局、行典药局等。对这个“行”字的理解，笔者认为主要有两种，一是执行派出的意思。如以太子为例，辽夏金元的太子们多需率兵打仗，故专为他们服务的医药机构，也必须惟太子之马首是瞻。是故，为太子服务的行典药局就是典药局的派出机构。具体来说，典药局掌供修制太子药饵任务，而行典药局掌管供奉太子药饵任务。这样各司其职，还可互相牵制，适时调整以防止陷害太子。第二种理解是“行”具有行动、流动的意思。即适应北方民族游牧骑射战争之需要，太子走到那里，这些医官跟到那里。比较固定的为太子制药的机构名“典药局”，那么跟随太子作战，随时供奉药物的机构则相对命之为“行典药局”。笔者认为第二种理解已暗含第一种理解的意思，同时也符合辽夏金元时代的实际。

第三方面的原因是辽、夏、金、元都是军事专制主义政治体系，因而在医政组织机构的设置和医药政策措施的制订上不够协调和周密。如金代惠民司掌汤药而又隶属于礼部；元代救济贫民医药的机构既有惠民医药局，又有以太子名义设立的广济提举司，另外还包括施散阿拉伯药物的广惠司等。当然救济贫民医药的机构倒是越多越好，但对一个政府来说就缺乏统一组织和协调。惠民药局隶属太医院，广济提举司隶属詹事院，广惠司又属于阿拉伯医药专门机构。这三个机构都有施散药物的职责，但又相互间推诿、扯皮、不负责任，使医药救济措施缺乏全盘考虑和统一协调行动，致使这项工作有名无实。流行病发生时，惠民医药局等机构很少有恩惠人民医药的措施就是例证。

关于元代提高医生地位的原因，笔者认为主要有以下三个方面，第一方面是统治阶级自身的需求。因为元代统治者尽管不象宋代统治者那样采取措施改变社会对医药的观念，竭力为医学发展创造条件。但是他们本身的健康需要进而使他们重视医药，爱护医生。随着元朝扩张战争的胜利，疆域之扩拓，不仅中医药学对他们具有强大的吸引力，而且域外其他民族的医药也对他们产生了一定诱惑。元统治者出于本阶级健康利益之需要，不论在什么地方屠杀掠地，任何民族的医生都一概加以保护并给予优厚的待遇，促使他们更加效忠政府，为统治阶级服务。第二方面的原因是，医药是增进人类健康的事业，医生的宗旨是救死扶伤。这种职业性质也减少了元代统治者对医生的戒备和猜忌，因而给予他们较高的地位。第三方面的原因是，元统治者迷信武力，轻视汉族的统治经验，企图以强大的封建军事专制来维持统治，故而对文官队伍建设则远远不够。医生虽属文官，但随军救死扶伤亦视为军队的一部分，所以待遇较高。另外，元统治者为了保持自己的特权，在推行阶级压迫政策的同时还推行民族压迫政策，以上因素，造成了元代普遍的社会风气是对读书人的不尊重，儒的地位仅高于乞丐。汉族知识分子不被重用，仕途无望。文官儒士普遍地位下降，数量减少，也相应地使统治者有能力提高医生的地位和俸禄。由于以上三个原因，元代医生的地位普遍提高，官廷中医官的品秩俸禄达到了封建社会中医官待遇的最高峰。

集契丹、党项、女真、汉族之经验，官医提举司的设置是元代医政的创举。客观上讲，元代统辖的地域较为广阔，在中央医政机构下面，需要专门设置管理地方医政的机构，这是社会需要拉动的结果。另外，元代民间医生也很多，他们的差役词讼等也需要有专门机构管理。还有，这一时期假冒医生胡乱行医货卖假药、毒药的人也很多，需要有专门的机构打击制裁。以上这些方面都是设置官医提举司的客观原因。除这些客观原因外，元代统治者根据经验和判断，决定设置这一机构的医政管理思想也是极其可贵的，是设置这一机构的主观动因。若元代统治者没有这种智慧和管理思想，那么这种机构也不可能在元代诞生。

三、结论

辽、夏、金、元时期，南北两种文化广泛接触、交流，逐步形成了两种医政传统交错结合的体系。官医提举司、医学提举司之设置是我国封建社会医政管理史上的两个创举，对当今医政也有借鉴意义。提高医生社会地位的措施，在客观上对医学发展有积极意义。对罪犯医药的政策规定在元代战争频仍的条件下总结出新的经验。随着元政府开疆拓土的进程，东西方医药广泛交流，阿拉伯医药在中国广泛传播，骨伤科及食疗法得到长足进步。在辽、夏、金、元政治、经济、文化及医学发展之综合背景下，出现了医药学术争鸣之局面，有力地推动了中国各民族医学之发展。

第五章　民族医药哲理比较研究

第一节　关于方法的思考

各民族医学之发展都具有悠久的历史，史前经验积累当然更为久远。跨入21世纪，生命科学已呈现出引领众多学科群发展的态势。各民族医学也是生命科学的重要组成部分，其发展情况如何？亦关系到整个生命科学的进程。直到目前，制约民族医学发展的关键问题，那就是方法。或许有人认为这是危言耸听或老生常谈，其实这确是一个要害问题。

一、关于方法

什么是方法？笔者认为方法就是解决问题的指针、方式、门道、程序等，或径直就叫办法。一说方法，大家都明白，具体概括也不容易甚或产生歧义，姑且如是理解。那么，产生方法的基础是什么呢？达·芬奇（（Leonardo da Vinci，1452～1519）认为科学方法的基础是感觉经验。他说："我们的全部认识都是从感觉开始的……，凡是不通过感觉而来的思想都是空洞的，都不产生任何真理。而只不过是一些虚构。"那么，感觉又从何来？一般认为感觉必从实践中来，因此，方法和实践的关系也是不可分的。这里所谓实践并不是原始盲目的活动，应有科学导向。西方讲科学，中国讲格物致知，都是一个事物的不同表达方式。科学是指挥官，实践是士兵。达·芬奇说："醉心于没有科学的实践，就好象一位舵手踏上没有舵或者没有罗盘的船一样，他根本没有把握航行到什么地方去。”由此看来，一部分方法是顺着科学导向下的实践产生感觉经验，纵横收集观察感觉经验并进行归纳，便产生了方法，即归纳方法。最早提出归纳法的是英国唯物论者培根（Francis Bacon，1561～1626）。他认为经验与理论的关系应是观察、归纳、发现真理的过程。另外，搜集大量材料进行科学实验，再从实验数据中探求结果的方法也是归纳法。可见观察感觉经验和实验产生数据都是归纳的对象，因而观察法、实验法也都属于归纳法的基础方法。若再追溯归纳思想的源头，也可在亚里士多德那里找到答案。与归纳法相对的还有演绎法。法国杰出的哲学家和数学家笛卡尔（Rene Descartes，1596～1650）主张理性不仅和感性知觉相比是认识世界的最高阶段，而且是我们感官所不能直接感受到的一切知识的源泉。在方法论上他提出唯理论的演绎法，他的演绎法是以数学为基础的。他认为作为演绎法出发点的命题与数学的公理相似，是直观、可靠的真理。若再追溯演绎法的思想源头，也可到柏拉图那里找到答案。围绕上述所谓归纳演绎的方法又可派生出许多具体方法。

二、现代医学的方法背景

民族医学在近现代是与源自西方的现代医学共时发展的，因此，先了解现代医学的方法背景对探讨民族医学方法也具有资鉴意义。文艺复兴开始于14世纪，这种复兴受十字军东征和探险刺激起来。近代西方自然科学的革命是从天文学突破的。波兰天文学家哥白尼（Nicholas Copernicus，1473～1543）提出太阳中心说，与教会所支持的托勒密地心说相对。1543年《天体运行论》的出版，标志着自然科学从神学中解放出来，揭开近代自然科学的序幕。近代医学的特点是采用从生产实践中分化出来的实验这种特殊的实践形式展开的。其发展的世纪标志在16世纪主要是解剖学，17世纪是生理学，18世纪是病理解剖学，19世纪是细胞学和细菌学，20 世纪是临床医学。推动这个医学发展的哲学思想是机械唯物主义，它是 18 世纪资产阶级革命的哲学形式。法国许多机械唯物主义者都是医生出身，因而，这种哲学思想对医学的影响便是分析还原论对人体生命规律的诠释。西方医学在明嘉靖年间陆续在澳门等地传入，直至清康熙朝仍属传教士的零星医疗活动。嗣后，因皇帝对西医的态度而时弱时强。现以 1808 年（嘉庆十三年）为笔者自设界标，迄今 200 年间逐步发展之情形作如下简要回顾。

1808 年时西方传教士医生仅在中华沿海城市置点行医，其力量还很弱小。之前的嘉庆十年（1805 年），澳门天花流行，英国医生皮尔逊（Alexander Pearson）开始对该地儿童接种牛痘。嘉庆二十年（1815 年），广州行商斥资于七三行街行商会馆内设一诊所，又名施药局即所谓“种洋痘局”。嘉庆二十五年（1820 年），英国传教士马礼逊（Marrison R.）和东印度公司外科医生李文斯敦（J. Livingstone）在澳门开设诊所并建立中医图书馆，常聘 1 名中医在馆坐诊。后以其名建学校并迁港。道光七年（1827 年），东印度公司医师郭雷枢（College T.）在澳门开设眼科诊所，翌年扩为医院。道光十五年（1835 年），于广州又建大英海员医院会。同年，美国公理会国外布道会总部派兼具牧师、官吏、医师资质的伯驾（Parker P.）在广州建立眼科医局。道光十八年（1838 年），又在澳门开设医院。鸦片战争后西方医学大宗传入，由沿海逐步遍及中华大地，发展至今，已成为中国的主流医学。

三、民族医学的方法背景

民族医学自古至今最基本的方法是基于实践认识链条中的历史观察方法，支撑这个方法的基础是医史学方法。没有史学的史料文献等工作，观察对象就只限于当代。医药史学为民族医学提供了历史上可供观察的医药史实，其中绝大部分都是历史上的医家实践感知的经验。把这不同历史时期医家观察的经验联系起来进行归纳、提升便形成了民族医学理论。以民族医药理论为指导开展具有导向性的实践，便使民族医学理论内涵不断丰富，学术水平不断提高。然而，由于民族医学长期以人与自然统一、整体辨证的哲学理念为基础开展临床实践并观察比较提高认识，因此对人体生命规律的把握比较准确。也正是在其长处背后，也存在困惑，如缺乏精确定量，不便于重复验证，表述话语不够通俗，使其与现代科学方法熏陶出来的患者之间造成沟通上的困难，这是一个客观事实。民族医学只有观察而没有实验，这里的实验指民族医学自身创立并验证自身理论的实验，不包括还原论指导下创立的医学实验体系。近代实验科学的诞生以力学体系建立为代表。意大利物理学家伽俐略（Galileo Galilei，1564～1642）用观察的方法证实了哥白尼的学说，同时还开创了近代力学和物理学的数学与实验方法。一般来说，观察和实验是两种基本的科学方法。民族医学长期没有构建自身的实验体系，因而在重复验证和表述沟通方面失去优势。有人认为民族医学不需实验，笔者对此意见不能苟同。因为实验是从生产实践中分化出来的特殊的实践形式，否定一个学科具有实验证实的品格，就等于否定了学科本身。至于构建成什么样的实验验证模式，当需艰苦探索，并非一朝一夕之事，但不能放弃。

四、民族医学方法浅论

（一）扬长

民族医学方法的长处是历史观察归纳法。与该法关联的方法是实践认识论的哲学、医药史学、医药比较史学、人类学、人体全息方法等。这些方法涉及内容和体现形式如读经典作临床、医药史学引领下的人类学研究、史料文献计量研究、整体全息辨证论治研究、生命科学类型和表达范式研究、系统生物学研究、生命科学史研究等。

（二）补短

如上文所述，民族医学实验验证的方法模式或迟或早总需构建。这个问题既是政策性强、争议大、投资大、风险大、难度大的问题，又是避不开的问题。构建民族医实验验证的框架方法过程中便可产生许多具体方法。那么，怎样构建民族医的实验模型呢？笔者认为仍然离不开民族医药的原始思维。如讲阴阳学说的民族医很多，那么反映这个理念的模式也应分工并统一。如中医讲一阴一阳谓之道。蒙医认为“人体的一切都离不开阴阳”①。“大约宋代以后，壮医已引进中医的阴阳概念，用以解释人体的生理现象及疾病的病因病机，促进了壮医的进一步发展”②。由此产生出寒热、表里、虚实所谓八纲。以相对的一对概念构建一种深入浅出的验证模式笔者认为是可行的。如阴阳包含的内容很多，我们就以具有自然属性的男女为切入点，先考虑构建出最基本的体质生理模式便可相应产生病理验证模式。其次如寒热，也是人与自然共同具有的属性，以热力学和热力学统计的方法试着构建一下。表里、虚实的模式不好构建就暂时搁置一下。其他民族医药也有可提出的纲领，如朝医的四象医学。总之，民族医学发展不能没有自己的验证体系。本文提出研究民族医学实验方法的设想，旨在提出观点，还需要深入探索。建立适合民族医学实验的模型任重道远。

---

① 奇玲、罗达尚主编：《中国少数民族传统医药大系》，第 201 页，内蒙古科学技术出版社，2000 年 3 月版。

② 奇玲、罗达尚主编：《中国少数民族传统医药大系》，第 487 页，内蒙古科学技术出版社，2000 年 3 月版。

（三）数学方法

演绎法和归纳法相对。数学方法与演绎法紧密相关。演绎是从一般抽象到具体的思维过程。笛卡尔的演绎法以数学为基础。中医学作为演绎出发点的命题很多，如从确定证候演绎出具体症状，从某一治则演绎出具体治疗方药等。演绎的一般表达是三段论式。另外，数理统计中的某些方法可在病案统计、文献计量分析中发挥作用。如欲知哪些文献被人们经常使用，便可开展引文计量分析；若想知道学科交叉渗透情况，可开展同引聚类研究等等。引文分析、同引聚类分析和文献耦合分析等方法可在循证医学中发挥重要作用。以数学为基础表达证候间、文献间、历史时空中医药数据等的相互数量关系是很有生命力的研究方向。

（四）物化诊断智慧方法

中医讲“有诸内，必形诸外”，其诊断疾病多依据望、闻、问、切四诊结果综合得出结论。但传统的四诊方法还停留在医生的主观感觉水平，没有客观的量化标准。所以，利用四诊智慧和现代科学技术物化成诊断工具，提高中医诊断的客观水平迫在眉睫。望、闻、问、切是中医的基本诊断方法。春秋时期良医扁鹊起死回生虢太子，望齐桓侯之疾知病之所在，而今天的中医很少能达到这样的水平。中医诊断手段数千年发展不快的癥结在那里？这是需要思考的问题。笔者认为：中医诊治疾病完全是医生个人的智力活动，很少有物化的智力参与，因而具有不可克服的主观性和随机性。主观随机的事物往往缺乏重复性。长期主观、随机又难于重复的活动只表现出事物的偶然性，从这些偶然的事物中归纳出必然性来目前能参考的方法也只有数理统计法。在临床实践和数理统计基础上，将中医诊断智力进行物化应成为科技攻关之重点。如总结诊断资料和原理制造舌诊仪、脉诊仪等各种仪器代替人工诊断。另外，依据经脉腧穴学说、中医全息学说的发展开展中医智慧的物化工作，这对提高中医诊断的客观水平，揭示人体表里的整体联系必将产生重要作用。

五、结论

方法问题是任何一个学科发展避不开的问题，民族医学也不例外。找到了方法就几乎等于解决了问题。上文在简析方法概念基础上，从中西医药学各自的方法背景入手，初浅地提出探索中国各民族医学方法要扬其长，补其短，以数学方法为基础，找寻中国各民族医学表达数量关系的具体方法，物化各民族医学诊断智慧以产生新的诊断工具。尤其强调各医学实验验证、各医学数学的重要性，企盼在这些方法上有所突破。

第二节　民族医药的历史观察方法

一、问题的提出

一般说来，科学界公认的研究方法主要有观察和实验两种方法。实验方法非本处论题故不展开论述，现就观察方法略作引序。在近代科学史上，伽利略较早地把观察和实验方法联系起来用于科研。而牛顿的科学研究则是从观察和实验出发，运用或创造数学工具，以探索普遍规律，然后再以这些规律更广泛地对各种事物进行物理解释。各民族医学具有悠久的历史，其主要的研究方法是观察方法，即通过临床实践、观察、认识；再实践、再观察、再认识这样一个累代传承性观察认识形成的知识体系。因为观察事物总需要一个反复连续长期的过程，如天文学家观察恒星位移就需要很长时间，所以，胡适先生把观察方法亦称为“历史观察方法”。鉴于东西方这样的学术背景，本书把民族医学常用的研究方法命名为“历史观察方法”而作如下研究。

二、观察方法

一般认为民族医学常用的诊断方法虽然各不相同，但人们习惯上认为其各自的疾病诊断方法仍属于观察的方法。大家所熟知的“神农尝百草之滋味”，看起来具有自身实验的性质，但毕竟不符合近现代实验之规范，我们仍然把这种方法归纳到观察方法中来加以讨论。因此，神农尝百草、医生或孝子为患亲尝大小便、御医或太监为皇帝尝药等，都归在观察方法中一并讨论。这样一来，民族医学的观察方法实际上还包括“尝”等法。如果我们跳出民族医学观察的具体对象、方法等环节，从历史角度纵向考察的话便可看出，古人治病经验往往为今人所借鉴，如藏医《四部医典》之内容今人不是仍然还在借鉴吗？如此看来，后人借鉴前人经验，结合自己的观察结果而处方用药，等于延长了自己的寿命和观察时段，因此，这是地道的历史观察方法。历史性观察必然借助历史文献，所以，历代民族医药典籍自然是历史观察的必要材料。

三、民族医学的历史观察方法

民族医学的观察为什么要进行历史性观察？这是由其学科性质决定的。因为民族医学始终坚持整体观察、人与自然关系的观察、纵向横向的比较观察等，所以，辨证论治时理法方药的确定，都借鉴了大量历史经验。另外，民族医学以民族文化为背景，其思维习惯必然带有历史文化的踪影。先秦时期，墨子就曾提出有名的三表法。这三表之中，第一表用墨子原话来说就是“本之于古者圣王之事”①，即强调辨析事物首先要考察历史。民

① 《墨子·非命上》，见《二十二子》，第252页，上海：上海古籍出版社，1986年3月版。

族医学亦不例外，要想得到较为周密有效的治疗方案，必须了解历史上的治疗情况，或借鉴历史上观察到的治病经验结合现实情况制定方案。历史观察方法避不开历史观简称史观，亦即思想认识方法。这是史家观察认识并客观真实地反映历史的视角、镜子或律度量衡。史观的理想标准是鉴空衡平，即原是什么模样，照出来就是什么模样；原有多重，秤出来的分量就多重。民族医学的历史观察方法亦可称之为民族医学史观，它既具有史学属性，亦具有民族医学属性。就其史学属性而言，传统史观、进化史观、实证史观、唯物史观等在观察反映民族医学发展历程时都有其应用价值，具体来说可较为客观地构建民族医学的历史；从民族医学属性而言，在医学史观指导下可"辨彰学术"、古为今用，亦即将历史上观察到的经验运用到现实临床中来发挥作用。

民族医学和其它学科有不同的特性，这就是它的工作对象是活着的患病的人，其本质是强调人是有情感的，情感变化是复杂的。所以，在分析研究历史上的医学史料时要注意三点：一是各个历史阶段的患者都是有情感的，观察诊治患者疾病并分析记载这些经验的医家也存有意会因素，故患者的表述和医家的记述中都带有主观因素；二是患者情感是由其个性和所受时代观念影响参伍决定的，而医家情感亦如此；三是患者和医家的情感是互动的，因而，民族医药文献史料背后亦暗含着医患互动的情感意会因素。医学既然包含有情感意会因素，那么，我们在分析医学史料时就要注意这一实际，不能一概唯物或机械教条，而要历史地、辩证地对待，才能较准确地把握材料，客观地构建民族医学史并为临床服务。

四、历史观察的对象

民族医学历史观察的对象是什么？简单地说，是民族医学在历史上所遗留下的所有材料，即包括文物、遗址、文献等。为什么？因为文物、遗址承载着古人生存的智慧，其中自然含有防治疾病的内涵。文献则一是文字记载，一是口传材料，这其中亦都含有许多防治疾病、养生等智慧。近代以来，自然科学各学科都在分门别类地收集资料，然后构建起各种学说，难道民族医学就不需要收集资料吗？只有将历史上民族医学留下的资料收集考订、去粗取精、去伪存真，才能为学术发展寻找到千年不朽的证据。近年发展起来的循证医学，不就是为临床决策寻找可靠证据吗?！古人留下的防治疾病经验证据，有的已经过时，这是一个事实。由于历史条件所限、技术落后，古人所用治疗手段较为粗糙，已不适合全盘照搬，但许多精华思想是可以传承的。我们在理解古人用意之后，利用现代科技制造出更加适用的器具，这不是以古鉴今继承创新吗？今人和古人沟通主要是思想沟通，即借助文物、文献，汲取古人智慧而利用现代科学技术提升创新。当然，古人留下的智慧可直接应用那何乐而不为呢？如民族医药经典理论、经方等，既然可说明问题或有效，为什么不可以直接应用呢！我们认为这是数千年的结晶，完全可以系统梳理、发扬光大。

五、民族医药历史观察的链条

民族医学历史观察的对象既然是文物文献等材料，那么，浩如烟海的材料是靠什么联结的呢？我们认为其主要的方式是引用传承。民族医学历代精英不少，他们的思想习惯多类同，那就是“先医崇拜”。难怪淮南王刘安早就看到了这一点。他说：“世俗之人多尊古而贱今，故为道者，必托之于神农黄帝而后能入说”①。既然大家都相信古人，那么，古代民族医学留下的材料

① 《淮南子》卷十九，修务训，见《二十二子》，第1299页，上海：上海古籍出版社，1986年3月版。

当然应十分珍视。相信古人不是一件坏事，但对他们所留下的遗产要扬弃。那么，数千年来“扬”的标志方式是什么呢？我们认为主要是引用，即引经据典。后人看到那些古已有之的材料，为何“择善而从”？那是他们认为只有“托之于”古人之说阐释己说才能服人。那些数千年没有用处的材料，自然会被历史淘汰。是故，大量的民族医药文献若仔细看来，就可以发现它们当中有用的部分常被后人以“引用”这一方式联结传承。参考文献的著录格式是西方学界1850年正式形成的。在中国古代民族医籍中虽然没有参考文献著录形式，但客观上却潜藏着引用和被引用这种文献传承方式。这种方式恰好构建出民族医药学术传承的链条，反过来说，也就为民族医药开展历史性观察提供了可能。

六、民族医药引文聚类分析

民族医学的引用和被引用文献之间存在什么关系？一般认为是“引据”即“引以为据”的关系。引用古人的防治疾病经验为依据阐释自己的医药主张，这是常见的作法。其次不可忽略的是，有些引用是用来讨论的，所引材料和引用者观点是正好相反的，这种引用多在反驳性文章中出现，笔者姑且称其为“反引”，这种情况尚未构成引文的主流。第三种情况是，文中虽然有引用材料且亦属于“引以为据”性质，但并未注明引文出处，笔者姑且称其为“漏著”，即漏掉了引文著录，这种情况在古典医籍中常见，是因历史局限所造成。第四种情况是在文中直接给出引文出处，如某人所著某书、某卷、某篇说某事，这种情况在民族医籍中亦常见，笔者姑且称其为“直引”。尽管民族医学引文中客观存在着不同的引用情况，但对历史性观察来说都是有用的材料。因为只有掌握了民族医学引文的性质和频次，才能定性定量地认识其作用。

民族医药文献的引用和被引用之间构成文献的引用链条，这是我们考察知识传承的基本方式。在此之外，某一文献分别被其他两个文献引用，这两个文献便构成了“耦合”关系。引用和被引用文献之间具有联系这自不必说，就具有耦合关系的文献间亦存在着一定的联系。定性定量地研究文献间耦合情况，这是文献聚类的重要途径。另外，某两个文献被第三个文献同时引用，这两个被引文献就构成“同被引”关系。定性定量地研究文献间的同被引情况，这亦是文献聚类的有效途径。“方以类聚，物以群分”①，民族医学浩如烟海的文献若不分门别类地加以研究是缺少头绪的，对历史性观察亦是不便的，因而有聚类分析之必要。

聚类分析本是数理统计中多元分析的一个分支。近20年来，随着文献计量学的发展，医药文献聚类研究已有探索，但多限于依据同被引数据的聚类，依据文献耦合数据的聚类分析至今尚未见报道。“类”的观点即联系的观点。是故，古人认为“君子以类族辨物”②。墨子在概念属性辨析中提出“达、类、私”的区别。他还在对判断环节的分析中指出：“夫辞以故生，以理长，以类行也……立辞而不明于其类则必困矣”③，即一个判断要有根据才能提出，要符合规则才能推论，要作类的比较和转换才能引出新的判断。由此看来，关于“类”的认识方法，自古以来就受到人们的高度重视。那么何为“聚”？古人认为“物相遇而

---

① 《周易·系辞上》，见吴哲楣：《十三经》，第51页，北京：国际文化出版公司，1993年版。

② 《周易·上经》，见吴哲楣：《十三经》，第12页，北京：国际文化出版公司，1993年版。

③ 《墨子·大取》，见《二十二子》，第262页，上海：上海古籍出版社，1986年3月版。

后聚……萃者，聚也”①，即精萃之物相遇后可聚集成类。如两篇文献同时被一篇文献引用时，这两篇被引用文献则同时出现在引用它们文献的参考文献中。以此类推，若一篇论文后列有6篇参考文献，那么这6篇参考文献相互之间就都构成同被引关系。可见，被引用文献之间的关系是学术交流链条中客观形成的事实，以这些事实为根据开展聚类分析，则可直观地看到学科聚类图以及学科发展的动态结构和发展趋势。以民族医学的聚类结构分析其学术传承创新情况以及据此进行类族检索、寻找古代治病证据或科技决策，是大有可为的研究课题。

七、结论

民族医学的观察方法多是历史观察方法。民族医学历史观察方法的形成不仅受学科固有因素影响，而且亦受到民族文化传统之影响。民族医学历史观察的对象是文物、文献等材料，材料间引用和被引用关系构成学术传承的主要方式。相类似材料同时引用一个材料或他们本身同时被引用时，它们之间便构成耦合或同被引关系，对这些关系进行定性定量描述，则可形成许多聚类结构。民族医学历史观察材料的聚类研究，对把握学术传承脉络，了解学科聚类结构，进行类族检索，开展循证医疗以及战略决策研究都具有重要价值。

第三节　民族医药哲理比较研究

一、概述

目前我们所指的民族医药都是指中医之外的各少数民族的医

---

① 《周易·序卦》，见吴哲楣：《十三经》，第62页，北京：国际文化出版公司，1993年版。

药。严格说中医也是民族医，是以汉民族为主构建起来的医药知识体系。因为中医药发展历史久远、文献资料丰富、理论体系清晰、临床分科及疗效都很明确，所以，才把中医药单独出来，或换句话说是在本书不作展开。所谓融汉医药（笔者给出的新词）即指汉族周边地区民族在本族医药知识基础上又融入部分中医药知识形成的医药知识体系，或者属于融入中医药知识但尚未形成独立体系的民族医药知识，如鄂温克、鄂伦春等族医药知识即如此。这些民族的医药知识虽也有某些个性，但大多数知识和汉族所掌握的知识是相同或相近的。如有些药材，虽是同一种植物，但汉族和这些少数民族的称谓不同，或对药性的认识不尽相同。通过融汉医药的研究，可使多民族对同一事物的不同认识联系起来加以考虑，可起到互相启迪和资鉴作用。为了能够说明问题，我们在下面的讨论中将以中医的某些概念作为论题，从而与其他民族医药展开比较，以便加深我们对问题的认识。另外，我们还从某些哲理的比较中理解民族医药，因为只有在哲理的同异比较中，才能区别她们之间的差异，而这些原始的哲理是客观存在的，正如恩格斯《自然辩证法》指出的那样："在希腊哲学的多种多样的形式中，差不多可以找到以后各种观点的胚胎、萌芽"。

二、关于"气"认识的同异性

中医和藏蒙维傣回哈壮苗等医学都提出"气"的概念，但解释大同小异。所谓同，即各医学都把"气"作为生命活动的基本元素，认为"气"具有特殊的生命力。中医经典中对气的论述很多故不展开。这里就其他民族医学对气的论述列举几个，说明其相通的事实和理解的差异。藏医"龙"、"赤巴"、"培根"三因学说中，第一因便是"龙"。"龙"翻译成汉语就是指"风"或"气"，是维持生命活动的动力。蒙医人体"赫依"、

“协日”、“巴达干”三素学说中，第一素的“赫依”，在其土水火气空五元学说中亦属“气”，亦具有生命动力和支配生理的作用。维医的火（太阳）、气、水、土四大元素学说中，气亦属其一。多指空气，无孔不入，营养万物，促进代谢。傣医的风土水火四塔学说中，“风”亦指气，主司动的功能。彝医清浊二气学说，本身就是在讲气，同时亦成为彝医的理论纲领。侗医天地气水人五位一体学说中，气亦独占一个层位。回医本身是以“元气”学说为核心构建理论体系的。哈医天地明暗寒热六元学说中，阐释天元内容由三个部分组成，其中第二部分（加依哈玛勒肯斯特克）则主要讲有用、有害和变化的气体，也属于气的范畴，如此等等，不一一列举。综上所述，各民族医学已较普遍地认识到“气”在人类生命活动中的重要作用，无非诠释角度和深度有所差别而已。汉文献《庄子·知北游》说：“人之生，气之聚也，聚则为生，散则为死”。当然这个观点不能概括所有民族的认识，但也已充分说明“气”对人体生命活动的重要性。

既然“气”对生命活动具有重要作用，我们不妨对其再作一番源头性考察。藏蒙维傣等民族的古典文献我们局限于文字障碍考察不够，但就汉文而言，老子所谓“万物负阴而抱阳，冲气以为和”（《道德经》第四十二章）的“冲气”，可能是有关“气”概念较早的出处。老子哲学思想的精华即是天地万物由气构成的这一原理。具体来说，即天地万物都是由阴阳二气的和合构成的。这是中国哲学史上第一次明确提出以“气”为化生万物的元素的思想。中国哲学史中的“天下一气”、“生死一气”的思想皆由此而出。老子还专门谈到人体之气，说：“载营魄抱一，能无离乎？专气致柔，能婴儿乎？”（第十章）“营魄”指人的精神，其本质也就是阴阳二气。“抱一”是强调精神与形体的合一。老子认为，健全的人生必须是形体与精神合一而不偏废；也就是要集守精气，使其达到婴儿般的无私、柔和的境地。第五十五章也同样说道，含德深厚的人是如同婴儿般的精气饱满。基于此，河上公在《老子章句》中说："治身者受气则身全"（第十章注）。强调人身一气，应当集气、受气。老子这种以气为生命之根本，并强调形神抱一、阴阳平衡的思想直接影响到《内经》的生命观。《内经》认为"气"是维持人的生命活动的基本物质元素，它具有一种特殊的生命力，表现为包括形神统一的生命活动。不管是生命之本的精气，还是智慧之源的神气，其生理作用都可用阴阳之气来概括，阴阳的法则最主要的是平衡、和谐的状态，生命的最高境界就是能调和阴阳。《素问·生气通天论》云："阴平阳秘，精神乃治；阴阳离决，精气乃绝"。罗东逸在《内经博议》说："六气者，所以节宣五运而成其化育者也，无一物不成于六气之中，无一时不被六气之化。"

在《内经》中，论及"气"的句子数以千计，这说明"气"确实是中医学说中最基本的概念。然而，《内经》论及"精"或"精气"句亦凡二百余处。那么，"精气"和"气"是否为同一概念？这里也要简单地作一考证。"精气"的概念最早见于《易传》和《管子》。《易传》说："精气为物"。《管子》中的"内业"、"心术上"篇有关"精"的论述比较明确，提出了精气学说①。那么，对精气应如何理解呢？在远古时代，先哲们为了探索天地的起源和宇宙的构成问题，他们运用"近取诸身，远取诸物"的"观物取象"的思维方法，通过观察大自然和人体的一些重要的、显而易见的、最容易体验到的自然现象或生命现象来认识世界。如《易经》把天、地、水、火、风、雷、山、泽八种自然物质作为万物的根源；《洪范》五行认为水、火、木、金、土是构成世界的五种基本物质；《管子·水地》认

① 张岱年：《中国古典哲学概念范畴要论》，第93页，北京：中国社会科学出版社，2000年版。

为水、地是万物的本原，“地者，万物之本原，诸生之根菀也。”又说：“水者，何也？万物之本原也，诸生之宗室也”[①]。古人在观察自然万物的发生与成长变化过程中，认识到自然万物皆在水中或土中产生，并且依靠水、地的滋养培育而成长变化，因而把水、地视为万物之本原。它们的共同特点是从自然本身寻求世界形成的根源，用某些特殊实物来说明万物的起源，试图在复杂多样的自然现象中寻找万物生成统一的原则，促进人类抽象思维的发展。遗憾的是任何一个具体物体均难以解释宇宙万物生成之源，因而很难得到进一步发展。

以《管子·心术》等篇为代表的稷下道家第一次提出“精气”的概念，把宇宙万物的本体看成是精气。《管子》的“精气”与早期原始宗教中的“精气”有所不同。原始宗教中的“精气”是“万物有灵”观的反映，与“鬼神”是同义语，是人内在体验的外化和神化[②]。《管子》所谓精气是一种精微物质。物质性的“精气”（道），“其大无外，其小无内”，结合起来，生成万物。这样，“道”和“气”成了同一概念，指的是构成万物的原始材料。《管子》认为“精气”具有产生精神的作用，从而将精气学说汇于哲学的气学范畴中。精气理论是管子对道家哲学和先秦哲学的特殊贡献。《管子》中的“心术”上下、“白心”、“内业”四篇，以精气为中心，构成统一而独立的思想体系，是我国现存最早的论述精气的著作。以《管子·心术》等篇所代表的稷下道家对“道”进行了改造，并将生成论向构成论方向发展。

---

① 中外名人研究中心编纂：《诸子百家经典集粹》，第 2436 页，合肥：黄山书社，1997 年版。

② 张其成：《易学与中医》，第 32 页，北京：中国书店，2001 年第 2 版。

《管子》中精气理论有哪些内涵和特征呢？精气是产生万物的本原，是运动不息的物质。《管子》汲取了老子作为宇宙根源的“道”的涵义，提出了“精气”为万物本根的学说。认为宇宙的本原即“精气”，宇宙万物都是由精气产生的。《管子·内业》说：“凡物之精，比则为生。下生五谷，上为列星。流于天地之间，谓之鬼神；藏于胸中，谓之圣人。”物之精，就是气，故气又称精气。天地之间存在许多精气，精气产生万物，地上的草木庄稼，天上的日月星辰，都来源于精气。精气藏于圣人的胸中，就成为圣人智慧的来源。人类的产生也禀承上天的精气。所以又说到：“凡人之生也，天出其精，地出其形，合此以为人。合乃生，不合不生。”精气可以修养内心，端正形貌。人不可离开精气，“人之所失以死，所得以生也”。总之，“万物以生，万物以成，命之曰道”。精气，有时也指气中的精粹部分。“精者，气之精者也”。精，即精微之气，是形成天地万物及人类的精细物质。

精气充满宇宙，其大无外，其小无内。《管子》中，不仅气与精气内涵等同，而且“道”、“气”通用，甚至合一。精气作为宇宙本根，化生之源，又称之为“道”。实际上是管子把“道”发展为精气。“内业”说：“杲乎如登于天，杳乎如入于渊，淖乎如在于海，卒乎如在于己。”精气存在于天、渊、海、山，无处不有。它充斥宇宙万物之中，大而无外，小而无内。又说：“灵气在心，一来一逝，其细无内，其大无外。”① “心术上”说：“道在天地之间，其大无外，其小无内。”从整体上看，气涵盖宇宙，无限广大，故曰“无外”；从构成上看，气没有原子、粒子结构，是无限分割的细微之物，故曰“无内”。精气没

① 中外名人研究中心编纂：《诸子百家经典集粹》，第2458页，合肥：黄山书社，1997年版。

有形体，其小无内，所以能穿透万物而自身没有任何贬损。

精气的外延无限延伸，等同天地，具有“信息”可分享性特征。一条信息，不会因为获得它的人少而有余，也不会因为使用它的人多而不足。而且这里所说的道，既然可以被人使用，而又到处流荡，所以它实质上不是指寓存于事物之中的潜在的信息，而是指已经传递出来的现实的信息。中国古代虽然没有“信息”这个概念，但是古代哲人确实触及到了信息这个领域。

精气无形、无声，具有产生精神智慧的作用。《管子》通过对“道”的论述，描述了精气独立于万物之外，流动于天地之间，飘然而来，悠然而逝，无踪无影，玄妙莫测，这与老子的“道”有许多相似之处。虽然精气虚无飘渺，我们却能实实在在感觉到它的存在。它是精神、智慧的源泉。“气，通乃生，生乃思，思乃智”①。那么，我们怎么才能得到和利用它呢？“内业”说：“是故此气也，不可止以力，而可安以德，不可呼以声，而可迎以意。敬守无失，是谓成德；德成而智出，万物毕得。”②精气虚无无形，不可用力留住，只可用道德意念与它建立联系，恭敬地守住它。此外，还要做到静心、虚空，因为“天之道虚，地之道静”，所以“虚其欲，神将入舍”，“洁其宫，开其门，去私毋言，神明若存”。郭沫若先生曾指出：“精气随着作者的高兴，可以称之谓气，称之谓精，称之谓神。获得精气的方法是内心虚静，涤除私欲。神者至贵也，故馆不辟除，则贵人不舍焉。”

人不仅要留住精气，而且还要集聚精气，将大量体外之精气

① 中外名人研究中心编纂：《诸子百家经典集粹》，第2405页，合肥：黄山书社，1997年版。

② 中外名人研究中心编纂：《诸子百家经典集粹》，第2459页，合肥：黄山书社，1997年版。

引入体内，形成气渊。“精存自生，其外安荣，内藏以为泉源，浩然和平，以为气渊，渊之不涸，四体乃固，泉之不竭，九窍遂通。乃能穷天地，被四海。中无惑意，外无邪灾，心全于中，形全于外，不逢天灾，不遇人害，谓之圣人”。

精气学说为稷下道家学派所创立，它的产生开创了中国古代哲学发展的新阶段。《内经》继承了《管子》精气本体思想，承认宇宙是由物质的气构成的。天有天气，地有地气。“地气上为云，天气下为雨；雨出地气，云出天气”。气充斥宇宙万物之中，大地处于大气的举托之中。《素问·五运行大论》说：“地为人之下，太虚之中者也……大气举之也。”

《内经》不但肯定了世界是由物质性的“气”构成的，也指出了气的运动是产生一切事物和现象的总根源。《素问·宝命全形论》云：“人以天地之气生，四时之法成……天地合气，命之曰人。”人类的演化形成，繁衍生息，都依赖天地之气。因此，《素问·六节藏象论》进一步指出：“天食人以五气，地食人以五味，五气入鼻，藏于肺，五味入口，藏于肠胃，气和而生，津液相成，神乃自生。”

关于生死和气的问题，我们也需谈及一下。老子说：“盖闻善摄生者……其无死地。”这个问题确实是一个大课题。人能够不死吗？一般认为是不可能的。历史上秦皇汉武曾追求过长生不死，但都事与愿违。但老子这话是在强调养生的重要性。因为万物皆一气之化，出则谓之生；入则谓之死，所以人之生死亦一气之聚散，有其所以生之理，亦必有其所以死之理，故生生死死，皆自然之理。但一般人不知死生乃大道之常，既生之后自贵其身，求益其生，然而动皆至死地，故历来许多富贵人多死于声、色、厚味之下。至于善摄生者则不然，知生有常理，则守道抱德，而不厚其生，知死亦有常理，则乐天处变而不忧其死。《素问·上古天真论》说：“恬淡虚无，真气从之，精神内守，病安从来”，其意与之相通。

关于神的问题，《老子》说：“谷神不死”，尽管哲学界有不同理解，但河上公注认为“谷，养也。人能养神，则不死”。这种认识在历代医界影响颇大。在精气神中，神有主宰作用。重视神的锻炼与培养，医道是一致的。中医更重视神志之病，认为这是诸多病证的根本，即身病多从神病开始，其治疗也都为了修复神机。培养神力，有神则康，无神则亡。《素问·八正神明论》曰：“神乎神，耳不闻。目明心开而志先，慧然独悟，口弗能言，俱视独见，适若昏，昭然独明，若风吹云，故曰神。”“故养神者，必知形之肥瘦，荣卫气血之盛衰。血气者，人之神，不可不谨养。”从以上论述，说明不论是病人还是医生，对神的认识炼养，都是至关重要的。《灵枢·本藏篇》曰：“志意和则精神志直，魂魄不散，悔怒不起，五脏不受邪矣。”重视神志调理，治以正确方法，则病可康复。人在一生中莫过于神力的消耗与谨养的动态平衡，这是能否健康的根本。神耗过多，就会造成神力不足，出现困倦之病，所以《素问》反对“不时御神”。但如“谨养”太过，心脑不用，不用则废。“血气者，人之神”，使血气充足，神力就可得养。神力不是空的，是血气的运化反应，与血气不可分离。血气是神力的基石，神力是血气之用。如果神力消耗太过，邪念杂乱，不知休息，难生血气。

三、阴阳哲理的普同性

（一）概述

汉、壮、满、蒙、回、哈、朝、彝族等是中国境内人口较多的民族。其中除汉、壮、满、彝族外，其余均为跨境民族。上述民族因与汉族具有长期的交流融合历程，故其医药阴阳哲理层面是相同或相近的。蒙族贵族为主建立的元朝和其西部毗邻附属的

4 个汗国，都与汉民族产生过长期且深广的文化交流和人口通婚融合。满族贵族建立的清朝，其先民建立的金政权、渤海国总计历时较长，与汉族人民多通婚融合居处，医药哲理和习俗亦有深广融通。壮族聚居在西南地区，和汉族融合的历史更为久远和深广，其医药哲理自然亦有融通。朝、彝族长期与汉族为邻，文化交流一直持续不断，医药哲理自然亦相互影响。回、哈民族虽长期聚居西域、中亚和阿拉伯地区，但自秦汉以来，随着民族迁徙和经济文化往来，与汉民族文化交流十分广泛。因此，回、哈医学虽然在某些表达范式上与汉族医学有所差异，但在阴阳哲理方面是一致的。对上述这几种医学开展比较研究，可使我们更加深入地了解其普同性，明白它们的差异性。

既然上述各民族在医药阴阳哲理方面具有普同性，那么，何种民族在阴阳哲理方面认识的更深刻些呢？笔者通过比较，认为还是汉族认识得更深刻些，当然，这可能与笔者接触汉文多也有一定关系，这里暂且这样理解。既然汉文中有关阴阳哲理的阐释较多，那么，它们记载在那里？又如何诠释呢？对这些问题的回答，我们还需从古代哲学说起。春秋末期，中国古代哲学进入了建立体系、创立学派的时代。于是“诸子百家”的兴起和争鸣便应运而生。而诸子争鸣的一个重要内容即是自然观问题。世界万物的起源及其发展规律成为各民族先哲们孜孜探求的目标。他们既各成体系，又互相影响，作为探求人体和疾病奥秘的医学，不可能不涉及对自然界的看法，自然也就不可能不受到子学自然观的影响。汉族周边的民族，尤其壮、满、蒙、回、哈、朝、彝等民族也同样受到这种思想的影响。

体现阴阳哲理的医学经典《黄帝内经》在其理论构建过程中，除阴阳哲学思想影响之外，“诸子百家之学”的学术思想很自然地浸润并渗透其中，用以解释相关的生命现象，解决相关的医学问题。正如祝文彦《庞府堂华》所言：“《内经》一书，闻气坚削，如先秦诸子，而言理该（赅）博，绝似管、荀，造词质奥，又类鬼谷”。这充分说明《黄帝内经》是吸收先秦诸子学术成就的产物，是整个中华民族智慧的结晶。内经时代，其他兄弟民族尤其满、壮、蒙、回、朝、哈、彝等族同样亦存留一些朴素的医学哲理（这里不作展开）。《内经》之外，《老子》和《庄子》也是我国春秋战国时期的著作，作者分别为李耳和庄周，前者是道家的创始人，后者是继承和发展道学之大成者。《内经》的孕育和成书，就在这一历史时期前后。老庄思想不仅对内经的形成有影响，同时对周边民族尤其满、蒙、壮、回、哈、朝、彝等民族亦具有一定影响。

（二）关于“阴阳”的思想

关于“阴阳”二字作为一个相对独立概念的出现，依据《十三经》所载文献先后排列顺序，固然是《易传·系辞》中之载在先，即所谓“一阴一阳之谓道”①。但笔者初步考订，关于“阴阳”的思想，至晚在老子时代就已形成。当然，到底《周易》成书在先还是《老子》在先？这不好机械绝对地考明。为什么？因为包括《周易》在内的六经是孔子整理的，而孔子又问礼于老子，这样两个情况使我们不好判断出谁先谁后，当然也无太大的意义。但我们可以肯定地说，《老子》对于“阴阳”概念的诠释是《周易》所不能企及的，故在对“阴阳”概念诠释水平上，我们还是首推《老子》。至于《庄子》，那当然要晚于《周易》和《老子》，这是学界公认的说法。

既然老庄对阴阳的诠释比较高明，那么，我们就初步领会一下他们的学术。《老子》说：“万物负阴而抱阳”。对于宇宙万

① 《周易·下经》，见吴哲楣：《十三经》，第52页，北京：国际文化出版公司，1993年12月版。

物，《老子》和《庄子》认为它们都有对立面，任何一方如果失去其对立方，亦都不能存在，即对立的双方是互根互存的。《老子》又说：“天下皆知美之为美，斯恶矣；皆知善之为善，斯不善矣。故有无相生，难易相成，长短相形，高下相倾，声音相和，前后相随。”（《老子·第二章》）诚然，阴阳之肇始，非发初于老子，但从上述两段引文我们已经看出《老子》发展和完善了阴阳概念，并为医学对它的引进和消化吸收，做了先期的桥梁工作。如医学经典《黄帝内经》中就有“人生有形，不离阴阳”（《素问·宝命全形论》）；“阴平阳秘，精神乃治，阴阳离决，精气乃绝”（《素问·生气通天论》）的论述。《老子》在“五十八章”中对阴阳的消长转化是这么说的：“祸兮，福所倚，福兮，祸所伏……正复为奇（异常），善复为妖”。与这一思想类似的表达在《素问·生气通天论》则曰：“重阴必阳，重阳必阴”，“重寒则热，重热则寒”。《老子》最有名的观点是：“道生一，一生二，二生三，三生万物，万物负阴而抱阳，冲气以为和。”（《老子·第四十二章》）老子所说的“道”，内涵颇多，此是指最原始的状态。“道”产生统一的事物，统一的事物分为对立的两个方面，对立两方的相互作用产生新的事物，“三”表示多的意思。二生三，即表示由对立两方相互作用可产生千差万别的事物。《素问·阴阳离合论》就讲得更直接明了：“阴阳者，数之可十，推之可百，数之可千，推之可万，万之大不可胜数。然其要一也”。由此看来，尽管《内经》中的阴阳学说可以从《周易·系辞上》中找到文字出处根据和思想源头，但对这一思想的阐述推演应该归功于老子。

纵观汉族医学之外的民族医学体系，也有许多包含着阴阳的思想。如蒙医学、哈医学、回医学、壮医学、彝医学、朝鲜医学、满族医学等。这些医学体系中反映出的阴阳哲理到底是各自先民原创抑或是受到周易、老庄思想影响？笔者认为两种可能性都有，至少不能说全部彻底地都受到周易和老庄的影响。随着各民族古代文献的不断发掘整理，有可能进一步完善这个答案。至于书中未提及的民族医学，也不完全一概没有"阴阳"的思想，只不过相对来说不太明显而已。

既然阴阳的思想在许多民族医学中运用，那么，我们还是把这一思想梳理一下。《内经》之所以对老、庄阴阳学说并不是机械地引用，而是竭力朝医学应用方向进一步发展为颐养长寿之道。《老子·第十章》说："载营魄抱一"（精神与身体合一），"专气致柔"（专精守气，致力柔和），即强调精气在人体中的重要。"致虚极，守静笃"（《老子·第十六章》）和"我独泊兮，其未兆，如婴儿之未孩"（《老子·第二十章》），以及《庄子》的"夫虚静恬淡寂寞无为者，天地之本而道德之至也"（《天道》）。"平易恬淡，则忧缓不能入，邪气不能袭，故其德全而神不亏，……虚无恬淡，乃合天德"（《刻意》）。这些谈的都是恬淡虚无在养生中的重要性。《老子·第八十章》还具体地说到洞达养生之道者，当"甘其食，美其服，安其居，乐其俗，邻国相望，鸡犬之声相闻，民至老死，不相往来"，以摄尘虑，彻底随依其"道"。《老子·第二十五章》说："人法地，地法天，天法道，道法自然。"这里的"自然"就是自然而然的意思。道以及由它所派生的天地万物都是自然而然，遵循自然规律，并非人为如此。因此，人应当效法自然，与自然保持一致。如果违背自然，任意妄行，就会招致祸害，自取灭亡。"法自然"的观点是老子哲学的基本精神，同时也是《内经》医学的指导思想，并进而成为中国传统医学理论的基本模式。《内经》中所阐述的内容，无论是人体生理病理、施治用药，还是预防养生等，无不是以"顺乎自然"为中心。《内经》开篇就指出："上古之人，其知道者，法于阴阳，和于术数"。这里的"道"就是修养之道。"阴阳"是指天地盈虚消长的规律。"术数"是指修身养生的方法。说明上古之人之所以健康长寿，是因为懂得修养之道，饮食起居一应生命的自然变化，不妄作劳。《素问·四气调神大论》篇据此还十分详尽地论述了人应如何顺应自然界四时气候的变化规律来调整、安排自己的生活，“夫四时阴阳者，万物之根本也。所以圣人春夏养阳，秋冬养阴，……逆之则灾害生，从之则苛疾不起，是谓得道”。这段话认为得道就是顺乎自然，而非逆于自然，完全反映了老子“道法自然”的思想。

老子所谓的“自然”并不单纯指与人相对的自然界及其外部事物的性质和规律，更多的是指向人本身，即内在于人的自然本性。在老子看来，自然人性的主要特征就是清静无为，老子说：“归根曰静，静曰复命……妄作，凶。”（《老子·第十六章》）又说：“两种为天下正。”（《老子·第四十五章》）老子视清静无为为生命之本根，人生之正道，而视躁动妄为为人身之危险。《内经》同样以清静无为作为养性和养生的首要任务，指出人若能排除私心杂念，不慕虚荣，不纵欲，保持清虚、恬淡的性情，就能持守精神，获得长寿。首篇《素问·上古天真论》中的“天真”二字即是老子道家的用语，其本意就是纯朴宁静，无私无欲。与清静无为的自然人性论相联系，老子还提出了养生的“俭啬”之道。俭、啬二字都含有节省的意思，其中“俭”是指物质生活上的节省；“啬”是指精神生活上的节省，强调在心理、性情、思虑等方面保持清静，不可偏激、狂乱①。这一思想在《内经》中得到了进一步发挥。《内经》不仅明确肯定了形神不可偏失的统一关系，而且还从病因学角度具体地说明了精神的不同变化分别对身体机能的影响，譬如“怒伤肝”、“喜伤心”、“悲伤肺”、“思伤脾”、“恐伤肾”等等。这就要求医家在

---

① 史向前、邱建新：老子思想与《内经》，医学与哲学，20（9），第55~56页，1999年版。

为病人诊治时不能仅局限于躯体疾病，还要联系其精神状况以及影响患者精神的自然社会生活环境，由此才能标本兼治。这是《内经》理论的一大思想特色，也与恩格尔提倡的所谓“生物－心理－社会”的医学模式相符合。

道既然体现于万事万物之中，当然在人的生命活动中亦存在。《素问》开宗明义说：“上古之人，其知道者，法于阴阳，和于术数，饮食有节，起居有常，不妄作劳，故能形与神俱，而尽终其天年，度百岁乃去。”人若施明道，就可尽其天年，否则会“半百而废”。道是什么？老子五千言，一开始就说：“道可道，非常道。名可名，非常名。无名天地之始，有名万物之母。故常无欲，以观其妙。常有欲，以观其微，此两者同出而异名，同谓之玄，玄之又玄，众妙之门。”可见老子讲的道是天地万物产生形成的根源以及整个自然及其变化的总规律。《素问》讲的道虽然是养身之道，但人居天地之中，是道（自然）的产物，故人亦应法于道（自然），即遵循自然规律。

此外，老、庄养生观还强调合于四时，顺应自然问题。《老子·第十章》指出：“生之，畜之；生而不有；为而不恃，长而不宰”。万物都有自己的自然规律，不能人为地做什么。庄子更是直接指出：养生要“依乎天理”（《养生主》），“当是时也，阴阳和静，……四时得节，万物不伤，群生不夭”（《缮性》）。《内经》对老、庄的这些养生思想囊而纳之，概括为“夫上古圣人之教下也，皆谓之虚邪贼风，避之有时，恬淡虚无，真气从之，精神内守，病安从来。是以志闲而少欲，心安而不惧，形劳而不倦，气从以顺，各从其欲，皆得所愿。故美其食，任其服，乐其俗，高下不相慕，……故合于道。所以能年皆度百岁”（《素问·上古天真论》）。可见，与前者不惟精神一致，连某些字句都明显存留顺手拈来之痕迹。《内经》中所谓的“百岁”，在《庄子·盗跖》中说得十分清楚：“人上寿百岁，中寿八十，下寿六十。”

四、关于“三”的学说

（一）民族医中关于三的思想

藏医认为：人体内存在三大因素，即“龙”（气）、“赤巴”（胆）、“培根”（涎）。还存在七大物质即“饮食、血、肉、脂肪、骨、骨髓、精”和三种排泄物即“大便、小便、汗”。其相互关系为三大因素支配七大物质和三种排泄物的转化。是故，构成所谓“三因学说”。蒙医也有“三素学说”。蒙医认为：维持人体生理的“赫依（中性）、协日（阳）、巴达干（阴）”三素是人体最基本的元素。藏医的七大物质和三种排泄物在蒙医中称为“七元三秽”，三素亦对七元三秽产生支配作用。由此看来，藏蒙医的三因或三素说的基本精神是一致的。回医讲“三子学说”。回医认为：金、木、活三者在天地华育中起重要作用，万物莫不靠它们而资生，故亦称三母。这里“活”比较难解，意指水、火、气、土四元共合而生“活类”。所谓“活”，笔者认为是指四元共合产生的具象事物（包括动、植、矿物）。土家医讲“三元学说”，即把人体内脏功能概括为三个部分上元（天元）、中元（地元）、下元（水元）。上元包括脑、心、肺；中元包括肚（胃）、肠、肝，“下元包括腰子、尿脬、养儿肠或精华脬”①。土家医对内脏所进行的三分思想，虽不是三种因素，但因在数字上属三，故亦在此处加以讨论。苗医在事物生成哲学上也有三分思想，即概括为事物生成的三大要素、三大关系、三大结局。具体来说，事物生成的三大要素是“搜媚若”（能量）、

---

① 奇玲、罗达尚主编：《中国民族医药大系》，第791页，内蒙古科学技术出版社，2000年3月版。

“各簿港搜”（物质基础）、“玛汝务翠”（良好结构）。这三大要素相结合形成三位一体的事物。相资、相制、相夺是事物生成的三大关系。胜负、难全、增多变好是事物生成的三大结局。苗医在阐释人体生灵、生病、诊病、治病等方面亦都以上述三个方面分别展开。

（二）中医关于三的思想

“一、二、三……”这本来是些司空见惯的自然数字，但在中医理论中却不完全如此，如三阴、三阳的六经概括，内因、外因、不内外因的病因概括，因时、因地、因人而宜的三因制宜法则的遵行，“三生万物”思想等，例子比比皆是。那么，“三”的运用是语言表达习惯还是具有特定的道理？这自然亦需要进行讨论。在中国传统文化中，“三”除了表达自然数外，固然还在特定语境下表达多的意思，如“三生有幸”、“三军过后尽开颜”等，但在事理层面或换句话说在今人所谓科学哲学层面却不是随便可置换使用的。既然如此，我们就以中医为例，看看其不可置换的原因及其“三生万物”命题所蕴含的科学意义。

《内经》是中医的经典作，在《素问·生气通天论》中说：“天地之间，六合之内……其气三，数犯此者，邪气伤人，此寿命之本也。”此条经文中的“三”可不可以用“二”或“四”等置换呢？我认为是不可以的。其原因，此处之“三”所表达的是一个事理，即生命之本真或称之为原始生命形成的科学哲学概念，故不能置换。“三气”的命题有无根据？我们还是引先哲之言以为据。老子说：“万物负阴抱阳，冲气以为和”，这就是说万物均来自于阴、阳、冲气三者的相互作用；人生在天地之间，也是冲气和调而成。是故，老子认为：“道生一，一生二，二生三，三生万物。”“三气”中阴阳或曰天地等的表述容易理解，但“冲气”则极为抽象，见仁见智。即便如此，我们至少承认除互相对立的阴阳二气之外，还有因为阴阳二气相互作用而产生出的第三种气或称物质存在，也正是由于这第三种气的存在，“三气”才共同启动了“三生万物”复杂的气化物生过程。可见“三”也只有“三”才反映出生成事物的最原始、最基本、最一般的道理。

“三生万物”这个认识亦是具有思想渊薮的。《易·系辞下》就有所载，如说：“《易》之为书也，广大悉备。有天道焉，有人道焉，有地道焉。兼三才而两之，故六。”[①]。这里所谓“天人地”三才不就是“二生三”的解释吗！天与地表示二，天与地之相互作用产生人，天人地合称是为“三”。按照这个说法，“阴、阳、冲气”三者之中的“冲气”即对应于天地人三才中的“人”，这虽然因表述角度不同而用词有别，但仍然不离“三生万物”的基本思想。反过来看，既然自然界一切事物都由三气而生，那么，三气来源于互根发展着的阴阳二气，又可由阴阳二气溯源至原始的一气状态，正如道教经典《太平经》所谓：“太虚元气，涵三为一”。先秦诸子中，墨子亦认同“三生万物”的思想，他认为：“三物必具，然后足以生。”[②] 由此看来，《易·系辞下》、老子、墨子三家共同确认了“三生万物”的思想。

尽管“三生万物”的思想在先秦已产生，但我们还是再从后代精英的传承理解中寻找些线索以为证。唐代王冰是注解《内经》的大家。他指出：“形之所存……微其本始，从三气以生成。”《内经博议》也认为：“易闻一阴一阳之谓道……有三气存乎其间矣。是故动与静各一也，而所以能动静者又一也。由此

---

① 《周易·系辞下》，见吴哲楣：《十三经》，第59页，北京：国际文化出版公司，1993年版。

② 《墨子·大取》第四十四篇，见《二十二子》，第262页，上海：上海古籍出版社，1986年版。

观之，大（太）乙（极）之所施生，造化之所鼓铸，必得三而成物。气不得三，则无以布行于五，而阴阳冲气即所谓三气，也就是其气三。”清·汪绂《医林纂要探源》虽有自己新的理解，但“三”的思想没有根本改变。他说“三，少阳之数”，“是少阳行肝木”，“三之数行，无坚不破”也。人之生机，全在少阳，主行相火，实是命门生发之神力也。一个太极必涵三气，这就是精气神也。三者之中，神者主用，精气为体。神用则体耗，自然之理也。精气神本不可分，神用最敏，体耗不绝，则神在也，神休则体休，体增则神旺，神灭则体绝。精气神互为因果，但神是用体之力。就是它决定体之至极成物也。五非得三，又不能各合乎一也。三者一之用也，五者三之成也”。可见，他对“三生万物”思想也是遵行不悖的。

关于“三生万物”的思想，不仅在中医理论中有所反映，而且在其他兄弟民族的医学理论中亦有体现。如前所述，藏、蒙、回、土家、苗等民族医都有“三要素”之类的学说，这和中医“三生万物”思想不谋而合。尽管民族医学中关于三的学说各有差别，但关于事物的三分法这一思想是共同的。既然三分思想具有普遍性，那么深入研究“三要素”思维方法的合理内涵并指导临床实践，可以从自然哲学角度揭示生命奥秘并且服务于医疗社会实践。

中华各民族先哲在不同地域经过对自然界事物累代长期的观察认识，不约而同地感悟到“三”的科学哲学道理并应用于医学实践中，这本身就说明了“三生万物”思想的普遍意义。从数学观念出发理解“三”时，亦有所说法。如“三点成一面”，是说由三个点可联结构成一个固定的平面三角形。从社会历史学角度分析，亦有所谓“三足鼎立”之说。再举一个最通俗的例子，男婚女嫁虽构成一个家庭，但仍不稳定，必待生子后一家三口方才形成较为稳定的结构。所以，人们常用“三”来表示一个相对稳定的理念。在认识人体生命现象时，许多民族医学用“三”表达其思想，不仅具有哲学基础，而且也具有科学基础。至于四、五、六、七等数字，都是以“三”作为基础的复合结构形式。

“三生万物”的命题不能机械地理解，而要在一生二基础上，以代表二的阴阳二者相互作用产生新物（所谓二生三）且三者间具有必然联系的许多新生事物。这一思想不仅可以克服“一生二”易被机械地理解为“一尺之棰，日取其半，万世不竭”① 的过度分析造成整体性质之失真或变化的状态，如铁条本身具有铁磁性，但将其切割到小于磁畴的程度时便失去磁性；亦可克服惠施所谓“至大无外谓之大一，至小无内谓之小一”② 无限大小思想导致事物漫无边际的过度不确定性；同时又可增强事物发展各阶段相对稳定的秩序。“三生万物”思想在中医理论诠释方面不仅可以从阴阳机械绝对的对立视角中解放出来，而且可以借鉴生物化学的某些成果，引申出具有科学意义的结论，如DNA 双螺旋结构是由对应的碱基联结的，那么阴阳之间就不需要有一种气或称物质进行联结吗？但在不同情形下，阴阳是以何种物质（气）、何种方式进行联结，这就需要深度的研究甚至包括实验研究才能证实。

观察和实验是科学研究的两种手段。中医主要的方法是历史观察法。历史观察包括的方法很多，其中在“三生万物”观念指导下观察提升出的理论具有较普适的科学意义。它不仅对清理提升古医籍中蕴含而未彰的学术具有指导作用，而且对构建辩证

---

① 《庄子·天下》第三十三，见《二十二子》，第 87 页，上海：上海古籍出版社，1986 年版。

② 《庄子·天下》第三十三，见《二十二子》，第 86 页，上海：上海古籍出版社，1986 年版。

综合的方法论体系亦具有重要价值，值得深入研究。

五、关于“四”的学说

中国古代先哲对于自然事物的认识是多角度的而不是机械的。《道德经》所谓：道生一，一生二，二生三，三生万物的思想是指事物生成发展的最一般规律。那么，“四”这个数或曰分析方法如何诠释或有何哲理意义呢？我们还是先梳理一下历史根据。子曰：“《易》有圣人之道四焉”①，“是故《易》有太极，是生两仪，两仪生四象”②。这两条材料都是一分为二的思想。现在若作一简单比较，便可看出：《道德经》说“二生三”，而《易》认为“两仪生四象”。对于这个问题，历代先哲没有进行详细的比较研究，只是讲：“二与四同功而异位，其善不同；二多誉，四多惧，近也。……三与五同功而异位，三多凶，五多功，贵贱之等也”③。既然如此，那么“二多誉”就自然地被选择来表达一分为二的结果即“太极生两仪”。这个两仪还是可以分析的，每一个仪又可分作两仪即两次两分后而成四象。在这个一分为二思想的延伸中，中医认为“四多惧”，故弃而不用。取既含有多，又回避四的一个数“五”来表达。或有人问，“三”也表达多之意为何不用？这是因为《易》认为“三多凶”故尔。因为“五多功”，所以中医引用《易》的思想，用其表达组成人体物质多之意称为“五行”。而朝鲜医学则不管这个“四”惧与不惧，径直概括为“两仪生四象”。傣医所谓“四塔”学说，维医的“火、气、土、水”四大物质或回医所称四元等，都是一

① 《周易·系辞上》，见吴哲楣：《十三经》，第54页，北京：国际文化出版公司，1993年版。

② 同上。

③ 《周易·系辞上》，见吴哲楣：《十三经》，第58页，北京：国际文化出版公司，1993年版。

分为二思想的反映，并没有考虑中医所虑的“四多惧”问题。与此论题相同，而《道德经》则没有《易》关于“三多凶”、“四多惧”思想，表达变成“二生三”的形式。这里“三”含有“多”的意思，三表达基本要旨，五是对三的避讳性演绎或认为“五者三之成”。当然，关于“四”的学说，希波克拉底创立的“四体液病理学”，不也是讲“四”的概念吗！维医、回医等确实受到“四体液病理学”影响，就连藏医也受到了影响，这是一个事实。至于朝医的“四维四象医学”，可能受《易经》思想影响最大。

六、关于“五”的学说

在中华文化典籍中，我们首先在《易·系辞下》寻找到关于“五”的解释，其原文为：“三与五同功而异位，三多凶，五多功，贵贱之等也。”（清·汪绂：《医林纂要探源》）这段原文反映出“三”和“五”之间的联系，即同功而异位。既然二者是同功的，那么为何还区分呢？笔者认为因《易》对系辞的推敲是十分讲究的，是书在数字运用上认为“三多凶，五多功”，所以，“三”表示事物生成必须具备的基本因素，故在此无法回避“三”字；而“五”表示所生成之物各式各样的形势及功用，如王冰所注：“形之所存，假五行而运用，徵其本始，从三气以生成。”清人汪绂亦认为：“五非得三，又不能各合乎一也。三者一之用也，五者三之成也。”① 概括他们的思想，即自然界万物的生成源自于一气（太极，或称道），由这一气又可产生阴阳二气（天地），由这二气相互作用产生冲气（人）。万事万物的产生必须具备三个因素即三气（三才），这三气相互作用又可生

① 《周易·系辞下》，见吴哲楣：《十三经》，第58页，北京：国际文化出版公司，1993年版。

成五种基本形态。更多物质的化生，亦遵循这个基本规律。

《易·系辞下》斟酌“三”、“五”这些数字相应产生的思想理论是极其可贵的，虽多少有些牵强之嫌，但从概括事物哲理方面已做到了难能可贵。以《易·系辞下》提出的关于“五”的学说，在《尚书·洪范》中又作了进一步引申，即在“五”这个数字基础上，又引申出“五行”思想。如“初一曰五行，一曰水，二曰火，三曰木，四曰金，五曰土。水曰润下，火曰炎上，木曰曲直，金曰从革，土爰稼穑。润下作咸，炎上作苦，曲直作酸，从革作辛，稼穑作甘”①。中医经典之作《黄帝内经》首先引入并运用这一观点说明人体的生理病理，故成为中医立说的基本依据。蒙医亦有“三素五元之说”，即自然界一切事物都由“土、水、火、气、空”五种物质相互间作用而成，人体亦在“赫依”、“协日”、“巴达干”这三素调节下，由五元这五种物质以不同的形式而构成。侗医亦讲关于“五”的学说，其医药基本理论是以“天、地、气、水、人五位一体”的考察方法阐释人体生理病理并加以治疗。彝医不仅认为人体由“金、木、水、火、土”五行组成，而且认为世界万物的基本要素都可以按五行归类。傣医虽然没有上述所谓“五行”之说，但它的体系中亦有关于“五”的学说，如“五蕴学说”。傣医所谓“五蕴”，亦即“五明”，傣语称为“巴咱夯等哈”，是指人的“色、识、受、想、行”五种表现，这不也是关于“五”的学说吗！有古羌族成分参入的纳西族的象形文字《东巴经·精微五行》中亦提到过五行，其它民族医药体系中也还有一些关于五分法或曰五种概括法的例证，此处不一一列举。

① 《尚书·洪范》，见吴哲楣：《十三经》，第93页，北京：国际文化出版公司，1993年版。

七、关于“六”的学说

关于“六”这个字，在许多文化典籍中都有广泛的使用。但从哲学意义上加以分析甚少。我们还是先寻找一下它的出处，再论其意义。对“六”的原初解释，《易·系辞下》较为经典：“《易》之为书也，广大悉备。有天道焉，有人道焉，有地道焉。兼三才而两之，故六。六者非它也，三材（才）之道也。”① 根据“六”的这个原始含义，我们可以看出，“六”的哲学意义来自于“三”即“三才而两之”，并不是五加一，也不是四加二等。也就是说只有“三才而两之”所形成的“六”才具有哲学意义。这个理解是否正确有待讨论。先就这一理解举例再加以说明。人们熟知的医圣张仲景在《伤寒论》中提出的所谓“六经辨证”，是由太阳、少阳、阳明、太阴、厥阴、少阴组成，也就是三阴三阳，这个是“三才而两之”的一个例证。再如十二经脉中三阳脉就包括手足三阳脉共六条，三阴脉亦包括手足三阴脉共六条。这也应是“三才而两之”的一个例证。若再追述历史文献的话，中医最早解释“六淫”是指“阴阳风雨晦明”，也是“三才而两之”的例证。中医如此，那么其他民族医中是否也有“六”的应用呢？哈萨克医学将世界万物包括人类在内赖以存在的本源概括为六元，即“天、地、明、暗、寒、热”，将哈药之性质概括为“寒、热、温、凉、大热、大寒”，将药味概括为“甘、辛、酸、苦、咸、平”，这些也都应是“三才而两之”的例证。

---

① 《周易·系辞上》，见吴哲楣：《十三经》，第59页，北京：国际文化出版公司，1993年版。

第六章　医药文化类型研究

第一节　关于医药类型的研究

一、论题之由来

藏象学说是中医理论之核心。藏象学说形成过程中使用了大量的逻辑学知识。这些逻辑多交叉运用，形成独特的表达类型，其中主要的方法是“类推”形式。藏、蒙、维、傣、苗、回、哈、朝等民族医学中亦有许多“类推”形式。对“类推”形式“辨彰学术，考镜源流”，探索其历史局限和在当今科技条件下完善之可行性及其作用，对继承和发展民族医药学具有重要价值。

古人思维中多有“类推”的表达习惯，如“同声相应，同气相求……本乎天者亲上，本乎地者亲下，则各从其类也”①。同时，古人还指出“类推”的作用是“以类族辨物”②。可见“类推”、类辨形式很早便已成为人们观察分析事物的基本方法。“方以类聚，物以群分”③，《战国策·齐策三》亦如是说。“类

① 《周易·上经》，见吴哲楣：《十三经》，第1页，北京：国际文化出版公司，1993年版。

② 《周易·上经》，见吴哲楣：《十三经》，第12页，北京：国际文化出版公司，1993年版。

③ 《周易·系辞上》，见吴哲楣：《十三经》，第51页，北京：国际文化出版公司，1993年版。

推”的观点即联系的观点。《墨子》首先提出“察类”、“明故”、“辨类”等概念。“察类”即观察事物间的联系；“明故”即明白类似事物联系的本质；“辨类”即分析事物之异同并加以区别。中医漫长的临床实践观察，不仅产生出丰厚的感性认识，而且亦通过“类推”方法产生出大量的接近理性的认识，从而客观上形成了一个类从、类比、“类推”的认识表述体系，但尚未被人们系统揭示，更没有在新的科技条件下创新。“类推”方法只有在肯定临床实践感性认识的体系中，通过大量归纳才能获得，这也符合中医实际。“类推”法只有承认客观事物独立存在性的前提下，以事物本质联系为基础才能正确运用或扩展。数千年浩如烟海的中医文献和现代临床实践存在大量的类从、“类推”等表述方法，其逻辑话语即表述为直观、形式、演绎、归纳、辩证等方法。这些方法在中医学术表达中包括许多普适可重复且能突显其个性又切合临床实用的具体方法，它既是中医理论体系构建方法的重要组成部分，又是指导临床的实用法则，还是大口径借鉴吸纳现代科学技术以完善该方法的重要研究方向。

二、“类推”方法之考察

古人在类推之前，首先必须正名。孔子提出：“名不正则言不顺”（《论语》）的主张，但主要停留在政治名位上。而墨子则明确指出“以名举实”（《小取》）的主张，即“所以谓，名也；所谓，实也。名实耦合也”（《经说上》）。这也就是说概念是从客观事物而来，是客观事物的反映，从此出现了逻辑思想的萌芽。集先秦逻辑思想大成的荀子在评论各家的基础上，进一步提出正名的原则：“同则同之，异则异之，单足以喻则单，单不足喻则兼，单与兼无所相避则共”（《正名》），即名是说明实的，实同则名同，实异则名异。由于事物有具体种类之差别，但有的用单名词表达，有的用复称名词表达。事物虽有差别，但有相同性质就可归入一类。简而言之，就是名副其实，概念与客体相符。这都从内涵上揭示了概念的来源和本质。从外延角度，墨子对概念作了“达、类、私”（《经说上》）的分类，即普通概念、类概念和个别概念。从属种关系上则认为属概念包含着不同的种概念，其特点是“兼”（《经说下》）。与之相同，荀子也分为“单名、兼名、共名、别名”（《正名》），以区别单一概念和复合概念，区别属概念和种概念。而名辩家公孙龙的“白马非马”论，则以其具体实例论述了后概念和种概念的区别。

类的概念产生和正名后，医药领域遂开始使用。以《内经》为例，其成书年代正值中国哲学史上百家争鸣阶段。在强大的论辩思潮中，诸子百家为驳斥论敌、宣扬己见，都不同程度地从思维形式、思维规律和逻辑方法上寻找根据和武器，形成了先秦哲学丰富的逻辑思想。《内经》自然而然地接受了当时最进步的哲学观点，来系统地说明丰富的医疗实践以构建医学理论。它不仅从学术思想上自觉地运用了辩证逻辑，如阴阳的对立统一、气机的升降出入等等，而且在写作方法上多采用问答形式，亦广泛运用了形式逻辑。在这些逻辑思想指导下，《内经》以类的概念和由此引申出的方法构建出藏象学说，这个学说中亦大量地运用了类推方法。

类的概念和类推方法的具体标志是判断方法的运用。逻辑学认为，判断是由概念组成的对事物有所断定的思维形式。它表示概念之间的关系不限于反映事物的规定性。先秦哲学中，墨子称判断为“辞”，并提出“以辞抒意”（《小取》）的主张。荀子《正名》也指出：“辞也者，兼异实之名论一意也”，即判断是用众多概念来表达的一个意思。恩格斯《自然辩证法》指出：“在希腊哲学的多种多样的形式中，差不多可以找到以后各种观点的胚胎、萌芽”。正是如此，先秦逻辑学这一萌芽在《内经》中已有运用，如《素问·脉要精微论篇》的“以此参伍，决死生之分”，就是以望闻问切所得到的认识来判断疾病预后的实例。

在运用类的概念进行判断时亦分许多种形式。直言判断方面有两个基本形式。其中第一个形式是全称肯定判断，如《经上》：“尽，莫不然也”，即所有S是P，举例如《素问·热论篇》所谓“今夫热病者，皆伤寒之类也”。第二个形式是特称肯定判断，如《小取》：“或也者，不尽也”，即有些S是P，举例如《素问·至真要大论篇》所谓“不治（不治旺而然者）五味属也”。模态判断方面有三个基本形式。其中第一个形式是必然判断，如《经上》：“必，不已也”，即S必然是P，举例如《素问·评热病论篇》所谓“邪之所凑，其气必虚”。第二个形式是或然判断，如《经下》：“无说而惧，说在弗必”，其中包含S是或不是P，举例如《素问·调经论篇》所谓“夫邪之生也，或生于阴，或生于阳”。第三个形式是实然判断，如《经下》：“有之而不可去，说在尝然”，即s是p，举例如《素问·太阴阳明论》所谓“脾与胃以膜相连耳，而能为之行其津液”。关系判断方面有两个基本形式。其中第一个形式是选言判断，如《经说上》：“辨者或谓之牛，或谓之非牛”，这句具有选言判断的性质，即A或B二者必选其一，举例如《素问·上古天真论篇》所谓“人年老而无子者，材力尽矣？将天数然也?”就暗含了预期的选择。第二个形式是假言判断，如《小取》：“假者，今不然也”，即设S是P，举例如《素问·评热病论篇》所谓“不出则伤肺，伤肺则死矣”。综上所述，全称肯定指示事物的共同性，要求考虑问题要面面俱到；特称肯定告诫不要漏掉个别情况；或然判断启发分析鉴别；实然判断提醒既有现状……。值得注意的是，基于中医理论的特点，《内经》中假言判断俯首皆拾，对种种条件下的生理、病理、辨证、治疗作了前瞻预示，留下了“邪气盛则实，正气夺则虚”、“气复反则生，不反则死”等大量警句般的名训。

在正名概念并进行判断的基础上，亦存在许多推理现象，即所谓“求其属也”。推理是由一个或几个已知判断推出一个新判断的思维形式。墨子指出“以说出故”（《小取》）即“明故”的要求。“说，所以明也”（《经上》），即推理的作用是将论题的根据展示出来。荀子《正名》也指出：“不异实名以喻动静之道”，即推理是运用判断对某个或者一类事物作出正确的分析和结论。在推理过程中，墨子认为必须具备“故、理、类”这三个基本范畴。《大取》：“夫辞以故生，以理长，以类行也”，即一个判断要有根据才能提出，要符合规则才能推论，要作类的比较和转换才能引出新的判断，所谓“三物必具，然后足以生”（《大取》）。恩格斯《自然辩证法》亦说：“归纳和演绎，正如分析和综合一样，是必然互相联系着的”。在先秦逻辑学中，归纳推理和演绎推理像孪生兄弟同时孕育成熟，而界于二者之间且身兼二者性质的类比推理也应运而生。

首先我们研究归纳和演绎推理。荀子《大略》说：“是非疑，则度之以远事”，即遇有疑难的是非问题，就必须考察过去，从总结具体的经验得到合乎规律的认识。《小取》也说“以类取”，从个别事物提取同类的共性。这一逻辑形式，对于从丰富经验中抽象理论的《内经》来说显然是必要的。《素问·经脉别论篇》：“故饮食饱甚，汗出于胃；惊而夺精，汗出于心；持重远行，汗出于肾；疾走恐惧，汗出于肝；摇体劳苦，汗出于脾；故……生病起于过用，此为常也”，这就是对内伤发病的规律性归纳。与归纳推理相反，演绎推理则是从一般到特殊的推理，即荀子所谓“以类行杂，以一行万”（《王制》），如墨子所谓的“以类予”（《小取》）。还如《灵枢·口问》：“此厥逆走上，脉气辈至也。少阴气至则啮舌，少阳气至则啮颊，阳明气至则啮唇矣”。其次我们研究类比推理。该推理是根据两种事物进行比较的推理。墨子在《小取》中就类比的形式进行了论述。

如“援也者曰子然，我奚独不可以然也”，“推也者，以其所不取同于其所取者，予之也”，即两个相同的事物具有相同的性质，对于未知的事物，可以因其与已知事物同类而断定它。《内经》广泛采取五行属性类推，使之成为中医学最基本的认识事物的方法，是众所周知的。诸如《素问·阴阳应象大论篇》：“天有四时五行……以生寒暑燥湿风，人有五脏化五气……以生喜怒悲忧恐”等等。这一由已知到未知的类推手段，可以使人们超越现有认识的狭隘界限，获得深广的知识，并成为辨证施治过程中有所依从、有所遵循的方法。

推理是具有一定根据的推测活动，与之相关联的还有一种验证的方法，即所谓“善言气者，必彰于物”。谈到验证，必先明确假说。假说是人们对事物的本质和规律的推测性说明。恩格斯在《自然辩证法》中指出：“只要自然科学在思维着，它的发展形式就是假说”。现代人都知道对假说的验证有两个手段：一是科学实验，二是实际观察。但在先秦时期实验是做不到的，那么验证一个事物就只有靠观察的手段，其主要衡量标准也是能否利国利民。墨子《非命上》说：“于何用之？发以为刑政，观其中国家百姓人民之利”，把利国利民作为考察事物是非曲直的标准，这是一个方法上的创举。荀子《性恶》也说：“凡论者，贵其有辩合，有符验，故坐而言之，起而可设，张而可行”。而站在新兴地主阶级立场上的法家韩非，其“参验”主义则使他由疑古转入反古变法。他认为：“言会众端，必揆之以地，谋之以天，验之以物，参之以人，四征者符，乃可以观矣。”（《八经》）如出一辙，《素问·气交变大论篇》云：“善言天者，必应于人；善言古者，必验于今；善言气者，必彰于物；善言应者，同天地之化。”《官能》云：“法于往古，验于来今”，这些都表现了注重验证的思想。《内经》不仅从方法论上重视验证，实际运用也不乏其例。《灵枢·逆顺肥瘦》云：“岐伯曰：故别络结则跗上不动，不动则厥，厥则寒矣。黄帝曰：何以用之？岐伯曰：以言导之，切而验之，其非必动，然后乃可明逆顺之行也”，阐明了验证自已理论的方法。《素问·痿论篇》云：“有渐于湿……痹而不仁，发为肉痿，故《下经》曰：肉痿者，得之湿地也”，这便是对古典医经理论的验证，即“借一斑略知全身”之例。以上说明，在先秦形式逻辑的影响下，使《内经》在语言表达上更准确、更精炼，在说理上更缜密、更有力。

三、“类推”方法之局限

藏象学说是中医理论之核心。“藏象”一词，《内经》中凡两见，即《素问·六节藏象论》篇名及该篇中“藏象何如”之提问。以“藏”与“象”二字相关成句者，还见于《素问·经脉别论》“太阳藏何象”、“少阳藏何象”、“阳明藏何象”等。“藏象”之含义主要有三；第一，根据《灵枢·外揣》的“司外揣内，司内揣外”思想，其具有内外联系之意。第二，根据《丹溪心法·能合脉色可以万全》所谓“有诸内者必形诸外”之语意，反映藏于内之本质活动必有征象表现于外。第三，根据《灵枢·本脏》所谓“视其外应以知其内脏，则知所病也”和《淮南子》所谓“有病于内者，必有色于外”等思想，反映其内藏有病，其外在亦表现出相应的症状。三者概而言之，即藏于体内之脏腑活动表现于外的生理功能和病理现象。由于藏象学说表达人体功能时多以类相从、取类比象，所以，在大量类从事例中，潜藏着许多类推法则。然而，因历史局限，古人对类从材料精审不够，或有牵强成分夹充其间，这便影响了精华成分的正常彰显，所以，有去粗取精、去伪存真之必要。

宇宙事物是普遍联系的。同类事物存在方式和联系秩序具有相同相似处，但亦有差别。正因为藏象学说在长期临床实践观察获得感性认识基础上，在“类辨”思想指导下形成，所以，取类比象、类比类推知识丰富。藏象学说中存在的类推法在思维形式上具有多重属性。如从人与自然联系角度分析，肝属木，脾属土，木克土，所以“见肝之病，知肝传脾，当先实其脾气”。这一认识乃为“直观逻辑”形式。再如表述五脏之功能为“藏精气而不泻”，由此加上小前提，心属五脏之一，结论是：心亦藏精气而不泻。这样便构成“形式逻辑”的三段论式。这种类推在藏象学说中大量存在。但在这司空见惯的类推中，能否剔除其牵强成分，这是本文特别要提出的问题。如六腑之功能是“传化物而不藏”，按照三段论规则，胃、小肠、大肠、膀胱各为腑，它们都“传化物而不藏”，可以理解。可是，三焦和胆这两腑，传化什么物？就需深入研究。这两个三段论怎么构建？如不能构建，则在小前提下追加否定条件，然后，推导出否定结论。这对于学术规范来说也是可行的。若能构建，可构建成何种模式？笔者初步认为可以通过引文分析、同引聚类分析方法，从该两腑功能记载的大量文献聚类中寻找出最优答案（限于篇幅不作展开）。正因为类推具有这样的拓展空间，所以藏象学说中类推科学形式的研究，恰是中医继承创新之切入点。

人们一般所说的逻辑学是指形式逻辑学。这一学科，是由古希腊先哲苏格拉底（Socrates，469～399B. C.）发端，经柏拉图发展，由亚里士多德完成。先此的逻辑，都属于赛理斯创立的直观逻辑学。16世纪以降，随着数理科学的发展，法国哲学家笛卡尔（Descartes，1596～1650）等创立了演绎逻辑学。英国培根（F·Bacon，1561～1626）开其端，穆勒（J·S·Mill，1806～1873）集其成，创立了归纳逻辑学。德国黑格尔（G·W·F·Hegel，1770～1831）创立了辩证逻辑学。与此同步，中国先哲也在逻辑发展史上取得一定进展。所以勾划这一线索，其目的是说明藏象学说中的类推法并不简单地属于某种具体的逻辑学形式，而几乎包括了上述所有的形式且多交叉配合使用。更重要地是，藏象学说中潜藏着的类推形式，一经发掘归纳使之逻辑化，并在现代科技条件下不断创新完善，便可成为在一般逻辑原理指导下具有普适易重复且切合临床实用的科学形式。

四、“类推”方法之新探

构建符合中医临床实际且普适科学的类推形式，不仅需要逻辑知识的支撑，而且需要建立在大量计量数据的基础上。根据笔者引文分析、聚类分析的亲身实践，用该法构建类推形式是可行的。该法的具体方法很复杂，但概括其要如下：广泛收集表达人体内环境“以类相从”的材料，亦即由具体到抽象的归纳材料，还有如表达人体外环境规律天人相应的有关材料等。对原始材料进行筛选、考订后，分别按直观、形式、演绎、归纳、辩证五类编制长编，各类下再分纲、目、条，对类内歧异处进行考异，对各条学术内容和表达形式逐一辨别，删繁就简、去粗取精。对材料具体的计量方法为：一是用文摘法筛出核心期刊。二是以这些核心期刊为研究对象，以它们刊登藏象理论中直观、形式、演绎、归纳、辩证等文章的作者、文题、单位、参考文献、重构的逻辑性文摘为字段建立引文数据库。三是编制或购买引文频次统计软件运行以产生所需数据。四是利用上述数据，绘制藏象理论中直观、形式、演绎、归纳、辩证文献被引用频次表。五是以此频次表为依据对原始材料去粗取精。六是以引文数据库为基础，编制或购买同被引频次统计软件运行以产生所需数据。七是以此批数据绘制聚类图和耦合图，以聚类和耦合结果为依据确定类、纲、目。八是以聚类、耦合之联系寻找新的类推线索并深入分析研究。九是从中医实际出发，运用逻辑学知识，整理出藏象理论中直观、形式、演绎、归纳、辩证的一般类型和临床应用形式，按照内部逻辑关系，制成多层次类推逻辑树状结构表。十是对聚类中发现具有多重联系的类推形式，可单独开展深度研究，其具体的方法是以三段论形式为指导，在设定大、小前提方面作逻辑、聚类、计量、临床等多角度考察，筛选临床实用者经逻辑思考形成普适的形式。十一是对于初步规范过的类推形式开展专家咨询，委托专家临床试用，反馈意见加以修正。

五、类推方法举例

中国古代逻辑思维方法，主要表现为《墨经》“以类行之”，“异类不比”的形式逻辑和荀子“辨合”与“符验”的辩证逻辑。医圣张仲景对这些逻辑研究较深，撰写《伤寒杂病论》在方法论上就借鉴了这些逻辑。

“以类行之”、“异类不比”为《墨经》比较分类法的基本原则，揭示了认识事物从区分到比较、分类的一般规律。《伤寒杂病论》中可以看出张仲景就是应用这一逻辑思维方法，通过整理大量的临床感性资料，发现疾病内在的本质规律的。他首先以四诊法收集整体资料，而后进行比较，发现症群间在病因、病性发展变化方面存在着“类同”与“不类”，以此为标准进行分类：因于外者，症群间有共同的属性或相似性大，为伤寒；因于内者，症群间无共同的属性或相似性小，为杂病。同类病人，根据其发展变化中表现出的阶段性和相对稳定性，再进行伤寒六经病之间，杂病之各个证型之间的分类，从而使繁杂的资料条理化。继而再以各个具有相似性的证型相比较，发现相似之外，又有各自不同的特征。以此为鉴别要点，则便于进一步认识掌握疾病，如蓄血证与蓄水证的鉴别要点是小便的利与不利；太阴脾虚与少阴肾虚的鉴别要点是口渴与不渴；胃中水饮去与否的鉴别要点是先渴却呕与先呕却渴。最后以类症状相比较，分析同一症状在不同的疾病和不同的发病阶段的不同表现，如饮食失调，有“食不下”、“水浆不下”、“饥不欲食”、“欲食冷食”、“喜食粥糜”、“饮食入口即吐”、“朝食暮吐”、“但欲漱水不欲咽”等，根据它们在发作时间等方面的差异性，推导症状的阴阳属性，为综合分析揭示疾病的内在规律创造条件。对《墨经》的比较分类法作了一次推广与发展。

以荀子“辨合”与“符验”为指导，寻找疾病内在固有的本质规律。继《墨经》之后，荀子在逻辑法上又提出了“辨合”与“符验”两个原则。“辨合”就是认识事物（解蔽）要进行正确的分析与综合，全面地把握事物固有的本质规律；“符验”就是理论一定要再次得到实践的验证。这不仅发展了《墨经》的逻辑法，而且在当时对其它学科的发展产生了很大的影响，其中之一就是医学。张仲景在《伤寒杂病论》中，对荀子的逻辑方法作了全面的展开应用。他先以相对静止的观点，以疾病证型为定点，综合分析症候群，如《伤寒论》四条（宋本下同）对少阳病的分析：“正邪分争”则“往来寒热，休作有时，嘿嘿不欲饮食”，“藏府相连”则“其病必下”，“邪高痛下，故使呕也”。根据少阳的生理病理特点，以一元化的观点概括其病机同性为：“血弱气尽，腠理开，邪气因入，与正气相搏结于胁下”。再以发展变化的观点，将疾病各个阶段表现出的不同证型视为一整体，发现它们的发生、发展变化过程中存在着一种内在的必然联系。如《伤寒论》185 条论述太阳病向阳明病的转化，由“发热、无汗、呕不能食”到汗出之间，经过了一个演变的过程，但由于汗出不彻导致了太阳病向阳明病的转化。这种转化不是绝对的，必须有一个客观的前提，即感邪的轻重、体质的强弱和治疗的及时合理与否。经过临床反复符验，最后得出“脉若静者为不传，颇欲吐、若躁烦、脉若急者为传也”的实践总结。通过分析发现同类病人尽管证型不同，但在症群间却存在着一组基础症状为共性，如伤寒太阳病以“脉浮、头项强痛而恶寒”为代表，张仲景对此以提纲证形式固定下来，使之抽象化，再以营弱卫强概括出病机属性，演绎推广至一般，将抽象化的提纲证根据相互间的必然联系，按太阳、少阳、阳明、太阴、少阴、厥阴顺序排列起来，各经之下，再分层次，如太阳病下又设太阳中风、伤寒、经证、腑证、并病、合病、坏病等，以由表及里、由实至虚、层次渐进的发展趋势展现出外感伤寒病是一个在病因、病机发展变化等方面紧密联系的整体，从而使抽象思维再具体化，使认识从现象的外在性深入到了实体。

五、结论

藏象学说的重要方法来源于先秦“察类明故类辨”思想。表达上述思维的关键方法是类推形式。传统类推形式具有某些局限，因此需要继承创新。科学类推形式的构建不仅需要传统逻辑形式的不断扬弃和规范，而且需要建立在以计量基础上的引文分析、聚类分析、耦合分析等的支撑，还需要设计合理的临床验证方式。重构类推形式，不仅是一个去粗取精过程，而且是深入研究藏象学说、继承发展民族医学的可行方法。

第二节　医药人类学研究

一、概念

人类学是伴随欧洲殖民政策的推行而发展起来的新兴学科。由于各国对人类学的理解不同，故在研究方向和方法上也不尽相同。一般来说，人类学分为生物人类学和文化人类学。生物人类学亦称体质人类学，其关注的重点是人类的生物性进化和变异，诠释人类体质特征的时空变化从而寻找其规律的科学。在生物人类学之基础上，从人类防病治病角度切入，探讨人类体质特征与疾病发生、发展、演变的关系，探讨因人制宜的治疗方案，筛选有针对性的、适应性强的药物，寻求人类健康的普遍规律和因体质差别而对应治疗的多样类型、方法的科学，称为医学人类学。

医学大体分为现代医学和传统医学两大类。传统医学按照国别分为中国传统医学、印度传统医学等。各国传统医学又可从一定角度划分为若干不同的类型，如中国传统医学从民族医学视角就可以分为中医学、藏医学、蒙医学、维医学等。但不论怎样分类，都属于医学的范畴。医学人类学是一个新名词，即从医学角度诠释人类学的基本问题称之为医学人类学。因为国内医学人类学的发展是近几十年之事，属于年青学科，其方法论仍以北美的方法为主。中国各民族传统医学的发展历史较为悠久，民族医药学史的研究亦较深入，故传统医史学与人类学方法相结合，诠释人类体质和文化等基本问题，可以称之为医史人类学。这个大的研究方向或曰新兴学科可以集古今中外有关人类健康和文化的各种传统有效方法与尖端科学方法，从新的视角在某些层面揭开生命科学的奥秘，为人类社会发展作出较大贡献。

二、人类抗疫的普同性

人类在演化发展历程中，与疫病斗争经历了漫长岁月。因为抗疫实践检验了民族自身体质和知识，疫病威胁也引发了人类演化。亚洲和欧洲紧密相连，5000 年来历史地理环境剧烈变迁，民族迁徙融合连续不断，疫病频发。全面系统研究亚欧各民族在防疫抗疫漫长历程中留存的文物、文献，考察民族体质的演化数据，描绘各民族与疫病斗争的画卷，分析比较构建符合民族体质的疫病防治知识体系，彰显生命科学的多样类型，对国家政治、经济、文化和人民生命建康都具有重要意义。

（一）5000 年亚欧民族迁徙分布的文化人类学研究

美国人类学家霍克认为："人类在很长时间蜷曲在非洲一个角落，然后向亚、欧等洲迁徙。4 万年前加速演化，1 万年前农业文明人口不过几百万，公元 100 年增到 2 亿，1700 年达 6.2 亿，现 60 亿"。近 5000 年，人类迁徙分布群居，人口增长引致疫病威胁严重，人类基因加速演化。亚欧紧连，民族融合长期持久，两洲的文化人类学研究是其他各项研究的基础。

以世界人民卫生防疫史实的研究为切入点，开展文化人类学研究是一个较好的切入点。为什么？因为人类生存长期遇到的基本问题，概括起来主要有三个，即衣食住行问题，应对自然灾害问题如地震、洪水、火山爆发、泥石流等，卫生防疫问题。这最后一个问题，看起来无关紧要，其实对人类生存构成的威胁是最大的，历史上因疫病死亡的累计人口比战争累计死亡的人口都多，如中世纪反复发生在欧洲的鼠疫（黑死病），造成上亿人口的死亡就是例证。中国历代文献对于疫病死亡的人口统计不够精确，这很是遗憾，但疫病流行的线索还是比较清楚的。以东西方卫生防疫为切入点，开展全球文化人类学研究，可以绘制出人类文明的壮丽画卷，亦可为今后人类的健康发展提供资鉴。

（二）全球主要民族的生物人类学研究

世界各国的民族目前还没有精确的统计，但可以认为是比较多的。对这些民族的识别当然具有一定标准。这里必须指出的是，世界各地的民族划分并不是完全以血缘关系划定的，且按照血缘关系划分亦是行不通的。多数民族的识别是以血缘、地缘、文化、认同等多种因素来考量的。宏观上讲，全球民族的生物人类学研究首先需要以人种的分类、分型为指导，开展必要的民族个性研究，方可能够深入下去。以中国为例，历史上作为主要居留地繁衍发展的跨境民族如古代匈奴、鲜卑、突厥、契丹和现存的藏、蒙、维、回、哈、朝鲜等，在现存其它国家亦有不少人口或其后裔，这些人口和别的民族亦有一定融合，融合后人口的文化认同问题比较复杂，这给我们的研究带来一定困难。理清思路、选择方法是关键。另外，中国的土著民族如汉、满、壮、羌、彝、苗、瑶、土家等，都是中华民族大家庭成员，也是亚洲的主要民族。这些民族之所以称为土著，是因为他们世代在中国这块土地上繁衍生息，别的国家未曾产生。当然这些民族的成员现在居住在别的国家，其人口比例亦不少，如华裔、华侨遍布海外，这是现实情况，和土著的概念不矛盾。对这些民族开展生物人类学研究，把握其民族体质特征，对于研究理解这些民族医药知识亦具有重要作用。

（三）防治疫病的民族文物、文献考证研究

从人类卫生防疫角度开展生物人类学研究虽然是一种方法的探索，但其它学科发展史启示我们，任何学科的发展都离不开收集资料。尤其人类学研究，不仅要注重文物、文献的整理研究，还必须开展田野考察，否则，研究将变成无源之水、无本之木。在 5000 年文明历程中，各民族都留下丰厚的文化遗存。通过文物调研建档，文献发掘整理，可将各民族防治疫病的文物、文献进行分类比较研究，发现普同性和差异性，为归纳民族医药类型或范式奠定文物证据和文献记载依据。这项工作是必须的，不是可有可无的。只有较为广泛地掌握了历史上人类卫生防疫的史料，才可能正确评价其成就，才能从中发现可资借鉴的成份。

（四）基于防治疫病的民族医药体系研究

防疫抗疫是人类本能。疫病对每个民族而言都是平等的，无非因民族体质不同、人口聚居程度不同而有所差异。世界各民族医药（包括中医药），多是在应对疫病过程中不断发展构建的，如中医伤寒、温病学术构建等。其他民族也多在应对疫病威胁时创造了本民族的医药知识体系。这是为什么呢？因为人类只有在生死存亡面前才能够充分调动其潜能，才真正区别于动物，这个标志就是站在国家民族利益高度，集体互助性、责任义务爱心、舍己救人的奉献精神等的彰显。从医学科学角度看，防疫抗疫特殊时期所注重的临床疗效是最大的真理，是实践医学的最终目的。以疫病应对为切入点，比较研究各民族医药的思维表达方式，归纳出不同的生命科学类型以相互资鉴，这对完善生命科学理念具有重要作用。

（五）生命科学类型的多样性研究

和人类具有多种语言一样，在认识疾病、诠释病理、选择方法、评判疗效方面，人类从各自的实践经验和思维习惯出发，构建起形式多样的医药知识类型。在现代医学已成为人类共享医学的今天，通过民族医药的多样性研究，可发现生命科学的不同类型。各类型间相互资鉴，可取长补短，共同提高。生命科学类型的比较研究在疫病应对的实践中，其检验标准是客观标准即存活率。历史数据在比较鉴别中也能起到一定作用。

（六）民族抗疫举措研究

民族医药是特定人群在特定环境和人文背景下产生、发展和构建起的知识体系。某种民族医药对本民族人民的建康具有针对性，而该民族人民对本民族医药也具有种族适应性。适者生存是生物界的基本法则。对于医药知识来说，来源于民族实践，又服务于民族需要，这是合情合理的事。因此，研究民族医药抗疫举措和相应法规，对促进民族医药发展具有重要作用。另外，我们所以以防疫为例来讨论人类学中的有关问题，是由于疫病产生的疫源是一样的，对人的侵犯机会也是均等的，但人类因种族差别，其抵抗疫病的能力是否一样，若不一样的话，其体质上有何明显特征，这些特征能否定出标准，针对这些标准在防疫上能否因人而宜展开等，都需要从人类学角度展开研究，得出结论。

三、多民族普适健康品研究

佛教，又称释教，是世界三大宗教之一。佛教自东汉初入华，与儒、道两家思想长期接触、交融，形成许多宗派，在中国及周边亚洲国家广泛传播。公元7世纪，佛教传入西藏后，与原有“笨教”结合形成藏传佛教，又称喇嘛教，在藏、蒙等地广为流传，寺庙遂星罗棋布。一度驰骋草原建立政权的鲜卑、契丹、党项、女真等族亦信奉佛教。由北方迁居至南方的傣族多信奉小乘佛教。满族继女真之传统，儒、释、道并行而不悖。千百年来，包括汉族在内的许多民族佛教徒或虽非教徒但崇信其教义者不在少数。因而，可以认为：佛教在各民族中的影响持久而广泛。佛中有药师佛，佛经内容有医方明，可见佛教中的医药内容亦源远流长。既然藏蒙傣等民族信奉佛教，其医药学术亦必然受其影响。佛主在他们心目中的地位是至高无上的，因而供奉佛主的医药食品也应是权衡斟酌后之精华，且传承至清已形成定例。另外，人类最早的基本的保健方式是食疗，各民族在漫长的生活实践中都积累有丰富经验，这一点乃世所公认。如果问何以统驭藏蒙傣等民族医药？回答应是佛教医药和食疗。无论这种医药和食疗怎么改造变迁，其供佛的含药食品配方应是最好的，也是各民族所公认的。将往昔供佛之含药食品配方加以研究，发掘其中精髓，从而研发成民众建康食品，前景极为广阔。亦是民族医药中具有代表性的产品。

考《清实录》和清宫档案等材料，发现在康乾盛世，朝廷与宗教界、文史界、医界泰斗反复研究总结历代佛堂供品筛选添加药物之规律，在乾隆朝已形成定例。如：（1）中正殿、弘仁寺、嵩祝寺、法渊寺四处，每月两次恭讽万寿平安经，每次用药相同。（2）圆明园佛堂每月朔、望，做镶嵌巴苓、珐瑯巴苓，每次用药相同。（3）重华宫佛堂朔、望做大巴苓，每次用药相同。（4）每月一次祭龙王，用药有所增加。（5）福佑寺每月一次、永幕寺每月一次、中正殿后殿讽水经每月初二日等均用药相同。（6）乾隆二十七年十二月（1765年1月），据中正殿管理念经处咨本月奉旨，每年十二月十九日，做羊腰油合架巴苓一盘所用之药，每月朔、望做红面巴苓于宫内供献，一次做一盘，每盘所用之药均相同，且诏令永著为例。（7）二十七年十二月又奉旨，每年十二月二十三日做羊腰油巴苓六盘，每盘用药亦同前，并要求“在乾清宫、西暖阁、坤宁宫、东暖阁供献，永著为例”。（8）二十八年十二月（1766 年 1 月），总管太监王常贵传旨，做羊腰油合架大巴苓一盘，每年十二月十五日在集云楼供献，所用之药同前，且永著为例。（9）二十九年二月（1766 年 3 月），据本年正月奉旨，每月朔、望做红面巴苓各一盘，每盘所用之药亦同前，令在圆明园乐安和供献，永著为例。清朝是由满州贵族为主建立的统治，因而对蒙藏傣等民族长期供佛之含药食品筛选肯定，永为定例，这本身就有很大的权威性。

初考，供佛食品所含之药，均为目前常用药。这些药如藏红花，不仅是藏药，而且也是蒙药，同时也是中药。有些药虽然名称不尽相同，但所指药物是确定的。本次考出的藏红花等数种药，除红花外，价格均不昂贵，药材资源丰富，成本不大，利于开发。根据藏、蒙、傣和中医药理论，这些药物具有健脾活血、醒神益智之功效。将其定位在制作健康食品上较为恰当。一般民众久用该配方，只能增进健康，而不会有任何副作用。该配方作成早点、快餐进入超市，估计会有很大的销售潜力。若以其作成快餐粥或饮料，也会畅销。以上仅是举例而已，并非只此一种产品，随着民族医药科研的深入，许多普适性药品和保健食品将会得到有计划地开发，这对民族医药经济文化建设无疑具有重要意义。

第三节 民族医药标准体系构建研究

一、关键词诠释

民族医药比较研究牵涉到各自的标准问题。首先，这里所讲的民族医药是广义概念，其中亦包括中医药。由于中医药发展较快，已经独立成学、成科的时间较早，研究的专著亦多，故在这里不作展开。这里所指的民族医药主要包括藏蒙傣藏传佛教文化圈、维回哈伊斯兰教文化圈、羌氐彝土家文化圈、苗族文化圈、百越文化圈、朝鲜文化圈、通古斯文化圈等几个不同类型的文化圈形成的医学体系所包含的民族医药。

因为藏医、蒙医是在藏传佛教医学思想影响下结合本民族医药卫生知识习俗构建成的医学体系；而傣医是在印度南传上座部小乘佛教医学思想影响下结合本民族医药卫生知识习俗构建成的医学体系。藏、蒙、傣、锡伯、达斡尔医学共受佛教医学思想影响，共性关联多，因此作为广义生命科学中的一个类型加以研究。

维回哈这三种医学共受伊斯兰教阿拉伯医药文化影响，亦同时受东方医药文化、希波克拉底医学思想影响，尤其受阿维森纳《医典》影响，结合各自民族的医药实践构建成的医学体系，因此仍作为一个类型加以研究。

羌氐彝土家文化圈是指羌氐民族在历史性南迁过程中不断地与土著民族融合形成的许多人口较少民族各自形成的医学体系。这个文化圈中至少包括现存的羌、彝、拉祜、苦聪、普米、白族、纳西、景颇、阿昌、土家、佤族等民族。这里关于彝族是否为羌族南迁与土著民族形成的民族，至今尚有争议，但不论结论如何，至少我们认为在文化习俗方面是相近的，在医药文化方面亦有相似性。

苗族文化圈是指以盘古开天地传说、蚩尤败于黄帝后其部落民众南迁的零星记载为线索，以这些民族医药文化的相似性为根据划分拟定的。这个文化圈目前只有苗一个民族。

百越文化圈是指汉文史籍记载的百越各民族形成的文化圈。这个文化圈至少包括壮、侗、瑶、畲、布依、黎、水、高山等民族。傣族本来也是百越的一个分支，但受佛教文化的影响很大，故在藏蒙医药学文化圈中加以讨论。

朝鲜文化圈因受汉文化影响最大，但本书未列汉文化圈，所以将朝鲜文化单独列为一个文化圈加以分析。

通古斯文化圈是指历史上以女真（满）、鄂温克、鄂伦春、赫哲等族形成的文化圈。这个文化圈虽然没有提升为较为成型的医药知识体系，但其文化特点是明显的，因此，亦作为一个类型加以讨论。

二、构建民族医药标准体系的意义

在系统论述民族医药标准前，需要先分析一下标准化的概念及其特征。国际标准化组织（ISO）提出标准的定义是："得到一致（绝大多数）同意，并经公认的标准化团体批准，作为工作或工作成果的衡量准则、规则或特性要求，供有关各方共同重复使用的文件，目的是在给定范围内达到最佳有序化程度。"同时在附注中指出："标准应当建立在科学、技术和实践经验的坚实基础上，以促进获得最佳社会效益。"按照我国现在通行的分类法，标准可以分为四类：基础标准、技术标准、管理标准和工作标准。可以看出，标准的特征在于以下几个方面：（1）得到一致（绝大多数）同意。（2）并经公认的标准化团体批准。（3）供有关各方共同重复使用的文件。（4）建立在科学、技术和实践经验的坚实基础上，以促进获得最佳社会效益。换句话说，如果一系列规范、理论具备上述四个要素，就应该被看作是一种“标准”。由标准构建成的体系称为标准体系。

民族医药标准除藏医、蒙医、维医外，既往是没有单独开展过研究的，也并没有建立起体系，只是在中医药标准体系构建中包括有少部分相关内容。标准问题是国家核心竞争力问题。哪个国家在标准问题上领先，那个国家就掌握了行业发展的主动权。中国民族医药是中华各民族原创的医药知识体系，民族医药标准的制定，理所当然应由民族医药的主权国家制定，这是天经地义之事。我国的民族医药，由于种种原因，以前是没有单独建立标准体系的，这是一个事实。今后是否建立，当然是由政府来决策的。笔者认为：民族医药的标准体系也应该建立，但不能够太细。这是因为民族医药在学术的很多层面有待深入探索，不宜定有标准，若在细枝末节上亦定有标准，就会妨碍学术的发展。本着适可而止的原则，我们建立民族医药的标准体系，对于学术和事业发展都是有一定裨益的。藏、蒙、维、回、苗、壮等民族医学在历史发展过程中构建过许多具有标准性质的经典文献、理论范式、临床技术标准等。在系统清理过去已有标准雏型之基础上，从人类学、生命科学视角重新审视其过去和现实，采用梳理源流、田野调查、问卷座谈、引文耦合分析、同引聚类分析、观察验证、实验举证等方法重新构建其标准体系，不仅为提升学术水平、彰显应用价值、扩大经济和社会效益具有重大作用，而且通过各医学类型、表述范式的比较互鉴，聚类分析，还可描绘身、心、生态医学模式的客观存在图景，凝练健康理念，深化对生命规律的认识。

三、构建标准体系的方法

从文化人类学、历史生态学视角，全面系统收集古今中外民族史志和民族医药典籍中的相关材料，分别研究藏蒙傣文化圈医学、维回哈文化圈医学、羌彝拉祜土家文化圈医学、苗族文化圈医学、百越文化圈医学、朝鲜文化圈医学、通古斯文化圈医学等的科学类型和源流变迁，梳理出各个文化圈医学的大纲。从生物人类学视角，对上述几个类型医学所涉及的民族成员进行群体生物性考察，特别是群体遗传变异性考察，为验证历史记载提供证据材料，为制定基础标准、技术标准提供参考。建立几个类型民族医学的引文数据库和引文耦合、同引聚类数据库，编制运行程序产生各种数据，作为重构标准的依据，从而构建几种民族医学类型的标准体系，先期重构基础标准和技术标准体系，整合后构建成融通的标准体系，在此基础上构建管理和工作标准体系。筛选百余位各类型医学的临床家，根据其实践经验结合古今记载反馈对重构标准的意见，加以修订。对修订后的标准在全国民族医、教、研单位试行征求意见，然后再加以修订。具体来说可用文献计量方法：

文献计量学是 20 世纪 20 年代兴起的一种新的文献研究方法。本书提出运用词频统计、引文分析、引文耦合分析、同引聚类分析等方法，为民族医药标准建设提供文献计量根据，使所制定标准更具有客观文献根据。

第四节　民族医药文化类型研究

一、藏蒙傣等族佛教医药文化类型研究

（一）概述

文化圈是社会学与文化人类学描述文化分布的概念之一，指的是具有相同文化特征或包含相同文化要素的地理区域的最大范围。由于它所涉及的地域范围比文化区和文化区域更为广泛，故对研究文化学、地理学、社会学和传播学等学科和领域都具有极其重大的作用和影响。中国佛教医药文化圈，是指以中国为中

心，辐射到日本、朝鲜、韩国、蒙古、越南、缅甸、泰国、琉球群岛、尼泊尔、不丹、锡金、吉尔吉斯斯坦等周边地区的传统医药文化时间内涵和空间领域。在中华民族的传统医学文化圈中，中国佛教医药文化圈又渗透和延伸到中医、藏医、蒙医和傣医等民族医药文化体系之中。因此，研究和探讨中国佛教医药文化圈，对发掘佛教医药宝藏、发扬光大祖国医药文化具有极其重要的历史价值和学术价值。

（二）佛陀及尼泊尔与中华民族的血脉关系

佛教诞生于南亚次大陆的尼泊尔，并经古印度、古西域传到中原地区。在两千多年的传承过程中，逐步形成了以中国为中心，覆盖东亚、南亚广大区域的宗教体系，成为世界三大宗教之一。佛教的创始人为释迦牟尼（公元前565～前485年），为当时迦毗罗卫国的太子，名叫“乔达摩·悉达多”。释迦牟尼出生于今尼泊尔共和国的毕拍罗婆（Piprava）。这里地处喜马拉雅山的西南，是中华文化圈的边缘地带和藏文化圈的交融地带，印度洋的暖湿气流与雪山飘来的云雾在这里碰撞之后，形成了独特的环境和气候。这里不仅土地肥沃、森林葱郁、气候宜人，而且环境优美、民风淳朴、人杰地灵，堪称人间之乐园、世界之净土。

释迦牟尼属于蒙古利亚人种，亦即我们所说的“黄种人”。据《释迦牟尼传》引借的考证史料认为，释迦牟尼的皮肤颜色“是‘紫磨金色’而非白皮肤。紫磨金，指带有紫色的黄金，也称阎浮檀金，是黄金中的上品，大约有些近似99成的大赤金之色。这样看来，释氏家族的皮肤基调是黄皮肤，所以有人推测他们有蒙古族的血统”。我认为，这种说法符合历史事实。对此，笔者将另撰文进行考证。中国除了俄罗斯族及塔吉克族以及几个突厥民族以外，汉族、壮族、满族、蒙古族、藏族、京族、朝鲜族等大多民族都属于蒙古利亚人种，而日本、韩国、越南、缅甸、乌兹别克、吉尔吉斯族、土库曼、哈萨克、尼泊尔、不丹、锡金等大部分的民族也属于这一人种。因此，可以说释迦牟尼与我们同宗同族，其先祖是伏羲时代或之前迁徙到南亚次大陆的华夏同胞，也是我们中华民族的血脉在雪域高原之外的延伸。

尼泊尔是中华封建帝国的最后一个“特别行政区”，曾经与中华民族血脉相连。1792 年，清朝大臣在加德满都接受尼泊尔王国的请求，将尼泊尔列入了中华帝国藩属行列，正式成为中华民族大家庭的一员。从西藏的日喀则到尼泊尔的加德满都，直线距离为 390 公里，陆地里程不超过 500 公里，而在边界地区更是朝发夕至或朝牧夕归，民国之前一直无需办理通关手续，两边的百姓可以自由往返、自由贸易、自由通婚，其实就等于是一家人。太平天国起义，尼泊尔曾上书清廷要求携带大炮出兵到中国内地助剿，但清庭婉言谢绝。由此说明，尼泊尔“特别行政区”的臣民还是非常爱国的。

清朝前期，拉达克、哲孟雄、不丹等喜马拉雅山外诸国皆为中国藩属。后英印展开对这些国家的兼并和侵略，诸国纷纷向中国告急。但由于昏聩闭塞的清王朝竟然认为是一个叫“披楞”蕞尔小国所谓，而没有予以理会。后来才知道“披楞”就是英国，才开始重视起来。在拉达克、哲孟雄、不丹等喜马拉雅山外诸国相继沦英，英国进一步将侵略矛头指向中国西藏和尼泊尔的时候，清才对国际形势有了较为明确了解，加大了宗主国与藩属的关系，维护尼泊尔在中华帝国中的地位，加大力度遏制英印的侵略。尼泊尔也鉴于南麓诸国相继沦亡的教训，积极维护与中国的联系和交往。中尼这种特殊的隶属关系，从国际法的层面上大大延缓了英印侵略尼泊尔的进度，同时对西藏地区也是一种很现实的保护。但由于国力衰弱，尼泊尔最终还是被英国势力所控制。

中华民国建立后，对英国单方面占领尼泊尔的行径不予承认，并力主邀请尼泊尔加入五族共和，重新回到祖国大家庭的怀抱。可惜尼泊尔当时已为英印所控制，北洋政府没有实力收回这片美丽的疆土。

从这段历史可以看出，尼泊尔与中华帝国具有血脉相连的关系。这种持续了几千年的兄弟情谊，不会因为人为的疆域变迁而改变，历史永远昭示着我们必须记住过去与未来的那些兄弟姊妹们。

印度这一名称来源于今巴基斯坦境内的印度河。《史记》将古印度称之为“身毒”，《汉书》将之称为“天竺”。直到唐代，才有印度的称谓。玄奘在《大唐西域记》中，首将“天竺”译为“印度”，并一直沿用至今。中国古代将南亚次大陆统称为印度，它是古代这块土地上各个部落、各个民族的统称。当时对印度的称谓，相当于现代的“中东”、“南美”、“中原”、“西欧”、“北非”之类的说法，指的是地缘文化的版块，而不是指一个国家或一个民族。彼印度非此印度也。现代意义上主权国家的印度，乃“英国制造”。因此，将“印度文化圈”当作是一个主权国家是无知的表现。在历史上，南亚次大陆居住的民族经历了大迁徙、大换血、大分裂的洗礼，人去楼空、物是人非，文化的断层现象十分明显，许多古代的文明成果并没有完整地继承下来。由于古代的印度没有长期形成大一统的国家观念，将南亚次大陆通称为印度是文化的概念或地缘板块的概念，绝对不是民族的概念和国家的概念。这与将中国人、日本人、韩国人等统称为东方人一样，仅为地缘或肤色而言。尼泊尔虽然为南亚国家，但古代、现代都不隶属于印度，最多也只能说是受到印度文化影响的国家。因此，将尼泊尔划归印度文化圈是不合适的，佛教文明更不能归属于今之印度。如果以藏传佛教文化区而论，当今印度北部100多万平方公里的土地都应归属于中国。

（三）佛教医药文化的思想内涵和学术体系

佛，指觉悟真理之圣人。亦即具足自觉、觉他、觉行圆满，如实知见一切法之性相，成就等正觉之大圣者。佛教，为释迦牟尼所创立，主张慈悲平等、普渡众生的一门宗教。佛教之宗旨在示导人类转迷开悟，用超越阶级、种族之情怀，以实现渡脱苦海、净化社会之理想。佛教医药，是以古印度“医方明”为基础，以佛学理论为指导，吸收和借鉴中国传统医药学的理论和临床特点，从而形成独具特色的传统医药学体系。由于佛教医药学的理、法、方、药等理论框架和临床诊疗体系是在中国形成的，因此，我们所说的佛教医药，实际上就是指中国佛教医药。在基础理论方面，佛教的“四谛”、“五蕴”、“十二因缘”、“四大”、“三学（戒、定、慧）”等均对佛教医药产生了较大的影响，并被吸收和引入佛教医学理论之中。在病因学方面，佛教医药认为病有三因：外因——地、水、风、火“四大”不调，内因——贪、嗔、痴“三毒”为患，业因——前世孽债宿根之果报。中国佛教医药的形成和发展，受历史、文化、环境等诸多因素的影响，归纳起来主要有以下六个方面：一是佛教和佛经的广泛传播，佛教哲学被僧医和通佛之医家用于解释生理、病理和指导临床。其次，伴随着佛教传入的古印度医学和西域医学，被用之于临床。第三，僧侣为了达到“普渡众生”的目的，往往操医药以救治贫病之民众。第四，佛教寺院多建在穷乡僻壤或名山大川，大都远离城市和集镇，为了自身防治疾病的需要，许多高僧大德都研习医术以“自救救人”。第五，自古以来，寺院主动或被动作为疾病收容和战伤救护的重要场所，促使寺院积累了一定的诊疗技术。第六，历代有不少的医家居士，潜心研习佛学，并指导于临床，丰富了佛教医学和中医药学的内涵。中国佛教医药的实用价值可以从三方面体现出来：一是寺院的医疗经验、诊疗方法和单验秘方，至今仍有重要的实用价值和开发研究价值；二是佛学理论和佛教思想，对人生的启迪和心理疾病的治疗具有无与伦比的生理与心理效应；三是史料价值、文献价值和学术价值。

按照笔者的划分，中国佛教医药可分为经藏医学、寺院医学和居士医学三大领域。（1）经藏医学，是指佛经中的医药学史料和医药学思想。笔者根据《大正新修大藏经》统计，佛藏中共有论医经书60多部，涉及生理、心理、疾病和医药内容的经书在80%以上。因为佛经讲的是人生的哲学，自然离不开生、老、病、死这一古老的热门话题。正如香港法住文化书院霍韬晦教授所说："一切宗教都是广义的医学"。我非常赞赏霍先生的观点，佛教确实可以说是一门医治人们心灵和肉体创伤的思想体系，与医药学有着千丝万缕、密不可分的内在联系，称之为"广义医学"亦在常理之中。比较有代表性的佛教医经有：《佛说佛医经》、《佛说胞胎经》、《佛说咒小儿经》、《禅秘要诀》、《易筋经》、《佛说疗痔病经》、《除一切疾病陀罗尼经》、《治禅病秘要经》、《修习止观坐禅秘要》、《除一切疾病陀罗尼经》、《治禅病秘要经》、《修习止观坐禅秘要》、《延寿经》、《迦叶仙人说医女人经》、《佛说医喻经》等。在佛教医经中，有译著，也有我国古代高僧的论著，涉及内、外、妇、儿、眼、口齿等临床各科，且在理论上、临床上具有较大的参考价值。（2）寺院医学，是指寺院创造和传承的医药学，包括寺院的医方、医疗经验、诊疗方法和医僧的医药论著。中国的寺院医学，是世界上最丰富的佛教医药宝藏之一。古往今来，涌现出许多医术高超、临床经验丰富的僧医。其中卓有建树者，有西晋之于法开，东晋的支法存，南北朝的惠义、僧深和昙鸾，隋朝的释智宣和梅深师，唐朝的鉴真、普济和波利，五代的高昙，宋代的文宥、法坚和奉真，元代的拳衡和普映等。（3）居士医学，是指居士和信奉佛教的医家研究佛经，撰述医药著作，在理论上临床上做出突出贡献，从而形成了独具特色佛教医学派系。这些医林人物有孙思邈著《千金要方》、《千金翼方》，殷仲春著《医藏目录》，喻昌著

《医门法律》、《尚论篇》，慎柔著《慎柔五书》，程国彭著《医学心悟》等。中国佛教医学在发展过程中，由于佛教宗派的不同如天台宗、三论宗、律宗、华严宗、唯识宗、净土宗、禅宗、密宗和地域的差别，也形成了不同的流派。从大区域来说，有藏传流派、汉传流派和南传流派，从汉区来说，有少林派、峨嵋派、竹林派等。如少林寺之骨伤科、浙江萧山竹林寺之女科等均很有特色。

中国佛教医药在近两千年的传承和发展中，经历了五个阶段。即：萌发阶段——汉晋时期；奠基阶段——南北朝时期；形成阶段——隋唐五代时期；发展阶段——宋元明清时期；困惑阶段——近现代时期。（1）两汉和两晋时期，由于佛教的流传尚不普遍，佛经的汉译工作还处在初始阶段，因此，这一时期的佛教医学只能说是萌而待发。（2）南北朝时，虽有两次灭佛之难，但并无法阻止佛教的传播和发展。佛教在短短的二百多年间传遍了祖国的大江南北，寺院最多时达3万多所，涌现出一批佛医兼通的高僧名士，为佛教医学体系的形成奠定了基础。（3）隋唐五代，是中国佛教的成熟时期。中国佛教医学也与此同时形成了自已的体系。（4）宋元明清时期，中国佛教医学在隋唐五代的基础上，不断得到充实和发展。（5）近现代时期，由于西方医学的传人、近百年的连绵战乱、现代科学突飞猛进的发展和“文革”的影响，中国佛教医学受到了前所未有的冲击，曾一度陷入低潮和困惑，甚至被曲解为封建迷信而遭批判。如何正视佛教医学，是摆在我们面前的一个重要课题。

（四）佛医与中国传统医药的关系

中医学的定义和内涵，在数千年的发展进程中经历了三次大变化。第一次是在春秋战国之际，此时的中医指的是中华民族的核心医学；第二次是在盛唐时期，此时的中医指的是中华帝国的医学、世界中心的医学和中华民族的医学；第三次是在清代乾隆年间，此时的中医指的是以汉族传统医药为核心的医药学体系，主要是相对西医而言。我们现代所说的中医，有广义和狭义之分。广义的中医是指中华民族的医药学，是包括传统中医、藏医、蒙医、傣医、苗医、维吾尔医等在内的各种传统医药的总称，是涵盖了整个中华文化版图的民族、地域、宗教等各种医药的宏观医药学体系。因此，从广义来说，佛教医药属于中医的一部分。但从狭义来讲，中医指的是以汉族文化为主体的医药体系，这时的藏医、蒙医等与中医则为并列关系，他们长期以来相互补充、相互影响和相互包容，共同构建了辉煌灿烂的中华医药文化。

佛教医药文化对中医药学、藏医药学、蒙医药学、傣医药学的影响主要有五个方面：

一是佛教文化对医药文献的影响。根据笔者的研究，在5000多部佛教经籍中，有453部专论或涉论医药，有4000多部佛经涉及医理与养生；在8000多部医药文献中，有588种（641部）书名与佛学有关；历代的僧医著作共79部；历代各种医著共涉及203条佛教名词术语。从古到今，涌现出许多医术高超、临床经验丰富的僧医。他们有的虽翻译佛经、出入空门，不以医传名于世，但他们大都精通医理、扶危济贫，成为我国古代医疗队伍中的一支重要力量。有的则精研医术或以医为业，在历史上留下了珍贵的医药学文献。这类著作主要有：《申苏方》、《议论备豫方》、《深师方》、《梅师方》、《天竺经论眼》、《鉴真上人秘方》、《仙授理伤续断秘方》、《岭南卫生方》、《慎柔五书》等。

二是佛教信仰对医门居士的影响。今之居士，指归依佛门的俗家弟子。他们在家修习佛法、精通经律论三藏之学。在历代医家中，有许多潜心研读佛学的著名居士，他们不仅精通医理，藉以医治众生之身疾，而且精通佛理，志在救济苍生之心病。同时还为我们留下了丰富的理论知识和临床经验，有不少的医著至今仍然具有积极的参考价值。在有著述的3700多位医家中，有居士98位、著述330多部。如刘完素、喻嘉言、李中梓、程国彭、汪机、王肯堂、胡文焕、丁福保等都是其中的姣姣者。

三是佛教思想对历代医方的影响。在历代的近10万首方剂中，方名直接跟佛教有关者共2183首，间接与佛教有关者1600多首，如天王补心丹、七宝丹、灵妙散、资生汤、司命丸、活命饮、大定心丸等。历代由寺院或僧人传出的医方共615首；由历代居士创立的方剂有809首；在历代方剂中，共涉及457条佛教的名词术语。在5000种药物里，有317种药与佛教直接或间接有关。

四是佛医对临床诊疗的影响。最早的骨科著作为僧人所著，最早的眼科专论为佛教寺院所传，最早以香药治疗疾病为僧人所创，最早治疗脚气的专著为僧人所写。可以说，临床各科都留下了佛医的身影烙印。同时，僧人还是中外医药交流的重要使者，寺院是疾病收容与战伤救护的重要场所。可以说，佛医对眼科、骨伤科、内科、妇科、儿科等都产生了极其深远的影响。

五是对医药其他领域的影响。除了上述四个方面的影响之外，佛教医药文化还对伦理学、心理学、药用植物学、食疗、药膳、临床诊疗思维、康复保健等各个方面产生较大的影响。

总之，佛教在中国的传播和发展过程中，已逐渐被中华文化所同化，既丰富了中华文化的内涵，又独具其宗教的特征。研究中医、藏医、蒙医、傣医离不开佛教医药文化，研究佛教医药文化也离不开上述医学。在中国医学史上，佛教医药文化圈以其特有的魅力和渗透力，对中医学和藏医、蒙医、傣医等民族医药产生了极其深远的影响。因此，我们要深入对佛教中的医学史料进行探讨，深入研究佛教医药文化圈的历史渊源和文化背景，从中整理发掘有利于祖国医学发展的文献和史料，为中华医药文化走向未来、走向世界做出应有的贡献。

（藏蒙傣佛教医药文化类型由李良松先生撰写初稿，笔者进行了必要修改。）

二、维回哈等族伊斯兰教医药文化类型研究

医药文化类型的形成与政治、地域、人民、文化传统等因素有关。所以说与政治有关，这是因为政治常附带着统治者推行的文化而进行渗透，故将其列为首要因素。以古代国际政治为例，当中国经历汉末三国之际（3 世纪），国际政治形势则是波斯人、日耳曼人等促使罗马帝国四分五裂。公元 222～235 年期间，“安息帝国发展成为新的波斯帝国”①，欧洲罗马帝国的扩张和亚洲波斯帝国的兴盛呈现对峙状态。公元 259～268 年，“波斯人在东方获胜，日耳曼人在西方获胜”②。公元 364～378 年，瓦仑兹（弗·瓦伦蒂尼安努斯一世皇帝之弟）“在君士坦丁堡镇压国内的叛乱（他同波斯人的战争于 373 年结束）。他执政时的一件最重要的事情是匈奴人突然入侵”③。进入欧洲的匈奴人，“在阿提拉领导下居住在蒂萨河、顿河直到伏尔加河那片哥特人舍弃的土地上（他们迁来以后在欧洲的驻地是班诺尼亚）”④。由于匈奴人对欧洲的进攻，波斯人的领地亦有所扩大，伊斯兰教文化在中亚和西亚亦得到传播。所以要看国际形势，这与后来伊斯兰教文化的更广泛传播和发展是密切关联的。

---

① 《马克思历史学笔记》，第一册，第 5 页，北京：红旗出版社，1992 年 9 月版。

② 同上。

③ 《马克思历史学笔记》，第一册，第 9 页，北京：红旗出版社，1992 年 9 月版。

④ 《马克思历史学笔记》，第一册，第 11 页，北京：红旗出版社，1992 年 9 月版。

如上文所述，医药文化类型的形成之所以和地域有关，这个问题与政治亦有关联。因为长期接受同一政权统治的地区，亦长期受到维护这个政权的意识形态影响。宗教是意识形态领域中的重要组成部分，以宗教信仰为纽带联系起来的民众或曰教徒，其文化行为和方式亦大体上是一致的。至于医药文化类型和人民的关系问题，主要指民族迁徙融合后文化行为的潜移默化过程。自古以来，全球人类就自觉不自觉地发生着迁徙和融合。迁徙或融合后的民族，一方面承传着旧有传统，另一方面和新环境发生关系亦自觉不自觉地吸收着新的文化养分，所以，一个地区人口的组成情况亦决定着这个地区医药文化类型的形成。

伊斯兰教医药文化类型是个什么样子呢？这个问题还需要从伊斯兰教文化覆盖的地域说起。关于这个问题，历代贤哲的解释亦见仁见智。我们还是引用马克思的认识来说明问题吧。马克思认为："伊斯兰世界包括（1）在非洲北部沿海和西班牙的一些完全独立的国家。（2）至少是承认巴格达哈里发及其虚幻政权的精神统治的一些亚洲国家，这种亚洲式的君主国从埃及和拜占庭的东部边界一直延伸到印度、蒙古和西伯利亚"①。由此可见，伊斯兰教文化传播的地域是十分宽广的。在这个广大地域生存的民众，自然长期受到伊斯兰教的熏陶。那么，受伊斯兰教影响，其医药文化是个什么样子呢？首先我们看看代表这个文化类型的最高成果即阿维森纳《医典》吧。

阿拉伯医学体系分为两种形态，即一是原始形态；一是产生于黑衣大食朝的融合形态。所谓原始形态，即指来自《古兰经》和《圣训经》等经典中的纯粹单一的古代阿拉伯医学。所谓融合形态，即指阿拉伯人建立的大帝国内，多种原始形态医学融合

① 《马克思历史学笔记》，第一册，第68页，北京：红旗出版社，1992年9月版。

后的医学。这个融合后的医学自然首先要提到对古希腊医学体系和哲学思想的继承，亦要提到经过中亚这个媒介来自东方的医学思想影响。所谓对古希腊医学的继承，主要集中体现在对“希腊医学之父”希波克拉底医学理论的继承，举如“土、水、风、火”四元素说。所谓受到东方医学思想影响，主要是指来自古代中国的医学理论，举如脉学。代表融合形态的著作是阿维森纳的《医典》。这部巨著，在中世纪是国际医药界最有影响的著作。其中的学说多以古希腊哲学为指导，但诊断技术和药物间有来自东方影响的踪影。这个医药文化类型，属于以古希腊为中心的西方分析体系和以中国为中心的东方辨证体系二者之间的过渡类型。当然，这个类型亦分别向东西方传播，东西方医学亦不同程度地吸收了这个医学体系的成就，举如《回回药方》、《海药本草》在中国的诞生和传播就是例证。至于其对西方医学发展的影响，那就是为文艺复兴后西方医学的变革和发展奠定了基础。

三、苗族医药文化类型研究

苗族的历史十分久远，据现存汉文史籍记载，至晚在炎帝、黄帝时代，九黎首领蚩尤就曾和黄帝战于涿鹿之野。蚩尤战败后其部族南迁江淮一带，称为三苗。

虞舜时期，“三苗在江淮、荆州数为乱”①，故迁三苗于三危。今考三危在敦煌东南，按这个记载，苗民曾有过一次迁徙。但即使这样，其民众也不可能全部迁走，其中留在江淮地区的苗民继续发展，形成今天以湘鄂赣为主要分布地域的生存态势。苗族先祖既然自中原南迁，就必然带去了中原文化。只不过交通不

① 《史记·五帝本纪第一》，卷一，第28页，北京：中华书局，1959年校点本。

便，南迁之后与中原长期隔绝，其文化既有相同之处，亦有特殊之处。

在医药文化方面，苗医突出强调“三”的哲学思想，这与道家所谓“道生一，一生二，二生三，三生万物”的思想是一脉相承的。从这个意义上说，苗族医药是在中原道教思想影响下产生、发展和凝练的。关于三生万物的思想，尽管其他民族医学体系中亦有体现，但都不如苗医应用广泛，故将这个特点作为苗医药的一个亮点进行彰显，同时亦作为和其他民族医药比较的依据。如此说来，苗医药文化类型就应表达为和中医药有所关联且突出体现三生万物思想的医药知识体系。

四、羌彝土家等族医药文化类型研究

古羌族已如前考，是中华民族大家庭中的重要成员。当前人口统计中记载汉族的广大人群中亦有古羌民族早期输入的血液。既然汉民族中包括有羌民族的成分，那么自然亦融入有羌民族的文化。反过来说，羌民族的文化中亦有汉文化渗入的痕迹。由古羌民族分化出的民族或换句话说由古羌族融入其他民族后形成的新的民族不在少数。其中重要的有藏、彝、纳西、白、土家、景颇、普米、阿昌、拉祜、苦聪等。这些民族中，藏族因受佛教思想影响已经形成藏传佛教医学体系。而彝族、纳西族因都创造有本民族的文字，所以其医药文献留存亦多，其文化面貌亦比较清楚。其他无文字的民族，口耳相传的医药知识亦较为丰富，有的亦初步构成医药体系。就上述这个文化圈而言，和中医药相似之处比较多，亦有不同之处，但比较少。

彝医虽然亦讲“三”的思想，但他所讲的“三”是指“三气”，即元气、清气、浊气。元气是初元之气，由元气产生清浊二气，元气和清浊二气三者产生万物。这个观点和道家“一生二，二生三，三生万物”的思想不是完全相同吗？彝医最初的哎哺学说亦和中医的阴阳学说相似。至于五行学说亦即基本一致。其中不太一致的地方主要是彝医的“毒邪”理论和“六路”学说。但是仔细分析起来，中医不也讲邪正理论吗？至于“六路”，彝医是指“表里寒热虚实”等证，这个问题，中医也是重点加以讨论的，因此亦具有相似性。这样看来，尽管彝医在某些名词使用上和中医有所不同，但理论实质基本上是一致的。因此我们可以认为，彝医的基本理论体系和中医具有相似性。

彝医之外，具有文字记载的纳西族其医药文化是个什么样子呢？在讨论这个问题之前，我们首先看一下纳西文字。纳西东巴文的主体是象形文字，这和甲骨文是相似的。由于文字都采用象形文字，说明纳西族和汉族的思维模式大同小异。至于其医药知识体系和中医药体系的比较，有待深入发掘纳西医药后再作出结论。目前，我们已知在丽江古城有一个纳西族老医生名叫和棕。他在“文革”期间，他所收藏的18本纳西医书被人毁坏，但现在还能够背诵下来。这项整理工作正在推动进行，在不远的将来，可能问世。

因为不可能一一讲述这个文化圈中每个民族医药的情况，故就彝医和纳西医等知识的一般了解，我们大致看出这个文化圈中的医药文化类型基本相似于中医药体系。这也不奇怪，因为笔者初考古羌族本来就是炎帝部落演成或参入的民族，和中原黄帝部落演成的汉民族在文化传统和思维模式上自然有许多相似之处，这也是正常的。这也是亲如一家的表现。当然在对具体疾病的认识和治疗方面，各个民族都有不同于中医的认识和方法，这里限于篇幅，不作展开。

五、百越等族医药文化类型研究

百越这个名词首先出现在史记中，即“汉十一年，遣陆贾因立佗为南越王，与剖符通使，和集百越”①。这个事实说明，时在岭南，由古越人分化形成的部落较多，需要有一定权威的王来凝聚管理，故称其为“和集百越”。在更早些时候，《逸周书·王会篇》记载：“伊尹正四方令曰：正南瓯、邓、桂国、损子、产里、百濮、九菌”等地人要为朝廷进贡珍珠、象齿、玳瑁等。我们现以中国历史地图标注的某些文字考察一下，在夏时期全图上，已明确标出三苗的位置。在商时期全图上，又明确标明濮、越、羌等的位置。百越医药文化类型的特点是其基本的理论体系和中医相似，但针灸尤为擅长。故早在《内经》中就指出：“九针者，亦从南方来”。擅长针灸，不等于说方药不行。百越医药体系中，方药的创设亦是一个特点。由于在广大的岭南地区生存着百越民族的众多部落，因此其医药卫生经验长期得到不断的积累，到南宋绍兴年间的1161年，郑樵《通志》在方剂分类时已把“岭南方”分作一类，可见此时岭南的医药已发展到相当高的水平。

在百越这个大的民族联合体中，壮、侗、傣、布依等族作为其分支，现有公论。但畲、瑶等族的族源现还没有完全搞清楚，笔者初步考察其可能来源于古羌民族或古越民族，来源于古越族的可能性较大。这个问题需要开展田野考察和借助考古予以阐明。现就医药文化类型而言，他不和苗族的三物生成学说相同，而和壮族的医药体系相差不大，故纳入此文化圈加以讨论。

六、朝鲜等族医药文化类型研究

朝鲜医药是传统高丽医学吸收中医药部分知识形成的。《东医宝鉴》是朝鲜医学的代表性著作。朝鲜医学的特点是“四象

---

① 《史记·五帝本纪》，卷一，第2967页，北京：中华书局，1959年校点本。

学说”。其文化类型笔者认为主要的影响还来自中国的《周易》，因此，朝鲜医药文化类型属于环汉文化类型。这个类型和中医药具有多层面的相似性，当然，从根本上来说还是朝鲜族人民在长期的生产、生活中摸索提升出来的思维形式，这是应予以充分肯定的，此处不作展开。

七、通古斯等族萨满教医药文化类型研究

通古斯满语族属于阿尔泰语系，是语言学的一种分类。操这种语言的民族因其语言的相似性我们把他们划分在一个文化圈中加以讨论。这个语族中的民族主要包括满族、鄂温克族、赫哲族、鄂伦春族等。那么他们的医药文化有何特点呢？我们先看看满族的医药卫生情况。满族是一个很古老且很有作为的民族。在汉文史籍中很早就记载了满族祖先的活动，其居地多在白山黑水之间，其名称在秦汉时称肃慎。因其居地靠近大兴安岭和西伯利亚，故在那里的赫哲、鄂伦春、鄂温克民族与其生活习俗大同小异。上述民族在早期多受到萨满教的影响，其医药卫生知识的表述中常带有萨满教的踪影，但主要方面还都是这些民族在生产和生活实践中以及与疾病的斗争中总结出的有效经验。萨满教是原始宗教，相信万物有灵，认为宇宙分为上、中、下三界，天神居上界，人生活在中界，魔鬼居地下界。萨满巫师通过作法，可以沟通天地人神。这正如恩格斯所指出的那样：“在原始人看来，自然力是某种异己的、神秘的、超越一切的东西。在所有文明民族所经历的一定阶段上，他们用人格化的方法来同化自然力。正是这种人格化的欲望，到处创造了许多神”①。北方的几个民族如匈奴、鲜卑、柔然、突厥、女真等都信仰萨满教。因肃慎人和蒙古人毗邻，当蒙古地区引入藏传佛教即喇嘛教时，肃慎人亦同

① 恩格斯：反杜林论，《马克思恩格斯全集》，第20卷，第672页。

时受到影响。因此，在通古斯医药文化圈中的民族同时受到萨满教和喇嘛教两种宗教思想的影响，自然在医药卫生的知识表达中体现出来。满族在表达中多采用四这个数，如部队编制时，他们多把旗子的颜色定为“黄、红、蓝、白”四种颜色。随着部队的增多，光有这四种旗子不能容纳大量军队，所以就在原有基础上一分为二，又分为正黄、镶黄、正红、镶红、正蓝、镶蓝、正白、镶白等八旗。这种例子看似一个巧合，但亦能够说明满族统治者文化思维之传统习惯。

在医药卫生方面，满族祖先长期积累有丰富的医药知识经验，如对人参的功用和主治认识是很早很全面的，对人参的保护措施亦是很得力的。直到满族入关后统治的268年内，户部、礼部、太医院、御药房等机构对人参的保护仍然很严格，如有违禁者，其惩罚措施也是很严厉的。满族的医药卫生知识虽然没有完整记录下来，但自金代以来，吸收汉族文化传统在医事制度建设中却有很多建树，如构建一统的医药管理机构时，女真人称为太医院。这个称呼虽是一个命名问题，但体现出女真人的智慧，元、明、清三代仍因袭了这个称谓。在医药知识体系构建问题上，满人主要吸收汉族中医的体系，同时亦加入本民族的部分认识而应用的。若系统挖掘满人的医药知识技术，还有许多难题可攻。在通古斯这个文化圈中，除讨论满族医药文化外，还要探讨鄂伦春、赫哲等族的医药问题。

第七章　讨论与结论

第一节　健康观念之演变

一、理念

健康是近代以来西方开始使用的词，现代汉语词典解释为：人体生理机能正常，没有缺陷和疾病。因这一解释把健康限定在身体层面，故在实际使用时，常遇到一些问题。20 世纪上半叶，东西方学者围绕健康定义问题进行了许多探索。世界卫生组织对健康的概念通过宪章进一步诠释为："健康乃是一种躯体上、心理上和社会上的完满状态，而不仅是没有疾病或虚弱"①。这就使健康的含义由单纯关注躯体而变为关注躯体、心态、社会适应三个方面。该宪章于 1946 年 6 月 19 ~ 22 日在纽约由国际卫生会议（International Health Conference）通过，于 1946 年 7 月 22 日由 61 个成员国的代表签署②，并自 1948 年 4 月 7 日起施行。健康定义之修正和确认，反映出人类对于健康理念之变迁。这种变迁，其突出特点是在原有基础上强调心理和社会因素，亦即增加了心态健康和增强社会适应能力之要求，使健康由一层含义变成三层含义。

---

① 世界卫生组织宪章 2006 年 10 月第 45 版。

② 世界卫生组织官方记录，第 2 号，第 100 页。

二、目标

健康理念既然有所变迁，那么，我们就必须按变迁后的理念开展健康问题研究和教育。世界卫生组织目前对健康问题之诠释，给我们解读健康理念提供了一把钥匙。因一种理念之实现必然需要目标化，所以，健康理念之实现也需要目标化。那么，健康目标应是什么呢？笔者认为仍然是由理念引申出的三个目标，即身体健康、心态健康、社会适应能力增强。有了这三个目标，人类为自身健康所作的各种努力就有了方向。大凡目标的实现需要一个过程，在这个过程中需要确立相应的方法。

三、方法

人类健康目标的实现，其方法应是什么呢？笔者认为主要有适应、卫生、教化等三个方面的方法，展开来说如下：

（一）适应方法

达尔文进化论的精髓用八个字概括，那就是“物竞天择，适者生存”。所谓适，即适应环境，包括自然和社会两种环境。人类起源、演化经历了漫长岁月，人类从哪里来？是非洲起源论，还是世界多元论？这个问题非本文讨论主旨故不展开，但至少可以回答现存人类及其祖先应该在历史上是适应环境变迁的。没有祖先对环境的适应，就不可能存续现有人类。从这个意义上讲，中国古代长期存在的“祖先崇拜”思想是具有其合理成分的。

就人类适应自然环境而言，各个阶段所面临的问题亦不尽同。旧石器时代人类面临的问题，目前我们不甚清楚。进入新石器时代以来，人类定居农业、刀耕火种、家畜驯养、制陶纺织等活动，使人与自然环境发生了紧密的联系。其中围绕生产、饮食、服饰、居处等问题均产生出相应的环境问题。如：定居农业生产、刀耕火种，人类便不得不砍伐森林和草木植被，伴随这种行动而来的是大量寄生虫、微生物等的原有居所被破坏，使人类直接接触寄生虫、微生物的机会增多。人类和被驯养的家畜粪便污染水源、播撒在土地里劳作时易接触等，均使人类饮食环境发生改变并带来危险，亦即增加了病原微生物侵入人体的机会。

就人类适应社会环境而言，因定居农业导致人口聚集；两性婚姻关系导致服饰变化、居处方式改变；生产方式改变导致部落组织出现；人与人之间物质交换、情感交流、地位更易等导致人类心态日益复杂化。部落间掠夺、战争，部落内以强凌弱，人类除长期因袭其生物本性的同时，团结协作战胜猛兽和敌对部落，分配给老弱妇婴食物，部落间礼尚往来，社会性产品亦不断产生。在漫长的人类社会变迁过程中，适应这个变迁的人们生存下来，不适应者则被淘汰。在当今的信息时代亦然。

（二）卫生方法

健康（kenko）一词是近代西方开始使用并遍布全球的词语。而卫生（hygiene）一词，古今中外典籍多见，但其概念却经历了复杂的变迁过程。用现代的观点看这两词，其含义具有紧密的关联。健康是目标状态概念，而卫生是方法手段概念，此二者所表达的是一个事物的两个侧面，即要达到健康之目的，必须采用卫生之方法。而卫生方法古今中外有着不尽相同的理解，其变迁历程亦较为复杂。是故，有必要对其加以考释。

“卫生”二字连用视为一词，考其原始出处，乃见于《庄子》杂篇庚桑楚第二十三：“老聃之役有庚桑楚者，偏得老聃之道”[①]。是时，有一年长者南荣趎经庚桑楚指点求教于老子曰：

① 《庄子》卷第八，杂篇，庚桑楚第二十三，见《二十二子》，第63页，上海：上海古籍出版社，1986年3月版。

“趎愿闻卫生之经而已矣。”① 老子回答曰：“卫生之经能抱一乎。”② 该句下注解为：“卫生，防卫其生，令合道也。”③。道法自然，令合道也，同样彰显出适应自然法则而生存的思想。老子举例说：“儿子终日嗥而嗌不嗄，和之至也。终日握而手不掜，共其德也。终日视而目不瞚，偏不在外也。行不知所之，居不知所为，与物委蛇，而同其波，是卫生之经已”④。庄子对卫生一词含义之诠释，无非是强调其纯真自然和谐属性而已。

长沙马王堆汉墓出土之医学文献中亦无“卫生”字样，但包括有“养生方”。其中导引、延年益寿方、饮食方等都体现出预防保健、养护生命之精神。《内经》提出“恬淡虚无”的思想，宋代朱熹（1180）在《论语精义》中称赞古圣先贤曰：“古人欲心则寡，卫生之道则尽也”⑤。1220 年，成吉思汗请教丘长春道长长生之药，道长答：“有卫生之道，而无长生之药”⑥。明·罗洪先 1560 年编《万寿仙书》，是与卫生之术相关的书。它是由数百篇预防、治疗、养生等内容组成的短文汇编。其中有一章名“卫生宝训”强调：“大寒与大热，且莫贪色欲，醉饱莫行房。凡欲养心，必先养神；凡欲养神，必须养气”⑦。综上所

---

① 《庄子》卷第八，杂篇，庚桑楚第二十三，见《二十二子》，第 64 页，上海：上海古籍出版社，1986 年 3 月版。

② 同上。

③ 同上。

④ 同上。

⑤ 朱熹：《论语精义》卷 5，第 17 页，《电子版文渊阁四库全书》，香港：迪志文化传播有限公司，1999 年版。

⑥ 李志常：《长春真人西游记》，上卷 16，见王云五编：《国学基本丛书》，349 卷，第 1228 页，台北：商务印书馆，1968 年版。

⑦ 罗洪先：《万寿仙书》卷 1，见《中国医学大成三编》，第 784 ~ 791 页。

述，自汉至明，有关卫生之道的论述，多属于养生之术。

卫生之道的变革自17世纪以来一直在发展。西欧社会伴随启蒙运动、工业革命、帝国主义等思想行为，逐步酝酿产生出公共卫生理念。英国皇家医学院教授吉恩·艾诺尔·哈勒（Jean Noel Halle）于1790年在巴黎写道："公共卫生和个人卫生，取决于人们是否集体地或在社会中受到照顾，或是否他被视为单独的个人。正是在公共卫生之中，睿智的医生成为立法者的顾问和精神向导。"[①] 公共卫生这一18世纪末至19世纪初西欧社会之产物，使英国和中国在卫生意识上产生分流。1868年，英国学者傅兰雅（John Fryer）和徐寿等一批中国化学家合作，给予卫生一词以新的含义。1880年始，化学是健康之道的论述在中国各大通商口岸出现。但卫生在是时仍然被国人理解为个人通过健身以保卫生命，而与社会政治环境无关。是年，《格致汇编》（Chinese Science Magazine）在上海出版，开始连载《化学卫生论》[②] 的文章。该作以保卫生命为题介绍西方知识，赞美化学对人类生存健康所具有的基础作用，宣传化学万能。

1872年，日本政府派34岁的医生长与专斋（Nagayo Sensai，1838～1902）作为外交大臣的医务随员前往美国和欧洲。他看到欧美国家关注卫生已成为统治的基本要旨，但各国语言对卫生作为工业化、教育、警力、实验室、个人健康相联结的国家健康概念都有特定对应的描述。如德国的爱德华·莱克（Edward Reich）出版于1871年的《卫生的体系》（System der Hygiene）

① 引自William Coleman，"Health and Hygiene in the Encyclopidie"，Bulletin of the History of Medicine 414（Oct. 1974），402.

② 《化学卫生论》在傅兰雅的《格致汇编》里，从1878年开始，共出版了88卷。《格致汇编》卷2，第224页开始，南京：南京古籍出版社，1992年版。

提出：国家应关注道德卫生、社会卫生、饮食卫生和卫生警察，认为“卫生是这些原则的总和，卫生的实行是为了保持个人和社会的健康和道德，破除疾病的根源，使人身心高贵。总的来说，卫生包含了全部的精神和道德世界，并与所有有关研究人类及其环境的科学相关联……它是哲学、科学、以及个人、家庭、社会和国家健康生活的艺术”①。回国后，他竭力从日文中寻找以汉字组成的词表达这些意思，终于从中国典籍《庄子》中获得灵感并最后确认以“卫生”一词表示保卫国家全体公民生命健康之概念。虽然长与专斋声称自己选择“卫生”一词表达欧美卫生理念具有原创性，但事实上，在此前三年，绪方维准（Ogata Koreyoshi）已开始用“卫生”一词翻译欧美的卫生理念。嗣后，森欧外（Mori Ogai，1862～1922）丰富并进一步完善了卫生的现代性理念。“卫生”一词本出自中国典籍《庄子》，但经过本土文化长时段熏陶和18世纪欧美公共卫生进展之影响以及日本引用且附加新含义而致的概念变迁，至长与专斋、森欧外等人之诠释，已重构出崭新的卫生健康观。以研究中国词汇著名的弗雷德里戈·玛契尼（Frederico Masini）认为：一个全新意义的卫生健康概念是“在日本发明并在19世纪末输入中国的”②。20世纪，健康理念不断变迁至关注躯体、心态、社会适应等三个方面。

（三）教化方法

人类欲达健康之目的，除不断适应自然、社会环境变迁，以

① 引自George Rosen，A History of public Health（1958；重印，巴的摩尔：约翰霍普金斯大学出版社，1993）。

② Frederico Massini，The Formation of the Modern Chinese Lexicon and Its Evolution toward a National Language：The Period from 1840～1898（柏克利：Journal of Chinese Linguistics，1993），202.

卫生方法驱除疾病、抵御疫病外，心态健康至为关键。影响人类心态的原因很多，如自然环境因素、社会生态因素、社会教化和个人修养因素等。其中教化和修养是十分重要的。如《素问·上古天真论》指出："夫上古圣人之教下也……恬淡虚无，真气从之，精神内守，病安从来？是以志闲而少欲，心安而不惧，形劳而不倦，气从以顺，各从其欲，皆得所愿。故美其食，任其服，乐其俗，高下不相慕，其民故曰朴。是以嗜欲不能劳其目，淫邪不能惑其心。"这既是上古圣人教化民众的经典之辞，亦是民众调适心态的基本法则。

心态健康既是一个古老问题，又是一个现实问题。欧洲自文艺复兴以来，科学技术飞速发展，工业革命导致封建制度不断瓦解、直至崩溃，随之而来的是资本主义制度得到确立。中国发生在1911年的辛亥革命推翻了封建帝制，社会制度亦发生重大变化。现代国际社会无论各国社会制度如何不同，其共同特征即普遍使人们的工作节奏加快，破产失业之危险仍然存在。在这样的时代，人们的心态如何调整，这确是一个很大的社会心理问题。笔者认为，不同时代固然有不同的生活特征，但调整心态这个健康法则并没有过时，尤其在当今社会更具有重要的启迪价值。

那么，调适心态是遵循"恬淡虚无"、"知足常乐"原则，还是其他别的什么？什么程度是足？什么是贪？古代文化典籍中也有不尽相同的诠释，说项依刘，准确取舍解释亦很困难。笔者认为：对于传统文化应持批判继承的态度，吸收其精华，剔除其糟粕。具体来说，就是不能机械地拘泥于个别词句而导致片面理解甚或产生歧义，而要在不断变迁的环境中对自身和社会有正确的把握，使自身心态不断适应社会发展需要，恰当处理出现的新问题。"适应"这一词很值得深入研究，而"恰到好处"之境界就更难升华。这并不奇怪，因为个人主观感觉和社会的客观评价总是有差别的，就"适应"或"恰到好处"而言，亦是相对概念。是故，心态与环境之间相互关系之调适，是一个永恒的研究课题。从某种意义上说，适应自然和社会变迁使心态健康亦是一种自觉调适性质的道德或称智慧。目前，科学发展观正指导人们开展各项工作包括健康教育和修养。个人健康只有和全社会公民健康相结合，才能寻找到较为可行的答案。

四、结论

健康具有深刻的内涵和广泛的外延。健康理念随社会之发展亦发生变迁。变迁后的健康理念必须目标化，健康目标之实现必须过程化，健康过程必须方法化，健康方法必须最优化。在这样的理解中，本书初步提出实现健康目标应采取的基本方法，即适应环境、卫生保健、教化修养等三个方面。提出健康是一种目标状态，是一种相对概念。从某种意义上讲，适应社会变迁使心态健康亦是一种自觉调适性质的道德或称智慧。所以，人类只有适应环境变迁，保持心态健康，防卫其生，营造集体健康、国家全体公民健康乃至全人类健康之氛围如疫病防治等，才能使自身健康长寿。

第二节　健康问题研究方法

一、民族医史学方法

正如前文已述及的那样，任何一个学科纵向发展脉络都可形成本学科的历史，民族医学亦不例外。理清民族医学发展背景和历程、揭示其规律，则可构建出民族医学史。研究编纂民族医学史所形成的关于史料、观点、方法的系统学问谓之民族医史学。民族医史学具有民族医学和历史学交叉互动的学科属性。

因构成民族医史的上述两个重要源头十分久远，故民族医史学亦源远流长。从民族医学源头说，自有了人类就产生了医学，那么，中国历史版图上演进的人类就逐步产生出中国固有的医学，各个民族在生产和生活中产生的医学就构成了该民族的医学，统称为民族医学。从史学源头说，“史”字在殷墟甲骨文中便见载，刘勰《史传篇》认为“史肇轩辕，体备周孔”，既然各个民族都是中华民族这个大家庭中的成员，那么，在史学方面也都有共同的传统。如以中医学为例，现在已知以职官和制度为切入点的中医史篇章，不晚于《周礼·天官冢宰第一》。而藏医史料也可在佛教医学经典中找到许多。其它如蒙、维、傣、哈、朝等民族都可在自己民族的经典著作中找到医学发展的线索。此后，以传记形式记载民族医药人物事迹的书更是层出不穷。如记载中医名家的传记不晚于《史记·扁鹊仓公列传》，记载其他民族名医的书亦不胜枚举。以志书形式记载中医史料考订及分类不晚于《汉书·艺文志》中的方技略，而记载各民族医药史料多集中在地方志中。汉以降，除官修史书为名医立传外，还出现了医家传记之书如中医名家传记有唐代甘伯宗的《名医传》（佚）、宋代周守忠的《历代名医蒙求》等。各个民族在自己的传世文献中都可找到本民族的医家传记。有文字的各民族都较好地传承了本民族的文献，如汉族在宋代成立的“校正医书局”，“辨章学术，考镜源流”，对祖宗留下的医药文献都作了认真的校正和印行。明清时期，各民族对文化传承都很重视，因此对医药史的构建亦见诸于行动，如中医方面就有明代李濂的《医史》、清代王宏翰的《古今医史》等。其他民族在明清时期或更早亦有民族医药史或相关篇章。

乾隆三十六年（1771 年），为与西方传入的医学区别，虽始见表达中医学或从业者内涵的“中医”称谓，但 1914 年陈邦贤倡议成立“医史研究会”、1936 年正式成立“中华医史学会”、1947 年创办《中华医史杂志》等，其研究对象仍包括中国固有的中医、民族医、传入的西医等内容。是故，王吉民、伍连德的

《中国医史》、陈邦贤的《中国医学史》、李经纬等的《中国医学通史》都包括了上述内容且均冠以“中国”二字。中国当然包括在国境内生存的所有民族。

民族医史学和中医史学一样，从本质上说都要以史料、观点、方法的纵深研究为基础，从而提升完善医史理论和方法论作为本体定位。从应用上说要以民族医药领域提出的问题为导向开展研究，为民族医药基础和临床服务作为应用定位。从关系上说要和中医史学、中医文献学等相关学科良性互动、共同提高。其学科发展方向要以广泛深入发掘史料、探讨史观和方法为导向开展民族医史学研究，为民族医药学科发展“证经补史”、提升理论，并提供决策咨询、鉴往知来等服务。清理民族医药关键问题必须以文物文献两重证据方法，也要鼓励“大胆假设，小心求证”；鼓励质疑；鼓励产生新思想、新方法。民族医史学科发展目标分长远和近期两个阶段。长远目标即启动民族医药通志研究和编撰；同时开展医史人类学、生命史学、健康文化学等的方法探索。近期目标即开展民族医史学、学术史、学科史、技术史研究和编撰。

二、人类学方法

健康问题是各个民族共同关心的问题。因为医学主要的任务是解决躯体疾病问题，民族医学亦然。但光解决躯体疾病只是健康的一部分内容而不是其全部。医药人类学首先关注的是各民族的体质特征及其变迁规律，针对各民族体质开展相应的预防治疗是其目的之一。第二，医药人类学关注各个民族文化的发展变化及其对本民族健康的相关性研究。第三，医药人类学还关注各个民族间体质文化的比较研究，从而探索在不同地域生存的民族，因生产和生活方式不同、文化习俗不同导致健康观念的差异及其对策。

人类学方法在北美的研究已经有相当长时间，确切说何时开始亦没有太大意义。就世界范围的研究而言，西方学者坚持的人类起源非洲说和国内考古界学者坚持的人类起源多元说至今都没有足够的理由说服对方。我们暂不去介入这个学术难度较大的问题中，我们所要关注的是从新石器时代以来，东亚大陆的人口分布情况，中国历史版图中人口的分布及其迁徙情况，中华民族大家庭中的成员即在中国本土生存的民族是怎样形成和变迁的，这些民族在预防疾病、增进健康方面都有哪些建树，这些建树对兄弟民族有无资鉴价值等。要找到诠释人类健康问题新的钥匙，我们主张还是从人类学角度作为切入点，方可收到事半功倍之效果。

三、社会学方法

社会适应是人类健康的重要方法，亦是社会学研究的重要内容。《素问·上古天真论》说："上古圣人之教下也，皆谓之虚邪贼风，避之有时。恬淡虚无，真气从之。精神内守，病安从来?"这里明确提出要外避邪气以养身保形，内守正气以养心保神。又强调："法于阴阳，和于术数，食饮有节，起居有常，不妄作劳，故能形与神俱，而尽终其天年。"这与《管子》的慎喜怒、调饮食、养精气的养生观是一致的。《素问·移精变气论》亦云："动作以避寒，隐居以避暑。"上述这些论述虽然有适应自然环境的意义，但也都是适应社会的名言警句。研究社会就是研究人与人之间的关系，也可以说是一种生产和生活关系。社会关系不仅影响人的生活，而且也影响人的心态。人的心态对健康具有重要影响，因而心态研究也是社会学所要涉及的研究内容。既然社会关系和人的心态都对健康具有重要影响，那么，社会学所关注的基本问题都对健康有关。因而，谈健康必谈社会影响，谈社会影响亦必然涉及人口和健康问题。

社会学研究的内容极其广泛，哪些方法可供民族医药研究资鉴呢？笔者认为主要有下述一些方法，如问卷调查法，抽样调查统计，座谈采访发掘口述材料，比较研究等。许多至今还没有本民族文字的民族，对他们更需要深入到其生产和生活中，同吃、同住、同劳动，才能从中得到最为可靠的医药习俗材料。对这些材料进行深入的研究，才能归纳出经验和知识，否则，只靠几次采访座谈也是不够的。

第三节　健康文化研究

一、“文化”一词的出处

“文化”一词虽并不陌生，但在论述前对它的出处考察一下是必要的。《易经·贲卦》虽有“观乎天文以察时变，观乎人文以化成天下”之载，但“文”和“化”并没有作为一个“文化”合成词。至晚在西汉时期，文献学家刘向的《说苑·指武》中出现：“文化不改，然后加诛”的记载，这是否可以视为最早的出处？笔者认为不一定，因为随着考古发掘的进展，也许会有新的证据出现。现按照“至晚”在此时已经出现的论断可能不为过。

在西方，“文化”一词之来历，也有考明之必要。目前与中国“文化”一词相对应的英文是“culture”。该词的本意来源于拉丁文“耕耘”之意，这首先和自然进行了区别。其后，“culture”一般表示道德心智和艺术成就。19 世纪以来，“culture”成了人类学最核心的概念，因而被广泛应用。汉语“文化”一词的含义亦有所转换。

东西方对“文化”和“culture”的翻译诠释是如何对等衔接的呢？这也是需要考明的问题。初步考察证明，在亚洲诸国，对“culture”的翻译日本比中国要早，这是事实，并不是崇洋媚外，见于日本各种辞典。由于日本翻译“culture”时借用了中国原创的“文化”一词，所以，中国近现代各类文献便径直把“culture”和“文化”完全对等起来使用，尽管目前很难确认哪篇文献是其译介端点，但这个基本过程是属实的。

二、文化概念的理解

既然“文化”和“culture”是东西方分别原创而由日本人译介对接起来，那么，其含义亦必然包容整合有东西方思维之痕迹。汉语词典将“文化”一词从广义角度诠释为：“人类在社会历史发展过程中所创造的物质财富和精神财富的总和，特指精神财富，如文学、艺术、教育、科学等。”而牛津大学的泰勒（Edward B. Tylor，1832～1917）教授在《原始文化》一书中，将“文化”定义为：“文化或文明，就其广泛的民族学意义来讲，是一个复合整体，包括知识、信仰、艺术、道德、法律、习俗以及作为一个社会成员的人所习得的其它一切能力和习惯。”由此看来，汉语词典和泰勒教授的诠释在精神财富这个层面基本上是一致的。既然特指精神财富这个视角相同，按照逻辑，那些承载着精神财富的物质财富算不算文化呢？如承载建筑理念和造型艺术设计的具体建筑物、承载古人智慧且体现生产力发展水平的文物等。笔者认为，人类创造的物质财富承载着人类智慧，和自然物质属性不同，它们在广义上都应包括在文化的内涵中。即便是自然物质，如果其承载了人类精神财富，亦应归属于文化范畴，如岩画，岩石虽然是自然物质，但因其承载着人类的雕凿技术和思维理念，当然亦属于文化的范畴。也正是从这个意义上说，文化亦可以分为物质文化和非物质文化。按照上述这个分析，我们既将“文化”和“culture”在精神财富层面进行了有机整合，又把汉语诠释中所谓人类创造的物质财富从广义角度进行了包容或曰从概念角度进行了外延关联，同时亦对自然物质财富和人类创造的物质财富从文化属性上进行了分辨，这权且当作笔者对“文化”（culture）概念的初步解读吧。

三、民族医药文化诠释

对“民族医药文化”的诠释，古今中外文献因理解角度不同，故诠释亦不尽相同。要想完整准确地把握“民族医药文化”在客观上形成的体系结构，首先必须明确两点。一是“民族医药文化”从学科角度理解应是民族医学和文化学交叉整合形成的新学科；二是从上述所谓“人类创造”这些字眼出发，民族医药全部财富都属于文化内涵范畴。在理解这两点的基础上，那些不尽相同的诠释，归纳起来无非是广义或狭义一点罢了。笔者认为，解读民族医药文化宜广义而不宜狭义，其理由是：民族医药在草创阶段就坚持“人与自然相统一”的观点且承传至今；民族医药学术产生的主要方法是各民族不断实践认识而进行历史观察的方法而非还原论方法；举如以汉民族为主形成的中医很早就提出“不治已病治未病”的观点，预防养生理法门派多、留存文献多、问题亦多。这些问题本身都不是单纯的疾病医疗问题，而是情愿不情愿地客观裹挟着诸多文化问题，如气文化、食疗文化、预防文化等。对中医文化问题的解读，先生需要多角度诠释，而学生或听众的理解则需要整体感悟和宏观把握，不可能做到一加一等于二那么清楚可重复。其他民族在医药文化方面亦具有同样的特点。基于以上几个前提，我们试对民族医药文化作如下诠释。

所谓民族医药文化即指民族医药在产生和发展历程中以医籍、文物、遗迹等承载着的文化以及口头传承着的文化总和。尽管如此解释似乎已很明白，但在具体问题面前难免还会有疑问，如从内容来说，西安半坡遗址属于中医文化吗？笔者认为应以中医文化为主，它多属于中医居处卫生文化遗址。但从古代民族分布来看，古羌族亦在该地以及西部生存发展，认为这些遗址是汉羌民族文化融合的结果在逻辑上是否也成立？这些问题是要深入探讨的。再如，西伯利亚发现的陶罐是中医文物吗？笔者认为也应是中医文物，因为陶罐是饮食卫生文物，西伯利亚曾经是中华民族祖先栖息坐卧过的地方，不能按现时的地图来定，为何不能认为是中医文物呢？但是，从人种学角度考虑，属于蒙古人种北亚类型的通古斯民族早就在此地繁衍生息，认为这些文物是汉族和通古斯民族文化融合形成的结果未尝不可。还比如从时间来说，石器时代中医未必形成体系，但为什么要把石针、砭石等作为中医文物呢？笔者认为，自有人类以来就产生了医药活动，人类医药卫生活动必然创造文化因而留有文物，不必等到医学形成体系时才有文物。但是，石针、砭石等不能全部归属于中医的独有发明，高原寒冷地区居处的民族如蒙古、藏、维吾尔、女真等的先民是不是没有发现打制这些医疗工具？笔者认为不大可能，因为这些民族的祖先在这一历史阶段所掌握的生产技术并不一定落后，且在这一阶段民族亦尚未划分，不好说是何族先民的发明，如果要表达这个意思的话，那只能说是中华民族的先民比较妥帖些。难怪古人在论述类似问题时采用了以大致方位表达的方法，如《黄帝内经·素问·异法方宜论篇》说："北方者，天地所闭藏之域也，其地高陵居，风寒冰冽。其民乐野处而乳食，脏寒，生满病，其治宜焫。故灸焫者，亦从北方来。"这里的"北方"是个方位概念，包括北方居处的许多民族。总之，民族医药文化宜广义理解而不宜机械地抠字眼。

四、民族医药文化特点

就历史文化的一般特点而言，学界共认其具有连续性、时代性、民族性和融合性等特征。而民族医药文化有何特点呢？笔者认为民族性是最明显的特点，因为没有这种特性，就不存在个性，也就不能构建多元文化；其次，民族医药文化亦具有连续性特征，所谓连续性是指各民族医药在其发展历程中所形成的文化是一脉相承的，间虽有学术创新，亦有个别时期政府不支持而导致滑坡的史实，但其根植于民族民众所形成的基本传统是延续的。以汉民族为例，一部《伤寒杂病论》，其理法方药运用至今没有过时。第三个特点是包容性，民族医药理论博大精深，导致其文化原创与采借结合后异彩纷呈。民族医药的共同特点是反对机械教条地分析事物而是从整体上把握和营造健康的环境氛围，对于外来文化从不排斥拒绝，多有机地消化吸收，因而其文化内涵是多元丰富的，是其他学科所不能比拟的。第四个特点是针对性，各民族医药是从本民族民间蕴藏着的医药知识技术中不断总结验证提升出来的知识体系，大部分方法是便捷可习得的。由于这一本质的存在，导致民族医药文化氛围的营造、文化体系的构建等都不是阳春白雪，而恰恰具有民族民众文化特征。由民族民众中而来的知识又回到民族民众中，是具有高度针对性的。综上所述，民族医药文化具有民族性、连续性、包容性、针对性等特点。掌握了民族医药文化的这些特点，对于正确认识和评价民族医药文化大有帮助。

五、《淮南子》《内经》健康观对民族医药的启发

健康的概念在前文已有讨论，一句话，健康观念在东西方不同时期是有不同内涵的。健康文化是人类围绕自身健康问题所创造的一切物质的和精神的财富。按照这样的理解，人类生存发展的目的之一是自身健康，那么，人类健康的主要指标一是长寿，二是提高生存质量。生存质量包括身体健康、心态健康和社会适应能力增强。身体健康主要指躯体没有产生病变或抵抗疾病的能力较强。而心态健康和社会适应能力增强则是一个综合复杂的诠

释体系，一两句话或框定一两个指标都是不现实的。因此，对于人类心态健康、社会适应能力增强的多学科研究需要纵深展开。

既然有关健康问题的诠释是比较复杂的问题，那么，关于健康文化的讨论亦将是一个长期持久的课题。现代医学近年通过实验的方法试图寻找有关健康的某些指标；中医学在逐步梳理古往今来的养生资料试图作出精到的诠释；而民族医药学亦在不断地提出学说，试图从不同角度阐释健康问题，这些讨论都是有益的探索，有望在不久的将来，能够有较普遍认同的健康学说出现，以造福人类。

笔者根据多年从事中医史学所积累的有关健康问题的史料和近年接触民族医药有关健康问题的某些诠释，认为中华民族传统的养生健康方法理念本身就是多民族智慧的结晶，虽然在许多文献中没有说明某一知识来自于何民族，但其中确实包含着民族医药的内容。如元代忽思慧《饮膳正要》，至今学术界仍有不同的说法，一说是蒙医学著作；一说是回医学著作；一说是中医学著作，各执一端。究其原因，一是围绕忽思慧的民族身份有所争议，即蒙古族说或回族说；二是该书中内容有大量的中医药方剂和回回香料，这些都是事实。笔者的观点是，有关忽思慧的民族身份作为一个学术问题应该考明，但对于书中内容大可不必划分民族创造，因为中华民族原创的知识浩如烟海，当时并没有专利制度，有的书内容很好但没有作者，清理这些问题确有一定难度。就该书内容而言，笔者认为是以蒙、回、汉等民族医药食疗内容为主汇集编撰而成的。为什么？因为这本书公认是在元代编成的，如果没有元朝统治者的医药需求和重视食疗的政策导向，没有元朝宫廷饮膳太医官职之设置和由此营造出的文化氛围，我想是不会有这种著作的。至于书中包括有回医药、中医药内容，这是事实，也是很正常的事。因此，该书应该属于多民族医药食疗保健精华之汇集，属于元代的作品。至于作者民族身份的考订，需要深入研究后才能作出定论。再说民族识别本来就是晚近之事。清朝虽然设置理藩院，但主要负责蒙藏等几个民族事务。民国时期，国民政府也只识别了汉、满、蒙、回、藏等5个民族，孙中山提出所谓“五族共和”的口号。因此，民族医药在新中国成立前多和中医药交叉渗透在一起，硬性分开亦很困难。所以，我们讨论古代民族医药时，往往参有和中医药的比较，其目的就是清理出真正属于民族成员原创的内容加以发扬光大。

既然古代医药的内容具有多民族知识融合的特征，那么，在思想文化领域中亦自然具有均衡影响特征。对中国传统医学影响较大的中华文化典籍有哪些呢？自然是《十三经》、《二十二子》、《二十四史》等。笔者根据自身阅读过的有关内容，重点对《淮南子》中记载的有关健康文化内容加以梳理，祈盼对民族医药读者有所启发。《淮南子》是继《吕氏春秋》之后又一部大规模汇集和综合前代文化的书籍，它成书于西汉初期，由淮南王刘安召集门人合著而成。综观这部书不难发现，它熔各家学说于一炉，包容儒、道、墨、法、阴阳等诸家思想，而以道家思想为主流。令人感兴趣的是，其中包含了许多医学思想，尤其是在养生学方面论述颇多①。为了便于深入研究《淮南子》养生观，现将《淮南子》与《内经》中的有关论述对比分析如下，对于民族医药学者亦不无裨益。

首先，《淮南子·天文训》曰：“天先成而地后定，天地之袭精为阴阳，阴阳之专精为四时，四时之散精为万物。……是故天不发其阴，则万物不生，地不发其阳，则万物不成。”《淮南子·泰族训》又云：“天之与人，有以相通也，……神明接，阴阳和，而万物生矣。”这里所说的“万物”自然包括人类。《淮

---

① 《淮南子》养生观管窥，郑斌、周训梅：北京中医学院学报. 1993. 016（006）. 10~12

南子》中最重要的养生健康理论，首先，是治未病的预防思想。《素问·四气调神大论》曰：“圣人不治已病治未病，不治已乱治未乱，夫病已成而后药之，乱已成而后治之，譬犹渴而穿井，斗而铸锥，不亦晚乎！”又《阴阳应象大论》曰：“故善治者治皮毛，其次治肌肤，其次治筋脉，其次治六府，其次治五脏，治五脏者，半死半生也。”可见古代医家对未病先防，既病防变的重视。而《淮南子·说山训》曰：“良医者常治无病之病，故无病，圣人者，常治无患之患，故无患也。”又《人间训》曰：“是故人皆轻小害易，微事以多伤，患至而后忧之，是犹病者已倦而索良医，虽有扁鹊俞跗之巧，犹不能生也。”对比看来，二者大同小异。

其次，是顺应自然界阴阳消长的规律。《素问·四气调神大论》曰：“故阴阳四时者，万物之终始也，死生之本也，逆之则灾害生，从之则苛疾不起，是谓得道。”《素问·生气通天论》曰：“苍天之气，清净则志意治，顺之则阳气固，虽有贼邪弗能害也，此因时之序。故圣人传精神，服天气，而通神明。”《淮南子·天文训》曰：“天地以设，分而为阴阳，阳生于阴，阴生于阳，阴阳相错，四维乃通，或死或生，万物乃成，虫支行喙息，莫贵于人，孔窍肢体，皆通于天。……故举事而不顺天者，逆其生者也。”《淮南子·览冥训》又曰：“夫道者……顺之者利，逆之者凶。”从以上可以看出，二者都非常强调养生要顺应四时阴阳变化，这样才能保证人体阴阳气血的盛衰平衡。逆之则“凶”而“灾害生”、“苛疾起”。

再次，提出以内因为主的辩证法思想，即认为养生的根本在于充实人体的正气。《素问·阴阳应象大论》曰：“是以圣人陈阴阳，筋脉和同，骨髓坚固，气血皆从。如是则内外调和，邪不能害，耳目聪明，气立如故。”而《淮南子·览冥训》曰：“夫全性保真，不亏其身，遭急迫难，精通于天，若乃未始出其宗者

（指道之本），何为而成。”《淮南子·泰族训》又曰：“今夫道者，藏精于内，栖神于心，静莫恬淡，讼谬胸中，邪气无所留滞，四枝节族，毛蒸理泄，则机枢调利，百脉九窍，莫不顺比。”这一思想，对后世医家影响很大，于是存正气，驱邪气，成为历代医家防病、治病的最终目的。最后，强调精神意志的调摄。因为精神意志活动，是五脏精气的体现，反之，意志又能在一定程度上影响人体脏腑功能的发挥，正如《灵枢·本脏》曰：“志意和，则精神专直，魂魄不散，悔怒不起，五脏不受邪矣。”《淮南子·泰族训》则曰：“治身，太上养神，其次养形。……神清志平，百节皆宁，养性之本也。”又《淮南子·原道训》曰：“夫精神气志者，静而日充者以壮，躁而日耗者以老”，“圣人处之，不足以营其精神，乱其气志，使心怵然失情性”。

六、健康文化综合讨论

民族医药讨论健康问题的著作较多，但与中国传统文化紧密相关。首先，《内经》和《淮南子》两书皆强调精神意志的调养。这是内在养生方法，主要是指“恬淡虚无”的思想境界。当然这种虚无并非是真正的“无”，而是相对于“太过”而言。为此《素问·上古天真论》曰：“是以志闲而少欲，心安而不惧，形劳而不倦，气从以顺，各从其欲，皆得所愿。故美其食，任其服，乐其俗，高下不相慕，其民故曰朴。是以嗜欲不能劳其目，淫邪不能惑其心，愚智贤不肖，不惧于物，故合于道，所以能年皆度百岁而动作不衰者，以其德全不危也。”这种思想，在《淮南子》一书中贯穿始终，体现了道家“无为”的思想，其论述的深度和广度大大超过《内经》。不过《淮南子》所反映的“恬淡虚无”更接近于一种至高无上、无牵无累、出神入化的神秘精神境界，正如《淮南子·原道训》所说：“是故大丈夫恬然无思，淡然无虑，以天为盖，以地为舆，四时为马，阴阳为御，乘云凌霄，与造化者俱，纵志舒节，以驰大任。”另《淮南子·俶真训》曰：“若夫神无所掩，心无所载，通调条达，恬漠无事，无所凝滞，虚寂以待，势利不能诱也，辩者不能说也，声色不能淫也，美者不能温也，智参不能动也，勇者不能恐也，此真人之道也。”

其次，是论述饮食起居问题。这个问题的本质是节制。《素问·生气通天论》曰：“是故暮而收拒，无扰筋骨，无见雾露，……阴之所生，本在五味，阴之五官（即指五脏），伤在五味，……是故谨和五味，骨正筋柔，气血以流，腠理以密，如是则骨气以精，谨道如法，长有天命。”而《淮南子·铨言训》曰：“凡治身养性，节寝处，适饮食，和喜怒，便动静，使在己者得，而邪气因而不生。”又《淮南子·泰族训》曰：“肥肌肤，充肠腹，供嗜欲，养生之末也。”《淮南子·俶真训》曰：“夫圣人量腹而食，度形而衣，节于己而已，贪污之心，莫由生哉！”不难看出，养生所要求人们的不外节制过度饮食，控制肥甘厚味的过量摄取，以及起居有常，适应自然界四时的寒温变化。只是《淮南子》多处篇章更强调外界刺激对耳、目、口、鼻四窍的影响，从此入手来节欲、养生，与《内经》侧重点不同。

最后，则是形体的锻炼。这是最外在、最直接的养生方法，古人对此很重视，有许多发明创见。一般的锻炼则是春天“夜卧早起，广步于庭，被发缓形，以使志生”，夏天“夜卧早起，无厌于日”；秋天“早卧早起，与鸡俱兴”；冬天“早卧晚起，必待日光，……去寒就温，无泄皮肤，使气亟夺”（《素问·四气调神大论》）。比较特殊的锻炼则是“导引按跷”（《素问·异法方宜论》）。“呼吸精气，独立守神，肌肉若一”（《上古天真论》）。《淮南子·精神训》则云：“吹呴呼吸，吐故纳新，熊经鸟伸，凫浴虫援蠼，鸱视虎顾，是养形之人也。”《淮南子·齐俗训》云：“今夫王乔赤诵子，吹呕呼吸，吐故纳新，遗形去智，抱素反真，以游玄眇，上通玄天。”这些都涉及到气功和许多健身体操，比如易筋经、五禽戏、八卦太极。至于那些养身、修性、练功已达到很高水平的人，《内经》和《淮南子》所赋予他们的称谓也大致相同，如真人、至人、圣人等等。这些都体现了道家思想的影响。

当然，《淮南子》内所含的医理远不止于养生方面，还有许多关于人体生理状况的系统论述。如《淮南子·原道训》中关于形、气、神这三大生命要素间关系的论述，对人体形神关系的烛火之喻，以及《淮南子·精神训》中关于胚胎发育史的论述等。某些观点，如“血气者，人之华也；而五脏者，人之精也”，“故心者，神之主也；心者，神之宝也”，“耳目淫于声色之乐，则五脏摇动而不定矣；五脏摇动而不定，则血气滔荡而不休矣”（《淮南子·精神训》），都给人以深刻的启迪。

总之，通过以上论述，论证说明了《内经》与《淮南子》所蕴含的思想十分相近。它们之间所表达的内容是有所渗透、有所汲取的。这就为后人，特别是医家提供了一个新的、更广泛的途径——那就是通过对我国古代文化的普遍联系，进一步加深对医学科学的探究，加深对健康方法的认知。

至于《内经》和《淮南子》中治未病的思想，亦是各个民族医药体系中表达的主要思想，但在这些思想中，还是汉民族形成的知识体系更加完善些。举例如仲景所谓治未病，包括未病先防和既病防变两个方面。这既是对《内经》学术思想的继承和发展，也是对后世医家防病、治病的很好启迪。“夫治未病者，见肝之病，知肝传脾，当先实脾”。这出自仲景《金匮要略》，堪称仲景治未病思想的集中表现。这一思想至今仍有效地指导着临床实践。张仲景对《内经》提出的“不治已病治未病”思想可谓全盘继承。在《金匮要略·脏腑经络先后篇》中，仲景提出“上工治未病”的观点。更可贵的是，张仲景还进一步提出了病邪“适中经络，未流传脏腑，即医治之”的有病早治的思想。并具体地提出了一系列防治措施：“四肢才觉重滞，即导引、吐纳、针灸、膏摩，勿令九窍闭塞”。还告诫“房室勿令竭乏”，“服食节其冷、热、苦、酸、辛、甘”。他还注意到四时节令和气候应相适应，节令先至、不至、太过或不及都是异常的，都能使人发病，因此必须注意调摄以防病。所涉范围包括养生防病，有病早治，已病防传，病盛防危，新愈防复5个方面。目前临床所说的未病具有三重含义：其一，治未病即没有病，健康正常，此时的“治未病”，即为预防以养生；其二，治未病即各种潜在的病情和病机，病而未发，此时“治未病”，即为有病而早治。其三，治未病指疾病发展还未到危重阶段，此时“治未病”即已病防危。

结　语

中华人民共和国国歌中有一个词即“中华民族”。本书讨论民族医药问题正是遵循国歌用词含义基调而展开的。“中华民族”包括现今识别的56个民族，而民族医药自然亦包括汉民族为主构建起来的中医药。由于既往讨论中医药的著作较多，故在本书没有重点展开。本书着重讨论的问题是民族医药依照其文化的相似相关性原则可以从藏蒙傣佛教医药文化圈、维回哈伊斯兰教医药文化圈、羌彝土家医药文化圈、百越医药文化圈、苗族医药文化圈、朝鲜医药文化圈、通古斯医药文化圈等七个文化圈加以梳理和理解，提出不同文化圈内民族医药知识的特点，揭示出七个文化圈中民族医药和中医药在相同问题上的不同认识形式以及由这些不同形式构建起的知识体系类型。尽管书中多处提到中医药学术问题，这都是为便于理解民族医药理论而有机的比较，而不是喧宾夺主，当然，中医药本身亦是一种民族医药。之所以在各个文化圈中提及某种宗教之影响，是由于各种宗教中蕴含着多少不等的防治疾病和养生的论断，尤其是心理医疗的思想。正如香港法住文化书院霍韬晦教授所说：“一切宗教都是广义的医学”。本书强调，不论何种民族医药，都是推动人类健康事业的学科，所以，在最后一章，以健康这个大的概念，综合讨论凝练了各民族有关健康问题的认识。本书对各民族具体的医药技术没有重点讨论，其原因是这类著作目前还真不少，有的部头还很大，没有必要在相同层面作大量重复。本书写就之时，如何概括其要旨，笔者认为：一方水土养一方人，民族体质差异是存在的；不同民族因体质差异故都具有针对不同疾病的自然疗能即抗病免疫能力的差异性和个性；因相同文化背景构建相似的思维模式，所以民族医药知识体系构建方法亦存在差异；各民族医药都有针对本民族体质特征产生疗效的优势，民族医药在民族群众中具有较大的人文和适宜技术吸收空间；民族医药学术和技术千差万别，但最基本的生命观恰呈现出极大的相似性亦即普适性，那就是雷内·杜勒斯所谓“疾病是人与环境相互作用的结果”。北京大学李继兴教授认为：人与自然的关系，道家诠释的比较清楚；人与人之间的关系，儒家解释的清楚些；人类身心之间的关系，佛教具有独到的解释。笔者加上一句，各个民族有关健康问题的诠释，最适合该民族本身的健康需要，但有部分民族医药，不仅对本民族有效，而且对异地、异民族还会产生显著疗效。以上述简要的结语权当作本书初步探讨的结果吧！

主要参考书目

1. 冯景源：人类境遇与历史时空，北京：中国人民大学出版社，2004 年。

2. 李法军：生物人类学，广州：中山大学出版社，2007 年。

3. ［美］洛伊斯等著，李难译：生命科学史，天津：百苑文艺出版社，2006 年。

4. 王明坷：华夏边缘，北京：社会科学文献出版社，2006 年。

5. 贾谦：中医战略，北京：中医古籍出版社，2007 年。

6. ［英］达尔文：物种起源（汉译本），北京：商务印书馆，1995 年。

7. ［法］格鲁塞：草原帝国（汉译本），北京：商务印书馆，1998 年。

8. 诸国本：中国民族医药散论，北京：中国医药科技出版社，2006 年。

9. 陈士奎、蔡景峰：中国传统医药概览，北京：中国中医药出版社，1997 年。

10. 李济：中国民族的形成，南京：江苏教育出版社，2005 年。

11. 庄孔绍：人类学概论，北京：中国人民大学出版社，2006 年。

12. 奇玲、罗达尚：中国少数民族传统医药大系，赤峰：内蒙古科学技术出版社，2000 年。

13. 宋岘：回回药方考释，中华书局，2000 年 7 月版。

14. ［英］达尔文：人类的由来（汉译本），商务印书馆，2005 年版。

15. 二十二子，上海古籍出版社，1986 年版。

后　记

民族医药学术博大精深，是医药科学研究中一块难啃的骨头。本人在这方面大体上说不属于内行，因为牵涉到56个民族的医药问题，简单弄明白亦属不易。但由于诸多因素促使，还是硬着头皮将这本《论民族医药》的小作写完了。或许有人问为什么要写这本书？大概有三个背景：一是新修《清史·医药卫生志》中设有“民族医政”一章，想避开民族医药这一难点那是不可能的；二是本人在中国民族医药学会担任秘书长，就不能不了解民族医药，这又是不能避开的因素；三是因上述两个原因遂承担了国家中医药管理局设立的民族医药课题，这更是必须开展该方面研究的动力，是故，索性对有关问题作一个探索性讨论，以便抛砖引玉，推动这一领域科研工作的纵深展开并进行广泛的学术交流。该书出版还对广大中医药从业人员了解民族医药亦有所裨益。

本书得到国家科学技术学术著作出版基金的资助，这是一个很好的机遇。虽然时间仓促些，书中有些民族医药没有提及到，本人亦觉得意犹未尽，但以目前所收集到的材料已经构建出自己初步的观点。当正要松口气的时候，方才产生出王国维先生所谓“独上高楼，望尽天涯路”的感觉。因民族医药以问题为导向或以方法为导向都有许多难题可攻，如民族谱系问题、各民族医药知识体系构建问题、民族医药文化多元类型的凝练提升问题等。其事业发展空间亦很大。时光荏苒，尽管笔者出生在内蒙古自治区，感慨青年时期劳动和工作累计长达7年时间内，虽目睹过当地部分民族文物，却没有开展过匈奴、鲜卑、契丹、女真、突厥、蒙古、回回等民族医药的田野考察，今天补课则会增加很大成本。就本次查阅藏、蒙、维、傣、回等族在清代和民国期间地方志中的材料，就花费了大量时间。本人坚信以史学、考古学、人类学和社会学等方法研究民族医药是大有可为的，在此亦希冀民族医药专家和对民族医药感兴趣的同道们对这本小作给以积极的点评或指教，通过努力发掘提升民族医药学术，进而促进生命科学的发展。

即将搁笔之际，衷心感谢关心支持和积极推荐本书出版的各位领导和师友们。

著　者